— Série Pockets de —

MEDICINA INTENSIVA

VOLUME I

CARDIOINTENSIVISMO

— Série Pockets de —

MEDICINA INTENSIVA

Editor da Série: Hélio Penna Guimarães

VOLUME I

CARDIOINTENSIVISMO

EDITORES

Fábio Barlem Hohmann
Sérgio de Vasconcellos Baldisserotto

2023

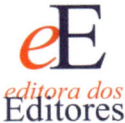
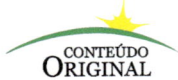

POCKETS DE MEDICINA INTENSIVA ■ CARDIOINTENSIVISMO

Hélio Penna Guimarães ■ Fábio Barlem Hohmann ■ Sérgio de Vasconcellos Baldisserotto

Produção editorial	PRESTO
Projeto gráfico e Diagramação	Catia Soderi
Copidesque	Catia Soderi
	Rafael Soderi
Revisão	Catia Soderi
	Elaine Batista

© 2021 Editora dos Editores

Todos os direitos reservados. Nenhuma parte deste liv poderá ser reproduzida, sejam quais forem os mei empregados, sem a permissão, por escrito, das editoras. A infratores aplicam-se as sanções previstas nos artigos 10 104, 106 e 107 da Lei nº 9.610, de 19 de fevereiro de 199

Editora dos Editores
São Paulo: Rua Marquês de Itu, 408 – sala 104
 – Centro. (11) 2538-3117
Rio de Janeiro: Rua Visconde de Pirajá, 547 – sala 1121
 – Ipanema.

www.editoradoseditores.com.br

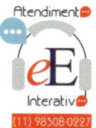

Impresso no Brasil
Printed in Brazil
1ª impressão – 2023

Este livro foi criteriosamente selecionado e aprovado por um Editor científico da área em que se inclui. A Editora dos Ed assume o compromisso de delegar a decisão da publicação de seus livros a professores e formadores de opinião com notório em suas respectivas áreas de atuação profissional e acadêmica, sem a interferência de seus controladores e gestores, cujo obje lhe entregar o melhor conteúdo para sua formação e atualização profissional.
Desejamos-lhe uma boa leitura!

Dados Internacionais de Catalogação na Publicação (CIP)
Angélica Ilacqua CRB-8/7057

Cardiointensivismo / editores do volume: Fábio Barlem Hohmann, Sérgio de Vasconcellos Baldisserotto. -- São Paulo : Editora dos Editores, 2022.
  496 p. : il., color. (Série Pockets de Medicina Intensiva / editado por Hélio Penna Guimarães)

Bibliografia
ISBN 978-85-85162-53-5

1. Cardiologia 2. Cardiologia – Medicina intensiva 3. Emergências cardiológicas I. Guimarães, Hélio Penna II. Hohmann, Fábio Barlem III. Baldisserotto, Sérgio de Vasconcellos IV. Série

22-1221 CDU 612.17

Índices para catálogo sistemático:
1. Cardiologia

EDITOR DA SÉRIE

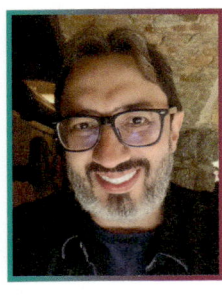

Hélio Penna Guimarães

→ Médico Especialista em Medicina de Emergência (ABRAMEDE), Medicina Intensiva (AMIB) e Cardiologia (IDPC).

→ Master em Gestão de Serviços da Saúde (MBA) pela Fundação Getúlio Vargas (FGV).

→ Doutor em Ciências pela Universidade de São Paulo (USP).

→ Médico do Departamento de Pacientes Graves do Hospital Israelita Albert Einstein (HIAE).

→ Professor Afiliado do Departamento de Medicina da Escola Paulista de Medicina da Universidade Federal de São Paulo (EPM – UNIFESP).

EDITORES DO VOLUME

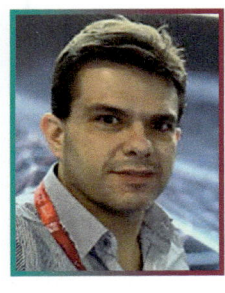

Fábio Barlem Hohmann
- → Graduação em Medicina pela Universidade de Caxias do Sul – Caxias do Sul, RS.
- → Residência Médica em Clínica Médica pelo Hospital Nossa Senhora da Conceição – Porto Alegre, RS.
- → Residência Médica em Medicina Intensiva pelo Hospital Israelita Albert Einstein – São Paulo, SP.
- → Curso em ECMO pela La Pitié Salpêtrière University Hospital – Paris, França.
- → Doutorando em Anestesiologia, Ciências Cirúrgicas e Medicina Perioperatória pela Faculdade de Medicina da Universidade de São Paulo.
- → Médico Intensivista na UTI Adulto do Hospital Israelita Albert Einstein – São Paulo, SP.

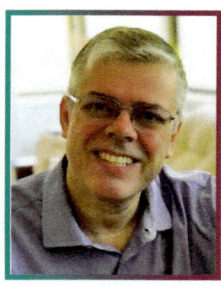

Sérgio de Vasconcellos Baldisserotto

→ Médico Especialista em Medicina Intensiva (AMIB) e Pneumologia (SBPT).
→ Doutor em Ciências Pneumológicas pela Universidade Federal do Rio Grande do Sul.
→ Intensivista no Grupo Hospitalar Conceição e na Santa Casa de Misericórdia de Porto Alegre (RS).

SOBRE OS COLABORADORES

Amadeu Antonio Bertuol Filho
- → Cardiologista – Hospital de Clínicas de Porto Alegre.
- → Residente em Ecocardiografia – Hospital de Clínicas de Porto Alegre.
- → Mestrando em Ciências Cardiovasculares – Universidade Federal do Rio Grande do Sul.

Anuar Saleh Hatoum
- → Graduação em Medicina pela Universidade Estadual de Maringá (UEM).
- → Médico Residente em Medicina de Emergência pelo Hospital Israelita Albert Einstein (HIAE).

Bruna Schneider
- → Residência Médica em Clínica Médica pelo Hospital Nossa Senhora da Conceição de Porto Alegre (HNSC).

→ Residência Médica em Medicina Intensiva pelo Hospital de Clínicas de Porto Alegre (HCPA).

→ Mestranda em Ciências Pneumológicas pela Universidade Federal do Rio Grande do Sul (UFRGS).

→ Atualmente Médica Intensivista no Grupo Hospitalar Conceição e na Rede de Saúde Divina Providência.

Bruno Bressan Júnior

→ Médico intensivista, titulado pela AMIB, rotineiro e plantonista das UTIs da Santa Casa de Misericórdia de Porto Alegre e preceptor da Residência de Terapia Intensiva.

Bruno Czarnecki Mayorquim

→ Médico Residente de Medicina Intensiva pela Universidade Federal de Ciências da Saúde de Porto Alegre (UFCSPA).

→ Especialista em Clínica Médica pelo Hospital Universitário São Francisco de Paula (HUSFP).

→ Médico Plantonista da UTI do Hospital Dom Vicente Scherer (HDVS).

Caio Menezes Machado de Mendonça

→ Graduação em Medicina pela Universidade Federal de Sergipe.

→ Residência em Clínica Médica pelo Hospital Ipiranga.

→ Residência em Cardiologia pelo Hospital Israelita Albert Einstein (HIAE).

→ Atualmente *Fellow* em Coronariopatia Crônica pelo InCor (HCFMUSP).

Carolina Oliva Santos
- → Formada pela Faculdade de Medicina do ABC.
- → Residência em Clínica Médica pela Faculdade de Medicina do ABC.
- → Residência em Cardiologia pelo Hospital Israelita Albert Einstein (HIAE) – São Paulo (SP).
- → Atualmente *Fellow* em Ecocardiografia pelo Instituto do Coração (InCor) – São Paulo (SP).

Caroline Nishimura
- → Residência em Clínica Médica no Hospital Universitário São Francisco de Paula.
- → Residente em Terapia Intensiva na Santa Casa de Misericórdia de Porto Alegre.

Cássia da Silva Antico Rodrigues
- → Formada pela UNESP Botucatu em Medicina.
- → Clínica Médica, Cardiologia e Ecocardiografia pela UNESP Botucatu.
- → *Fellow* em Insuficiência Cardíaca e Transplante pelo Hospital Albert Einstein (HIAE) – São Paulo (SP).
- → Mestra em Cardiologia.

Daniel Lima da Rocha
- → Médico Intensivista do Departamento de Pacientes Graves do Hospital Israelita Albert Einstein (HIAE) – São Paulo (SP).
- → Especialista em Medicina Intensiva pela Associação de Medicina Intensiva Brasileira (AMIB).

Daniela Bruno Conforti
→ Médica graduada pelo Centro Universitário Lusíada, Residência em Cardiologia pelo Instituto Dante Pazzanese de Cardiologia. Especialista em Eletrofisiologia Clínica pelo Instituto Dante Pazzanese de Cardiologia.

Diângelo de Alcântara
→ Residência Médica em Medicina Interna pelo Hospital Universitário São Francisco de Paula (HUSFP).
→ Médico Residente em Medicina Intensiva pela Universidade Federal de Ciências da Saúde de Porto Alegre (UFCSPA).
→ Médico Plantonista da UTI do Hospital São José, Santa Casa de Misericórdia de Porto Alegre.

Eduardo José Paolinelli Vaz de Oliveira
→ Médico formado pela UFMG, residente de Terapia Intensiva do Hospital Israelita Albert Einstein (HIAE) – São Paulo (SP).

Fábio Barlem Hohmann
→ Graduação em Medicina pela Universidade de Caxias do Sul – Caxias do Sul, RS.
→ Residência Médica em Clínica Médica pelo Hospital Nossa Senhora da Conceição – Porto Alegre, RS.
→ Residência Médica em Medicina Intensiva pelo Hospital Israelita Albert Einstein – São Paulo, SP.
→ Curso em ECMO pela La Pitié Salpêtrière University Hospital – Paris, França.

- → Doutorando em Anestesiologia, Ciências Cirúrgicas e Medicina Perioperatória pela Faculdade de Medicina da Universidade de São Paulo.
- → Médico Intensivista na UTI Adulto do Hospital Israelita Albert Einstein – São Paulo, SP.

Fabricio Schultz Medeiros
- → Médico pela Universidade Federal de Ciências da Saúde de Porto Alegre.
- → Residência em Clínica Médica no Hospital Nossa Senhora da Conceição.
- → Residência em Medicina Intensiva no Hospital de Clínicas de Porto Alegre.
- → Especialista em Medicina Intensiva titulado pela AMIB.

Fernando Hideki Sakamoto
- → Graduação em Medicina pela Faculdade de Medicina de Jundiaí.
- → Residência Médica em Clínica Médica pelo Hospital Pitangueiras (SOBAM).
- → Residência Médica em Cardiologia Clínica pelo Hospital Israelita Albert Einstein (HIAE).

Gabriela Rodrigues Izolan
- → Graduada em Medicina pela Universidade de Santa Cruz do Sul.
- → Residência Médica em Cirurgia Geral pela Universidade Federal da Fronteira Sul no Hospital de Clínicas de Passo Fundo.

→ Residente de Medicina Intensiva na Santa Casa de Porto Alegre pela Universidade Federal de Ciências da Saúde de Porto Alegre.

Gabriele Veiga de Lima Barbosa

→ Residência de Medicina Intensiva pelo Hospital Israelita Albert Einstein (HIAE) – São Paulo (SP).

→ Residência de Clínica Médica pela Santa Casa de Misericórdia de São Paulo.

Guilherme de Lima Arruda Storel

→ Médico pela Universidade do Oeste Paulista (UNOESTE).

→ Residência em Clínica Médica pela Universidade Estadual de Londrina (UEL).

→ Residência em Cardiologia pelo Hospital Israelita Albert Einstein (HIAE).

→ Residente em Ecocardiografia pelo Instituto Dante Pazzanese de Cardiologia.

→ Plantonista do Pronto-Atendimento do Hospital Israelita Albert Einstein (HIAE) – São Paulo (SP).

Hélio Penna Guimarães

→ Médico Especialista em Medicina de Emergência (ABRAMEDE), Medicina Intensiva (AMIB) e Cardiologia (IDPC).

→ Mestrado em Dirección Médica y Gestión Clínica (UNED) – Instituto Carlos III – Madri, Espanha.

→ Master em Gestão de Serviços da Saúde (MBA) pela Fundação Getúlio Vargas (FGV).

- → Doutor em Ciências pela Universidade de São Paulo (USP).
- → Médico do Departamento de Pacientes Graves do Hospital Israelita Albert Einstein (HIAE).
- → Professor Afiliado do Departamento de Medicina da Escola Paulista de Medicina da Universidade Federal de São Paulo (EPM – UNIFESP).
- → Médico da Unidade de Terapia Intensiva do Instituto de Infectologia Emílio Ribas.
- → Professor Titular das Disciplinas de Medicina de Emergência e Medicina Intensiva do Centro Universitário São Camilo (CUSC–SP).
- → Membro da Câmara Técnica de Medicina de Emergência do Conselho Federal de Medicina (CFM) e do Conselho Regional de Medicina de São Paulo (CREMESP).

João de Azevedo
- → Médico graduado pela Faculdade de Medicina de Campos (RJ).
- → Especialista em Clínica Médica – Conjunto Hospitalar do Mandaqui (SP).
- → Residente em Cardiologia – Hospital Israelita Albert Einstein (HIAE) – São Paulo (SP).

Laura Orlandini Lodi
- → Médica pela Pontifícia Universidade Católica do Rio Grande do Sul (PUC–RS).
- → Especialista em Clínica Médica pelo Hospital Nossa Senhora da Conceição de Porto Alegre (HNSC).

→ Especialista em Cardiologia pela Pontifícia Universidade Católica do Rio Grande do Sul (PUCRS).

→ Médica Residente do Serviço de Ecocardiografia do Instituto de Cardiologia de Santa Catarina (ICSC).

Leonardo Röthlisberger

→ Residência Médica em Clínica Médica pelo Hospital Nossa Senhora da Conceição de Porto Alegre (RS).

→ Residência Médica em Cardiologia pelo Instituto de Cardiologia – Fundação Universitária de Cardiologia (IC–FUC) de Porto Alegre (RS).

→ Médico Residente em Arritmia Clínica, Eletrofisiologia Invasiva e Estimulação Cardíaca Artificial pelo InCor (HCFMUSP) – São Paulo (SP).

Luana Monferdini

→ Cardiologista pela Pontifícia Universidade Católica de Campinas (PUCCAMP).

→ Especialista em Cardiologia pela Sociedade Brasileira de Cardiologia (SBC).

→ Especialista em Insuficiência Cardíaca e Transplante pelo Hospital Israelita Albert Einstein (HIAE).

→ Assistente da Unidade de Transplante Cardíaco da Universidade Paulista – Botucatu (UNESP).

Mariana Zalla Ozório de Oliveira

→ Clínica Médica pela Faculdade de Medicina ABC (FMABC).

→ Cardiologista pela Faculdade de Medicina ABC (FMABC).

→ Especialista em Insuficiência Cardíaca e Transplante de coração pelo Hospital Israelita Albert Einstein (HIAE).

Marina Mendes Felisberto

→ Graduação em Medicina pela Universidade do Extremo Sul Catarinense.

→ Residência Médica em Clínica Médica pelo Hospital Nossa Senhora da Conceição de Porto Alegre.

→ Residência Médica em Nefrologia pelo Hospital de Clínicas de Porto Alegre.

Mathias Silvestre de Brida

→ Graduação em Medicina pela Universidade do Extremo Sul Catarinense (UNESC).

→ Especialista em Clínica Médica pelo Hospital Nossa Senhora da Conceição de Porto Alegre (RS) – Grupo Hospitalar Conceição (GHC).

→ Cardiologista pelo Instituto de Cardiologia – Fundação Universitária de Cardiologia (IC–FUC) de Porto Alegre (RS).

Paulo Ricardo Lopes Sena

→ Graduação em Medicina pela Universidade Federal do Rio Grande do Sul (UFRGS).

→ Residência em Clínica Médica pelo Hospital Ernesto Dornelles (HED).

- → Residência em Medicina Intensiva pelo Hospital de Santa Casa de Misericórdia de Porto Alegre.
- → Médico Intensivista do Hospital Dom Vicente Scherer e Hospital Moinhos de Vento (HMV).

Sandra Mara Caetano Moraes
- → Graduação em Medicina pela Universidade Federal de Pelotas (RS).
- → Residência em Cardiologia pelo Hospital Cardiológico Costantini – Curitiba (PR).
- → Titulação pela Sociedade Brasileira de Cardiologia.
- → Especialista em Insuficiência Cardíaca e Transplante pelo Hospital Israelita Albert Einstein (HIAE).
- → Especialista em ECMO. Diploma Internacional em ECMO e suporte respiratório e circulatório de curto prazo – Paris, França. ECMO Diploma – EuroELSO ECMO Course – Paris, France. 11º ECLS Specialist Training Course pela ELSO Latin America.
- → Atua na área de Terapia Intensiva
- → Médica do Pronto Atendimento do Hospital Israelita Albert Einstein (HIAE) – São Paulo (SP).

Sérgio de Vasconcellos Baldisserotto
- → Médico Especialista em Medicina Intensiva (AMIB) e Pneumologia (SBPT).
- → Doutor em Ciências Pneumológicas pela Universidade Federal do Rio Grande do Sul.
- → Intensivista no Grupo Hospitalar Conceição e na Santa Casa de Misericórdia de Porto Alegre (RS).

Tchaiana Balestrerri
- → Graduação em Medicina pela Universidade Luterana do Brasil.
- → Especialização em Residência Médica Humana em Clínica Médica, pela Universidade Luterana do Brasil.
- → Pós-graduação em Medicina Intensiva pela Universidade Federal de Ciências da Saúde de Porto Alegre (UFCSPA).
- → Médica rotineira na UTI do Hospital Santa Rita – Complexo Hospitalar da Santa Casa de Misericórdia de Porto Alegre.
- → Plantonista nos Hospitais Moinhos de Vento de Porto Alegre e Santa Casa de Misericórdia de Porto Alegre.

Willer Bica
- → Graduação em Medicina pela Universidade Católica de Pelotas (UCPel).
- → Residência Médica em Medicina Interna pelo Hospital Nossa Senhora da Conceição (HNSC) – Porto Alegre (RS).
- → Residência Médica em Cardiologia pelo Instituto de Cardiologia do Rio Grande do Sul – Fundação Universitária de Cardiologia (IC-FUC) – Porto Alegre (RS).
- → Especialista em Cardiologia pela Sociedade Brasileira de Cardiologia.
- → Médico Residente em Ecocardiografia pelo Instituto de Cardiologia do Rio Grande do Sul – Fundação Universitária de Cardiologia (IC–FUC) – Porto Alegre (RS).
- → Médico Plantonista da Emergência do Instituto de Cardiologia do Rio Grande do Sul.

DEDICATÓRIA

A todos os autores e editores da *Série Pockets de Medicina Intensiva* por sua credibilidade e entusiasmo empregados neste novo projeto editorial.

À Editora dos Editores por sua parceria e dedicação.

— *Dr. Hélio Penna Guimarães*

À minha base para ser quem sou hoje
— meus pais, Pedro e Regina, e minhas irmãs, Cíntia e Clarissa;
e à minha base e segurança do dia a dia, minha esposa Daniela.

Obrigado a vocês pelo ontem, hoje e amanhã!

— *Dr. Fábio Barlem Hohmann*

A todos aqueles que amam cuidar e cuidam com amor.
A todos que compartilham da paixão pelo saber.

— *Dr. Sérgio de Vasconcellos Baldisserotto*

AGRADECIMENTOS

A todos os profissionais de saúde que se dedicam ao cuidado de pacientes graves nos Departamentos de Emergência, Unidades e Centros de terapia intensiva; muito obrigado e profunda gratidão e respeito por seu trabalho!

— *Dr. Hélio Penna Guimarães*

Agradeço inicialmente a todos intensivistas, emergencistas e demais médicos que atuam no cuidado do paciente grave, pois sem vocês, essa obra não teria propósito. Ao Dr. Hélio Penna Guimarães que além de amigo, é uma fonte insipiradora de conhecimento e me concedeu o privilégio em editar essa obra. Aos meus Professores e amigos Plínio Carlos Baú e Sérgio de Vasconcellos Baldisserotto que sempre me inspiraram e incentivaram na arte do cuidar. E, por fim, aos meus Professores ao longo da vida por todo conhecimento, ética e *soft skills* compartilhados e ensinados.

— *Dr. Fábio Barlem Hohmann*

Agradeço a todos que, ao se conectarem de alguma forma comigo, dão sentido a minha caminhada, família, amigos, alunos e pacientes.

— *Dr. Sérgio de Vasconcellos Baldisserotto*

APRESENTAÇÃO

Descobri a Medicina Intensiva ainda na graduação médica pelas mãos de intensivistas apaixonados desta, então, recém-reconhecida especialidade (Obrigado Leila Rezegue e Carlos Barreto!)... e foi o encontro do real sentido de minha profissão na prática da Medicina de Emergência e Medicina intensiva, e que nunca mais abandonei!

A especialidade cresceu com programas de residência médica, com a forte e respeitada Associação de Medicina Intensiva Brasileira (AMIB) e regulamentações mas, principalmente, com a clara melhoria dos desfechos clínicos e cuidados oferecidos aos pacientes gravemente enfermos.

Contribuir de algum modo para seu crescimento é sempre um motivo de muito orgulho!

Esta série inicia com a pretensão de ser, como o próprio nome já sugere, fiel companheira de suporte a dúvidas diárias beira leito nos plantões das UTIs. Todo cuidado focado aos nossos pacientes graves! Sempre em frente!

Dr. Hélio Penna Guimarães

PREFÁCIO

A cardiologia é uma área da medicina que tem a subitaneidade como uma de suas características. Logo, os profissionais que atuam nesse campo, devem estar sempre preparados para o inesperado, para a urgência. Esse perfil da especialidade, torna-a, além de instigante, demandante de especialistas capazes de lidar com situações complexas e com conhecimento amplo no campo de condições críticas. Isso faz do cardiointensivismo uma área que necessita de profissionais treinados para dar suporte a um sistema vital que pode falhar por síndromes crônicas sustentadas ou condições agudas inesperadas.

Ao Dr. Hélio Penna Guimarães, como editor da série *Pockets de Medicina Intensiva*, juntam-se os editores do primeiro volume, *Cardiointensivismo*, o Dr. Fábio Barlem Hohmann e o Dr. Sérgio de Vasconcellos Baldisserotto, e, temos como resultado um manual prático, de didática inquestionável, que será de grande valia aos intensivistas, cardiologistas, emergencistas e demais profissionais que estão envolvidos no cuidado destes pacientes.

De leitura fácil, com recomendações atuais, ilustrado por fluxos de condutas, tabelas e imagens de condições críticas, o volume de *Cardiointensivismo* agrega valor neste importante campo da medicina. A participação significativa de profissionais jovens é mais um elemento que tem a matiz acadêmica e profissional de seu editor-chefe, dando oportunidade para que os novos talentos da medicina brasileira iniciem sua trajetória no campo do ensino e de uma assistência sustentada na segurança e qualidade.

Porto Alegre, 21 de outubro de 2022.

Fernando Suparregui Dias
MD, MSc, PhD
Coordenador Médico do Serviço de Terapia
Intensiva do Hospital São Lucas da PUCRS

SUMÁRIO

1. **PARADA CARDIORRESPIRATÓRIA** **1**
   - Fábio Barlem Hohmann
   - Hélio Penna Guimarães

2. **O ELETROCARDIOGRAMA NORMAL** **17**
   - Leonardo Röthlisberger
   - Mathias Silvestre de Brida

3. **TAQUIARRITMIAS ESTÁVEIS E INSTÁVEIS** **35**
   - Fernando Hideki Sakamoto
   - Guilherme de Lima Arruda Storel
   - Cássia da Silva Antico Rodrigues

4. **BRADICARDIAS** **63**
   - Mathias Silvestre de Brida
   - Leonardo Röthlisberger

5. **MARCA-PASSO CARDÍACO PROVISÓRIO** **75**
   - Mathias Silvestre de Brida
   - Leonardo Röthlisberger

6. **SÍNDROMES CORONARIANAS CRÔNICAS E AGUDAS** **89**
   - Caio Menezes Machado de Mendonça
   - João de Azevedo
   - Daniela Bruno Conforti

7. **CHOQUE CARDIOGÊNICO** **115**
   - Caroline Nishimura
   - Diângelo de Alcântara
   - Sérgio de Vasconcellos Baldisserotto

8. **INSUFICIÊNCIA CARDÍACA** **131**
   - Leonardo Röthlisberger
   - Bruna Schneider

9. **EDEMA AGUDO DE PULMÃO** **159**
   - Carolina Oliva Santos
   - Anuar Saleh Hatoum
   - Mariana Zalla Ozório de Oliveira

10. **URGÊNCIA E EMERGÊNCIA HIPERTENSIVA** **179**
    - Tchaiana Balestrerri
    - Bruno Bressan Júnior
    - Sérgio de Vasconcellos Baldisserotto

11. ECOCARDIOGRAFIA BEIRA LEITO **195**
- Amadeu Antonio Bertuol Filho
- Marina Mendes Felisberto

12. INTERAÇÃO CARDIOPULMONAR **223**
- Gabriele Veiga de Lima Barbosa
- Daniel Lima da Rocha

13. DISFUNÇÃO VENTRICULAR DIREITA **241**
- Amadeu Antonio Bertuol Filho
- Marina Mendes Felisberto

14. SÍNDROMES AÓRTICAS AGUDAS **257**
- Paulo Ricardo Lopes Sena
- Bruno Bressan Júnior
- Sérgio de Vasconcellos Baldisserotto

15. TROMBOEMBOLISMO PULMONAR **285**
- Eduardo José Paolinelli Vaz de Oliveira
- Daniel Lima da Rocha

16. VALVOPATIAS **313**
- Willer Bica

17. TAMPONAMENTO CARDÍACO **337**
- Bruno Czarnecki Mayorquim
- Gabriela Rodrigues Izolan
- Sérgio de Vasconcellos Baldisserotto

18. ENDOCARDITES, MIOCARDITES E PERICARDITES 353
- LAURA ORLANDINI LODI

19. PÓS-OPERATÓRIO DE CIRURGIA CARDÍACA 391
- FABRICIO SCHULTZ MEDEIROS

20. SUPORTE MECÂNICO CARDÍACO 425
- LUANA MONFERDINI
- MARIANA ZALLA OZÓRIO DE OLIVEIRA
- SANDRA MARA CAETANO MORAES

21. DISTÚRBIOS HIDROELETROLÍTICOS E O CORAÇÃO 447
- MARINA MENDES FELISBERTO
- AMADEU ANTONIO BERTUOL FILHO

1
PARADA CARDIORRESPIRATÓRIA

Fábio Barlem Hohmann ▪ *Hélio Penna Guimarães*

→ INTRODUÇÃO

A parada cardiorrespiratória (PCR) é um evento de máxima gravidade que tem seu desfecho final bastante associado ao pronto reconhecimento, início precoce de manobras de ressuscitação cardiopulmonar (RCP) de alta qualidade, desfibrilação precoce quando indicada, identificação e tratamento da causa, bem como cuidados pós-ressuscitação adequados. Nesse contexto, a RCP de alta qualidade é essencial tanto em suas etapas de Suporte Básico de Vida quanto o Suporte Avançado de Vida.

Dados americanos demonstram que 1,2% dos pacientes admitidos em ambiente hospitalar apresentam uma parada cardiorrespiratória e destes 25,8% apresentam alta hospitalar com 82% desses sobreviventes tendo um bom status funcional; dados brasileiros apontam para taxas de sobrevivência até a alta hospitalar de 14% e com pouco menos de 4% de sobrevivência até um ano após a PCR.

Com o intuito de sistematizar essa abordagem de atendimento, a *American Heart Association* (AHA) usa a simbologia da Cadeia da Sobrevivência (*Chain Survival*, Figura 1). A cadeia de elos da sobrevivência para os pacientes internados em ambiente hospitalar é composta por:

→ Prevenção e Reconhecimento rápido, caso ocorrência da PCR;

→ Ativação do Time de Resposta Rápida (TRR) ou o sistema responsável pelo atendimento de paradas cardiorrespiratórias no hospital;

→ RCP de alta qualidade;

→ Desfibrilação precoce quando indicada;

→ Cuidados pós-parada cardíaca adequados;

→ Reabilitação.

Figura 1. Cadeia de sobrevivência (adaptada da AHA, 2015).

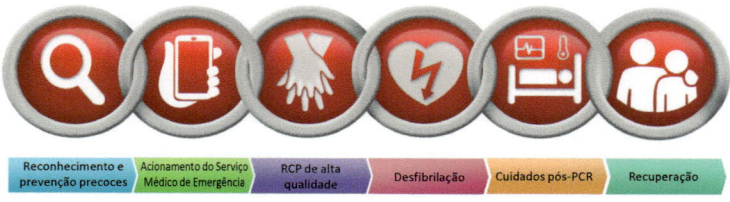

SEGURANÇA DA CENA

É de suma importância que antes de iniciar o atendimento de uma PCR seja verificada a segurança da cena, tais como: a presença de agulhas sem proteção adequada, ampolas quebradas e outros objetos em local impróprio que possam ocasionar perigo tanto para o paciente quanto para as pessoas envolvidas no seu atendimento.

→ PARADA CARDIORRESPIRATÓRIA

O primeiro passo no atendimento de pessoas em possível parada cardiorrespiratória deve ser a avaliação do seu nível de consciência. Então, ao encontrar uma pessoa inconsciente, deve-se chamar vigorosamente ao mesmo tempo em que toca seus ombros a tentando despertar (Figura 2). A partir do momento em que ela permanece inconsciente, o próximo passo é chamar ajuda e o carro de PCR. O "chamar ajuda", dependendo da instituição, pode ser definido como acionamento de código azul, acionamento de código PCR, acionamento da equipe de parada.

Figura 2. Avaliação do nível de consciência ao mesmo tempo que se toca os ombros.

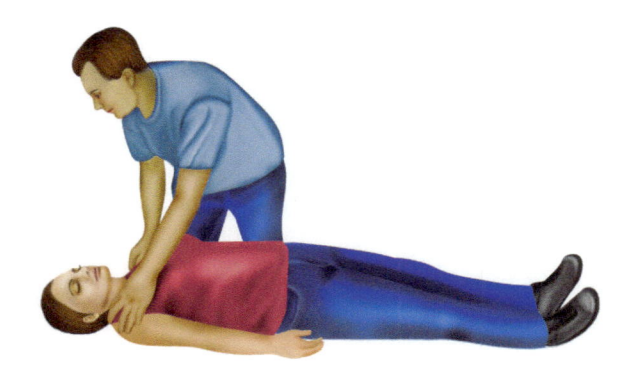

O próximo passo deve ser a avaliação da presença de pulso carotídeo associada à avaliação da presença de movimentos respiratórios do paciente, o que não deve despender mais que 10 segundos. Após essa avaliação e constatada a parada cardiorrespiratória, deve ser iniciada a RCP de alta qualidade.

Desde 2010, a *American Heart Association* orienta que a sequência a ser aplicada é a CAB, ou seja, a RCP de alta qualidade inicia por compressões torácicas (C) em frequência de 100 a 120 por minuto, e a profundidade de ao menos 5 cm, com retorno total do tórax nas descompressões, e não excedendo 6 cm de profundidade. A proporção deve ser de 30 compressões para 2 ventilações (30:2) no paciente sem equipamentos invasivos de vias aéreas ou se a equipe não consegue adequada ventilação com a bolsa-valva-máscara, sem a sincronização. Realizadas as compressões torácicas, é realizado o posicionamento da via aérea (A) e ventilação com oxigênio a 100% (B) através do dispositivo bolsa-valva-máscara. O posicionamento de via aérea deve ser realizado preferencialmente pelo movimento de inclinação da cabeça-elevação do queixo (*head tilt-chin lift*) (Figura 3); atenção deve ser tomada na realização desse movimento caso o paciente tenha suspeita de traumatismo na coluna vertebral. Nesse caso, deve-se executar o deslocamento anterior ou tração da mandíbula (*jaw thrust*) (Figura 3), mas caso essa não seja efetiva ou profissional não se sinta apto na realização da mesma, a inclinação da cabeça-elevação do queixo pode ser feita com cuidado e com o menor movimento que consiga liberar a via aérea. Importante frisar que independente da técnica empregada, caso o paciente tenha suspeita de trauma em coluna vertebral, a estabilização cervical deve ser feita manualmente por outra pessoa.

Nesse ínterim um acesso venoso ou, na impossibilidade desse, um acesso intraósseo deve ser implantado. A partir da chegada do desfibrilador, sua utilização torna-se prioritária e o paciente deve ter seu ritmo prontamente avaliado com as pás adesivas ou manuais avaliando a presença de um ritmo chocável (FV/TV sem pulso) ou não chocável (assistolia/AESP).

Saber manusear o desfibrilador é fundamental bem como conhecer se o equipamento é monofásico (indicada desfibrilação com 360 joules) ou bifásico (indicada desfibrilação de 120 a 200 joules na dependência da orientação do fabricante).

■ Figura 3. Liberação de via aérea por inclinação da cabeça-elevação do queixo (*head tilt-chin lift*) e tração da mandíbula (*jaw thrust*).

Manobra de *jaw thrust*
(elevação da mandíbula)

Manobra de *chin lift*
(elevação do mento)

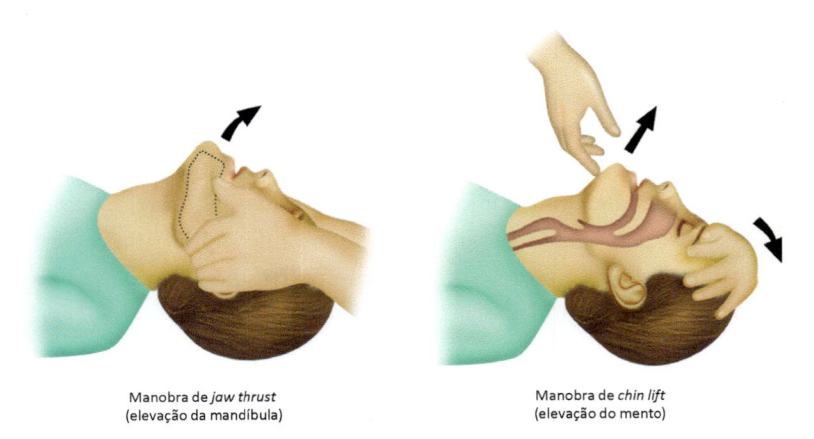

■ Figura 4. Posição usual das pás do desfibrilador.

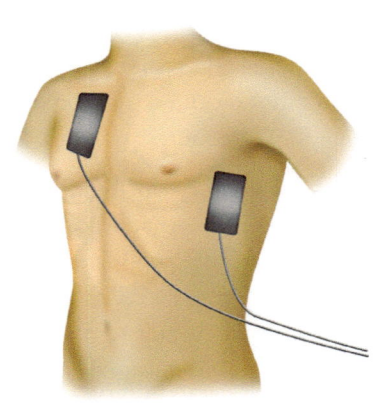

A partir do momento em que se identifica um ritmo chocável (FV/TV sem pulso), deve ser aplicada a desfibrilação e a RCP prontamente retomada por 5 ciclos (aproximadamente 2 minutos). Após esse ciclo, verifica-se novamente o ritmo e havendo a persistência de FV/TV aplica-se nova desfibrilação seguida de administração de 1 mg de epinefrina endovenosa (EV).

Enquanto se está no braço do fluxograma de ritmo chocável os fármacos começarão a ser aplicadas após o 2º choque. A sequência iniciará pela epinefrina, intercalando com amiodarona 300 mg (ou lidocaína), adrenalina, amiodarona 150 mg (ou lidocaína) e epinefrina. Normalmente serão aplicadas 2 doses dos antiarrítmicos e a partir de então a aplicação somente de epinefrina alternada a ciclos com ausência de fármacos.

Agora, caso se esteja no braço do fluxograma de ritmos não chocáveis, pode-se realizar 1 mg de epinefrina EV a partir da identificação do ritmo e nesse caso não serão empregados fármacos antiarrítmicas ou desfibrilação. Aqui também serão realizados ciclos de 2 minutos de RCP e a epinefrina EV aplicada também a cada 3 a 5 minutos.

É preconizado que a troca do responsável pela compressão torácica ocorra a cada 2 minutos ou antes, caso canse, no intuito que não se perca qualidade na RCP por fadiga.

Algo que facilita a organização do atendimento no que tange à administração de fármacos é que sua aplicação normalmente se dará em intervalos intercalados da RCP, ou seja, em 1 ciclo da RCP será aplicada medicação e no seguinte não. Caso o ritmo de RCP esteja adequado, esse intervalo se dará a cada 4 minutos.

Figura 5. Fluxograma de atendimento da PCR (adaptada de AHA, 2020).

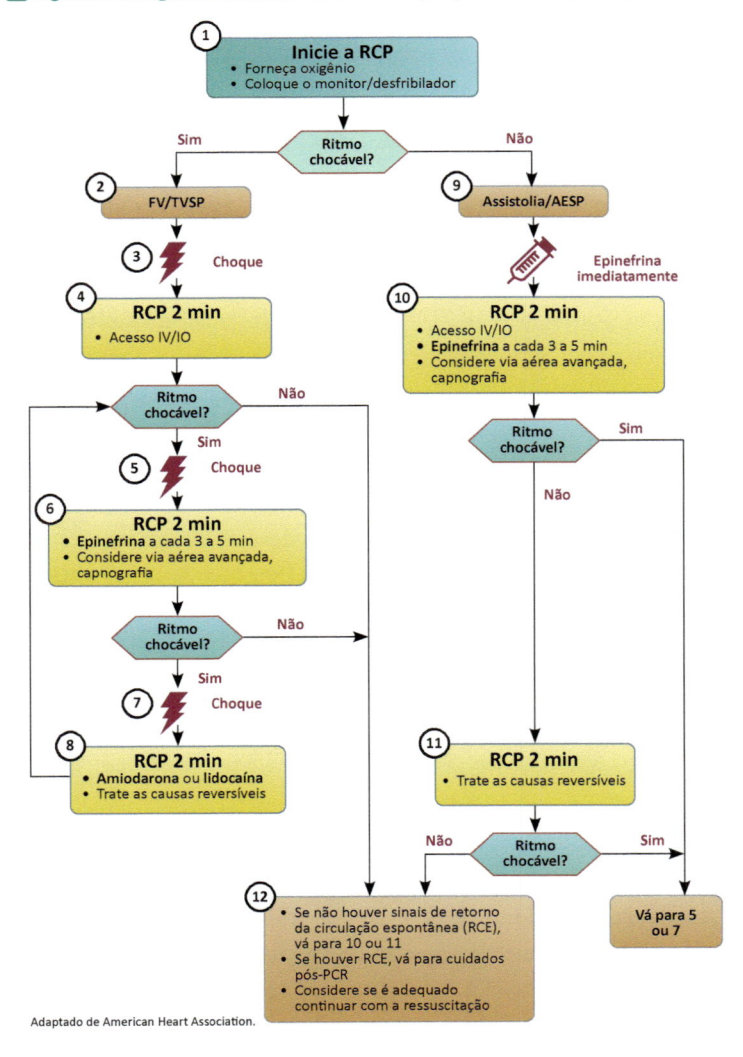

1. Inicie a RCP
- Forneça oxigênio
- Coloque o monitor/desfribilador

Ritmo chocável?

Sim → 2. FV/TVSP

3. Choque

4. RCP 2 min
- Acesso IV/IO

Ritmo chocável?

Sim → 5. Choque

6. RCP 2 min
- **Epinefrina** a cada 3 a 5 min
- Considere via aérea avançada, capnografia

Ritmo chocável?

Sim → 7. Choque

8. RCP 2 min
- **Amiodarona** ou lidocaína
- Trate as causas reversíveis

Não → 9. Assistolia/AESP

Epinefrina imediatamente

10. RCP 2 min
- Acesso IV/IO
- **Epinefrina** a cada 3 a 5 min
- Considere via aérea avançada, capnografia

Ritmo chocável?

Sim → Vá para 5 ou 7

Não → 11. RCP 2 min
- Trate as causas reversíveis

Ritmo chocável?

12.
- Se não houver sinais de retorno da circulação espontânea (RCE), vá para 10 ou 11
- Se houver RCE, vá para cuidados pós-PCR
- Considere se é adequado continuar com a ressuscitação

Adaptado de American Heart Association.

→ QUANDO INTUBAR?

Durante a RCP, a obtenção de via aérea avançada, seja por tubo orotraqueal ou dispositivo extraglótico, não é essencial caso o paciente apresente uma ventilação adequada com dispositivo bolsa-valva-máscara.

Caso a ventilação não esteja sendo adequada e se disponha de um capnográfo com forma de onda, um médico com adequada habilidade para intubação, pode-se lançar definir pela execução da intubação orotraqueal (IOT). A partir da inserção do tubo orotraqueal, seu posicionamento adequado é confirmado com ausculta dos 5 pontos e, se disponível, capnografia com forma de onda ou capnometria. Além disso, a quantidade de gás carbônico no ar exalado ($ETCO_2$) pode auxiliar na avaliação da qualidade da RCP, pois seu valor abaixo de 10 mmHg indica necessidade de melhora na sua qualidade ou mau prognóstico na RCP; deve-se buscar valores mais próximos de 20 mmHg, com meta de melhor qualidade de compressão e benefício para RCE.

A partir do momento que uma via aérea avançada está inserida, as compressões passam a ser contínuas em uma frequência de 100 a 120 por minuto e as ventilações se darão a cada 6 segundos sem necessidade de interrupção.

→ 5 HS E 5 TS

Independentemente de se tratar de um ritmo chocável ou não, deve-se desde o início do atendimento raciocinar para possíveis causas que ocasionaram a PCR. Essas causas são divididas mnemonicamente em 5 Hs e 5 Ts. Fazendo-se o diagnóstico da causa, importante se avaliar a conduta a ser tomada.

- → Hipovolemia
- → Hipóxia
- → Hidrogênio (H+, acidose)
- → Hipocalemia/Hipercalemia
- → Hipotermia
- → Tensão do tórax por pneumotórax
- → Tamponamento cardíaco
- → Toxinas
- → Trombose coronária (Infarto Agudo do Miocárdio)
- → Trombose pulmonar (Tromboembolismo Pulmonar)

RETORNO DA CIRCULAÇÃO ESPONTÂNEA

O retorno da circulação espontânea (RCE) é constatado quando no intervalo das compressões torácicas externas realizado a cada 2 minutos evidencia-se um movimento organizado ao monitor com pulso palpável. Também é indício de RCE um aumento abrupto e sustentado da $ETCO_2 \geq 40$ mmHg, um aumento súbito da pressão diastólica ou ainda uma forma de onda arterial durante a avaliação de ritmo de ritmo em pacientes que possuem uma pressão arterial invasiva monitorada e um ritmo organizado ao monitor.

PARADA RESPIRATÓRIA

A parada respiratória consiste em paciente que possui pulso palpável, mas que, no entanto, não apresenta um ciclo respiratório efetivo.

A conduta inicial será a mesma da parada cardiorrespiratória, ou seja, o primeiro passo será testar seu nível de consciência chamando o paciente vigorosamente ao mesmo tempo que se segura firmemente seus ombros.

A partir do momento que a inconsciência do paciente é confirmada, o próximo passo é chamar por ajuda assim como na PCR.

Em seguida, verifica-se o pulso e se o paciente respira, verificação essa que não deve tomar mais que 10 segundos. Nesse ponto pode se determinar que o paciente apresenta pulso palpável, mas não respira ou apresenta uma respiração agônica (*gasping*).

A partir de então a via aérea será liberada e aplicada 1 ventilação com dispositivo bolsa-valva-máscara com oxigênio a 100% a cada 6 segundos. A cada 2 minutos o paciente terá seu pulso checado bem como os demais sinais vitais. Importante durante esse processo que se avalie através do prontuário, equipe de enfermagem e familiares se há possibilidade que aquele quadro tenha sido desencadeado pelo uso de alguma substância ou medicação e seu antídoto, se disponível, seja providenciado. Caso a parada respiratória não melhore com seu manejo adequado, então deve-se ponderar a obtenção de uma via aérea definitiva para prosseguimento tanto da investigação diagnóstica quanto de sua terapêutica. Importante ressaltar que, assim como na parada cardiorrespiratória, caso as ventilações com dispositivo bolsa-valva-máscara estejam sendo efetivas e o profissional não se sinta habilitado em realizar a intubação orotraqueal, essa ventilação pode ser mantida.

⇨ USO DE *POINT-OF-CARE ULTRA SOUND*

O uso de *point-of-care ultra sound* (POCUS) deve ser encorajado no atendimento de uma PCR desde que não ocasione interrupções prolongadas nas compressões torácicas. Pessoas adequadamente treinadas podem diagnosticar causas da PCR como tamponamento cardíaco ou pneumotórax. Um ventrículo direito dilatado isoladamente não faz o diagnóstico de tromboembolismo pulmonar, mas é um indício que deve ser somado a outros para aumentar ou diminuir a suspeita diagnóstica dessa causa de PCR.

DISPOSITIVOS DE COMPRESSÃO MECÂNICA TORÁCICA

Existem 2 tipos de dispositivos de compressão mecânica torácica: um dos modelos é composto por uma banda que abraça o tórax e realiza as compressões (Figura 6, AutoPulse®) e outro consiste em um pistão responsável por realizar as compressões torácicas (Figura 7, LUCAS®).

Seu uso ainda não demonstrou superioridade em relação à RCP manual, mas deve ser considerado em algumas situações em que compressões torácicas de alta qualidade não possam ser asseguradas ou haja exposição da equipe a riscos. Dentre essas situações podemos citar transporte do paciente, RCP prolongada, ECMO CPR e estudo hemodinâmico.

Figura 6. Autopulse®.

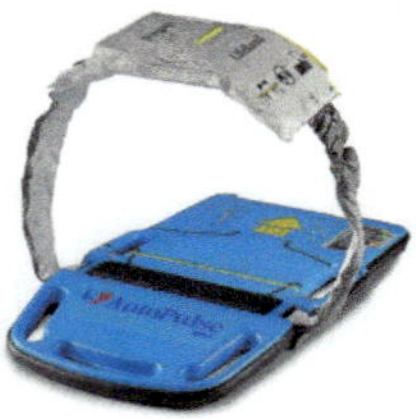

Figura 7. LUCAS®.

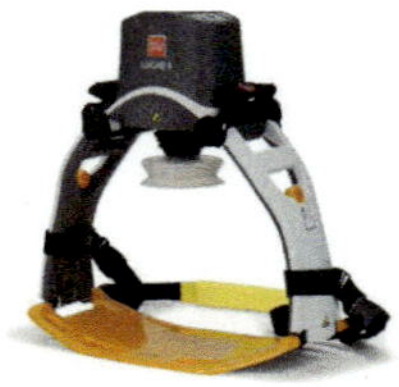

RCP EXTRACORPÓREA

A RCP extracorpórea consiste no emprego da membrana de oxigenação extracorpórea na modalidade venoarterial (ECMO V-A) no atendimento da PCR. Seu uso é indicado quando há uma causa reversível de PCR em um paciente que persiste sem ou não sustenta um ritmo organizado para que o tratamento adequado seja empregado.

CUIDADOS PÓS-PCR

Os cuidados pós-PCR iniciam no momento imediatamente após o paciente apresentar um retorno de circulação espontânea sustentado.

Como uma das primeiras medidas deve-se tentar chegar a um diagnóstico do motivo da PCR e assim realizar seu tratamento. Junto a isso, deve-se avaliar a necessidade de infusão de um antiarrítmico continuamente.

Há ainda a necessidade em se evitar hipotensão (PAM < 65 mm Hg), vigiar e tomar condutas frente a parâmetros perfusionais como lactato, avaliar gasometrias arterial e venosa, realizar avaliação ecográfica e frente aos dados gerados decidir se o paciente necessita de expansão volêmica, drogas vasoativas ou emprego de medicações inotrópicas.

Convulsões pós-PCR podem ser tratadas com levatiracetam ou valproato de sódio; fenitoína também pode ser usada, mas deve-se ficar atento ao seu potencial na indução de hipotensão.

Figura 8. Avaliação Neurológica Multimodal pós-PCR (adaptada de AHA, 2020).

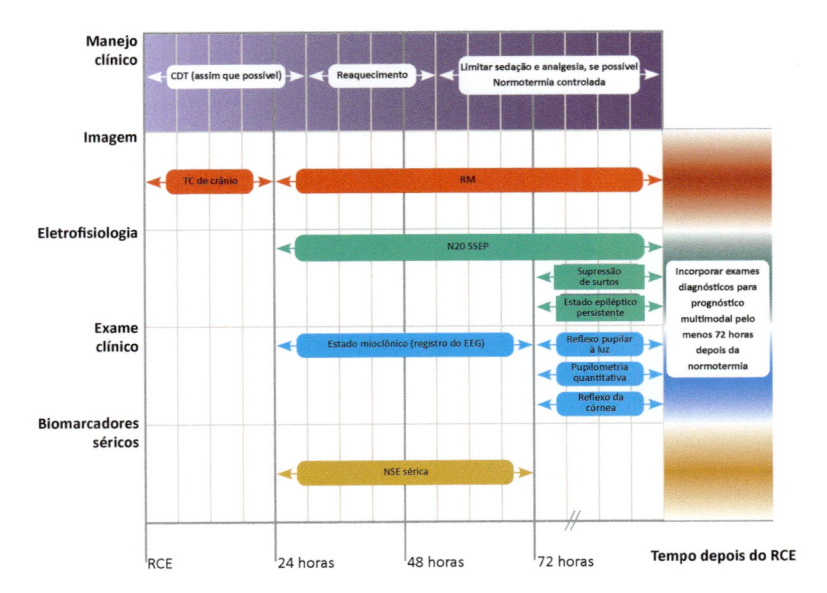

Nas primeiras 24 horas pós-PCR o paciente, permanecendo inconsciente, deve ser submetido ao controle de temperatura central objetivando um valor entre 32 e 36° Celsius; além disso devem ser evitados episódios de febre (≥ 37,8° Celsius) nas primeiras 72 horas.

Também deve ser provido tratamento profilático de úlcera de estresse e tromboembolismo venoso. Hipoglicemias e hiperglicemias devem ser evitadas.

Passada a fase aguda e após 72 horas da retomada da normotermia, o paciente necessita ser prognosticado neurologicamente com o emprego do exame clínico aliado a métodos diagnósticos como potencial evocado, eletroencefalograma, enolase neurônio específica, tomografia computadorizada ou ressonância magnética de encéfalo.

E, após todas essas fases, o paciente entra na fase de reabilitação onde, mais uma vez, a atuação de toda equipe multidisciplinar se fará presente.

PARADA CARDIORRESPIRATÓRIA

◼ Figura 9. Cuidados Pós-PCR (adaptada de AHA, 2020).

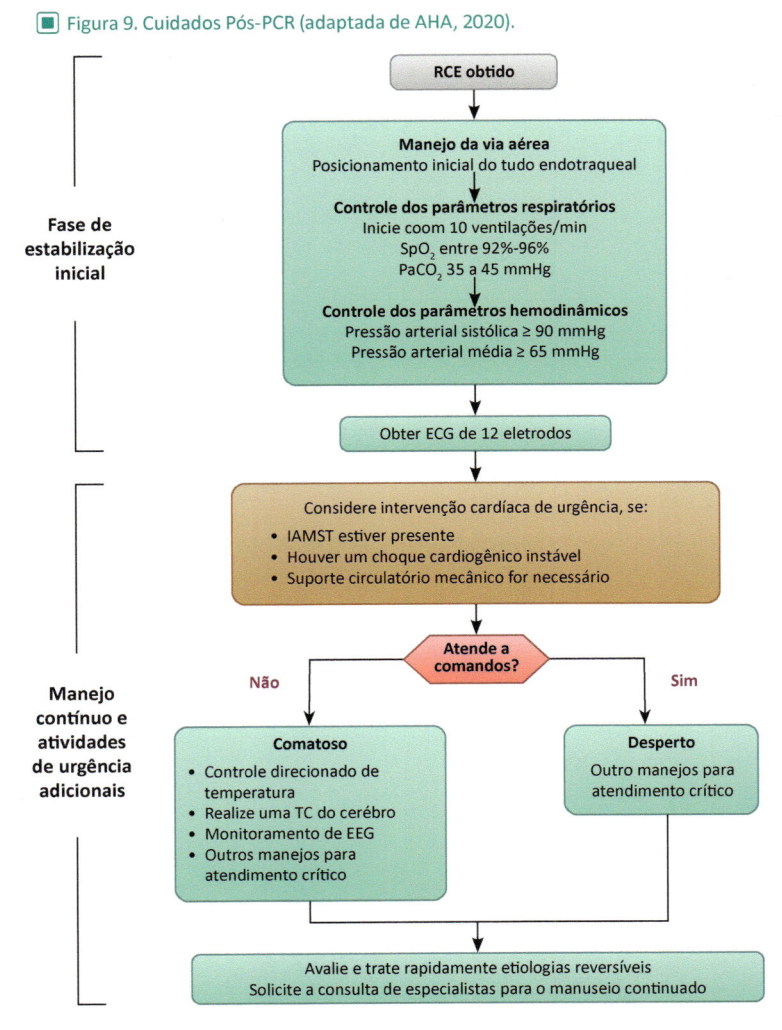

Fase de estabilização inicial

RCE obtido

Manejo da via aérea
Posicionamento inicial do tudo endotraqueal

Controle dos parâmetros respiratórios
Inicie coom 10 ventilações/min
SpO_2 entre 92%-96%
$PaCO_2$ 35 a 45 mmHg

Controle dos parâmetros hemodinâmicos
Pressão arterial sistólica ≥ 90 mmHg
Pressão arterial média ≥ 65 mmHg

Obter ECG de 12 eletrodos

Considere intervenção cardíaca de urgência, se:
- IAMST estiver presente
- Houver um choque cardiogênico instável
- Suporte circulatório mecânico for necessário

Atende a comandos?

Manejo contínuo e atividades de urgência adicionais

Não →

Comatoso
- Controle direcionado de temperatura
- Realize uma TC do cérebro
- Monitoramento de EEG
- Outros manejos para atendimento crítico

Sim →

Desperto
Outro manejos para atendimento crítico

Avalie e trate rapidamente etiologias reversíveis
Solicite a consulta de especialistas para o manuseio continuado

Adaptado da American Heart Association

BIBLIOGRAFIA RECOMENDADA

1. Panchal AR, Bartos JA, Cabañas JG, et al. Part 3: Adult Basic and Advanced Life Support: 2020 American Heart Association Guidelines for Cardiopulmonary Resuscitation and Emergency Cardiovascular Care. Circulation. 2020;142(16_suppl_2):S366-S468. doi:10.1161/CIR.0000000000000916

2. Soar J, Böttiger BW, Carli P, et al. European Resuscitation Council Guidelines 2021: Adult advanced life support [published correction appears in Resuscitation. 2021 Oct;167:105-106]. Resuscitation. 2021;161:115-151. doi:10.1016/j.resuscitation.2021.02.010

3. Nolan JP, Sandroni C, Böttiger BW, et al. European Resuscitation Council and European Society of Intensive Care Medicine guidelines 2021: post-resuscitation care. Intensive Care Med. 2021;47(4):369-421. doi:10.1007/s00134-021-06368-4

4. https://cpr.heart.org/-/media/CPR-Files/CPR-Guidelines-Files/Highlights/Hghlghts_2020ECCGuidelines_Portuguese.pdf

5. Poole K, Couper K, Smyth MA, Yeung J, Perkins GD. Mechanical CPR: Who? When? How?. Crit Care. 2018;22(1):140. Published 2018 May 29. doi:10.1186/s13054-018-2059-0

2
O ELETROCARDIOGRAMA NORMAL

Leonardo Röthlisberger ■ *Mathias Silvestre de Brida*

➡ CONCEITOS BÁSICOS

Com a invenção do galvanômetro por Einthoven, em 1901, passou a ser possível registrar a corrente elétrica do coração nos seres humanos. O eletrocardiograma (ECG) detecta as diferenças de potenciais elétricos produzidos pelo fluxo iônico da membrana celular através de eletrodos posicionados em locais específicos, amplifica-os, filtra e exibe para produzir um registro eletrocardiográfico.

Os eletrodos são posicionados nos braços (punhos) e pernas (tornozelos), constituindo as derivações dos membros (ou periféricas) e na parede torácica, chamadas de derivações precordiais ou horizontais. Por convenção, o ECG registra deflexões positivas se a onda de despolarização for dirigida para o polo positivo e deflexões negativas se a onda de despolarização se afasta. Ainda, se o vetor de despolarização tiver orientação perpendicular a determinada derivação, será registrada uma deflexão bifásica (ou isodifásica).

As derivações bipolares dos membros registram as diferenças de potencial entre dois polos posicionados nos membros (Tabela 1), de forma que suas conexões formam o conhecido triângulo de Einthoven (Figura 1). A partir deste, são formadas as derivações aumentadas dos membros (aVR, aVL e aVF), conforme a relação entre os eletrodos utilizados.

As derivações precordiais são chamadas de unipolares por possuírem apenas eletrodos positivos (exploradores) situados na parede torácica, sendo seu posicionamento descrito na Tabela 1. O polo negativo é constituído pelo valor médio dos potenciais registrados em cada um dos eletrodos dos membros, chamados de terminal central de Wilson.

Usualmente, o ECG é realizado com o paciente em posição supina, porém também pode ser feito em posição prona, como ilustrado na Figura 2.

■ Figura 1. Triângulo de Einthoven (adaptada de *Chou's Electrocardiography in Clinical Practice*, 6º edição).

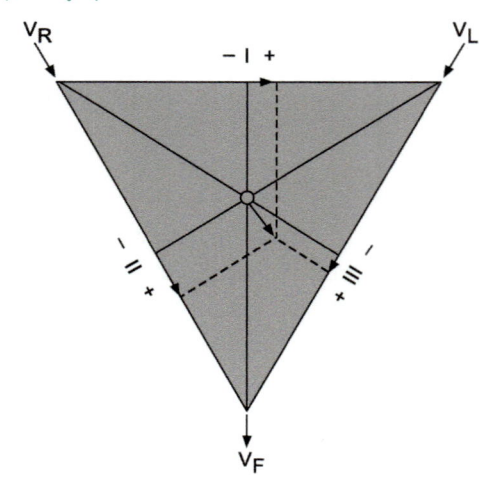

◼ Tabela 1. Localização dos eletrodos e seus polos.

Derivação Específica	Polo Positivo	Polo Negativo
DI	Braço esquerdo (eletrodo amarelo)	Braço direito (eletrodo vermelho)
DII	Perna esquerda (eletrodo verde)	Braço direito
DIII	Perna esquerda	Braço esquerdo
aVR	Braço direito	Braço e perna esquerda
aVL	Braço esquerdo	Braço direito e perna esquerda
aVF	Perna esquerda	Braço esquerdo e braço direito
V1	4º EIC paraesternal direito	Terminal central de Wilson
V2	4º EIC paraesternal esquerdo	Terminal central de Wilson
V3	Ponto médio entre V2 e V4	Terminal central de Wilson
V4	5º EIC hemiclavicular esquerdo	Terminal central de Wilson
V5	Ponto médio entre V4 e V6	Terminal central de Wilson
V6	5º EIC medioaxilar esquerdo	Terminal central de Wilson
V7	Entre V6 e V8	Terminal central de Wilson
V8	Linha escapular inferior	Terminal central de Wilson
V3R	Ponto médio entre V1 e V4R	Terminal central de Wilson
V4R	5º EIC hemiclavicular direito	Terminal central de Wilson

EIC, espaço intercostal.

◼ Tabela 2. Padrões eletrocardiográficos de trocas de cabos e eletrodos.

Braço esquerdo e braço direito	P e QRS negativos em D1 + R e P positivos em aVR
Braço esquerdo e perna esquerda	P e QRS negativos em DIII + aumento da amplitude da P em DI
Braço direito e perna esquerda	P e QRS negativos em DI, DII e DIII
Perna direita com qualquer braço	Linha reta

◼ Figura 2. Posição dos eletrodos no dorso para paciente em posição prona.

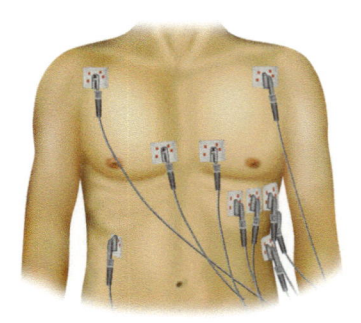

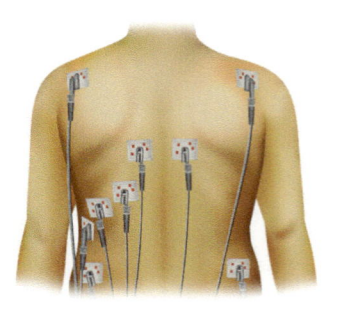

➡ CONFIGURAÇÃO E REGISTRO DO ELETROCARDIOGRAMA

Lembre-se sempre de começar pelo básico: identifique o paciente, o sexo e a idade.

Verifique a configuração básica do eletrocardiógrafo: a forma padrão inclui o "ganho" em "N", no qual 10 milímetros (mm) equivalem a 1 milivolt (mV) (2N se refere a duas vezes a amplitude padrão, e N/2 a metade) e a velocidade de registro em 25 mm/s, de forma que 1 quadrado pequeno equivale a 40 milissegundos (ms) e 1 quadrado grande (5 pequenos) a 200 milissegundos.

Lembre-se ainda que a configuração dos filtros é uma ferramenta importante, especialmente em ambientes onde vários artefatos podem interferir na análise do traçado: movimentos do paciente, pulsos, marca-passo, contrações musculares, movimentos respiratórios.

Ainda, verifique novamente a posição dos cabos. A Tabela 2 mostra as alterações mais comuns quando há troca de cabos e das derivações periféricas.

RITMO E FREQUÊNCIA CARDÍACA

Verifique se existe regularidade e relação temporal bem definida entre os complexos. Você pode precisar de uma folha ou de um compasso para demarcar os eventos elétricos! Lembre-se que a atividade elétrica cardíaca, em condições normais, se inicia no nó sinusal, estrutura localizada no subepicárdio no teto do átrio direito.

Figura 3. ECG normal.

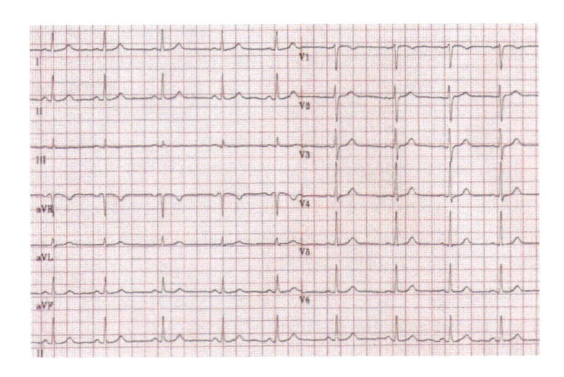

A partir daí, ocorre a despolarização dos átrios direito e esquerdo, respectivamente. O vetor "caminha" de cima para baixo e da direita para a esquerda. Portanto, o ritmo sinusal gera onda P positiva (e frequentemente entalhada) em D1, D2 e aVF, negativa em aVR e bifásica em V1 (Figura 3). A frequência sinusal normal varia de 50 — 100 batimentos por minuto. A forma mais prática de calcular a frequência é dividir 1500 pelo número de quadrados pequenos. Se o ritmo for irregular, conte a média de batimentos em 6 segundos e multiplique por 10.

→ ONDA P

Representa a atividade elétrica atrial (sinusal ou ectópica). A duração da onda P normal varia entre 80 a 110 ms em adultos e 0,5 a 2 mm de amplitude. A primeira porção representa a ativação atrial direita; sua segunda metade representa a despolarização atrial esquerda. Em geral é monofásica, mas pode apresentar pequenos entalhes (quando muito acentuados, podem sugerir sobrecargas atriais ou distúrbios de condução interatriais).

A repolarização atrial (segmento ST e onda T atriais) geralmente não é visualizada no ECG convencional de 12 derivações por estar escondida atrás do QRS - a despolarização ventricular é um evento muito mais robusto, ocultando a representação elétrica atrial. Em situação de aumento do tônus adrenérgico e frequências cardíacas mais elevadas, o segmento PR encurta e a repolarização atrial pode causar um infradesnivelamento ascendente no ponto J (veja a seguir).

A pericardite aguda é outra situação que pode provocar alterações na repolarização atrial, com corrente de lesão manifesta no segmento PR — supradesnivelamento na derivação aVR e infradesnivelamento em derivações infralaterais.

A Figura 4 traz um exemplo de ritmo ectópico atrial - ondas P negativas nas derivações inferiores.

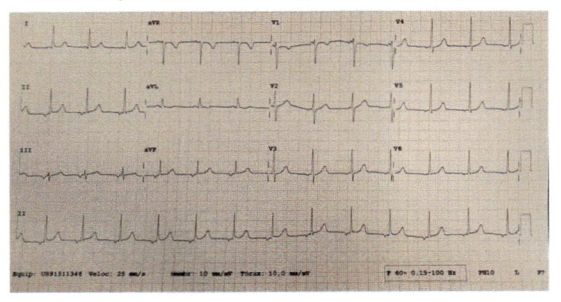

Figura 4. Ritmo ectópico atrial: ondas P negativas nas derivações inferiores.

→ RELAÇÃO ATRIOVENTRICULAR E INTERVALO PR

Em condições normais, todas as ondas P sinusais são seguidas por um complexo QRS (ou seja, numa proporção 1:1). Se houver distúrbio da condução atrioventricular, ondas P podem ser eventualmente bloqueadas (Figura 5), sugerindo algum tipo de anormalidade na condução do estímulo.

O intervalo PR (ou PQ) se estende do início da onda P ao início do complexo QRS. O segmento PR é normalmente isoelétrico e traduz o silêncio elétrico produzido pela passagem do estímulo por células da junção atrioventricular. A duração fisiológica varia de 120 a 200 ms. A redução do segmento PR pode significar presença de feixe acessório com condução atrioventricular (pré-excitação) ou ser uma variante do normal.

Figura 5. Exemplo de extrassístole atrial bloqueada. Perceba a precocidade do batimento. Lembre sempre de comparar os intervalos dos eventos elétricos!

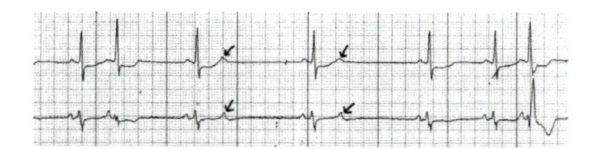

ATIVAÇÃO VENTRICULAR E COMPLEXO QRS

A ativação ventricular se inicia pela ativação endocárdica por estruturas especializadas do sistema de condução — o sistema His-Purkinje — seguida pela ativação transmural.

A duração normal do QRS é inferior a 120 ms, medido na derivação com o complexo QRS mais largo. Tende a aumentar em frequências cardíacas mais baixas, com envelhecimento, com o aumento da massa ventricular esquerda e com atrasos e defeitos de condução intraventriculares. Se o QRS for largo (duração > 120 ms), podemos estar diante de um ritmo supraventricular com aberrância, pré-excitação ventricular, estimulação ventricular por marca-passo ou ritmo ventricular espontâneo. Vale mencionar que nos casos de ritmo taquicárdico regular com QRS largo, o ritmo deverá ser considerado de origem ventricular até que se prove o contrário.

Quanto à sua amplitude, deve ter pelo menos 5 mm em pelo menos uma derivação do plano frontal e 10 mm em pelo menos uma derivação do plano horizontal. Valores abaixo disso configuram "baixa voltagem" e podem ser secundários a condições como derrame pericárdico importante, derrame pleural, doença parenquimatosa pulmonar, anasarca, obesidade mórbida, hipotireoidismo.

Os padrões do QRS são definidos pelas composições das diferentes deflexões. A primeira deflexão negativa é chamada de onda Q, a primeira positiva de onda R e a primeira deflexão negativa após uma deflexão positiva é chamada de onda S.

Quando o QRS é totalmente positivo, é chamado apenas de onda R. Se for completamente negativo, é chamado de complexo QS. Se houver uma segunda deflexão positiva após a onda S, será chamada de R' (R linha).

Para o cálculo do eixo, é importante entendermos a sequência de ativação ventricular normal, que pode ser simplificada por dois vetores: o primeiro representa a ativação septal e o segundo a parede livre do ventrículo esquerdo (VE).

O primeiro vetor de ativação septal se dirige para a direita no plano frontal e anteriormente no plano horizontal, o que é compatível com a posição do septo ventricular. Ele gera uma deflexão inicial positiva nas derivações com eixos direcionados para a direita e anteriormente (V1) e negativa naquelas orientadas para a esquerda (D1, aVL, V5 e V6).

O registro das partes médias e terminais do complexo QRS denota a despolarização ventricular predominante da parede livre do VE. Embora a despolarização ventricular direita aconteça de forma concomitante, sua massa ventricular pequena em relação ao do VE gera pouca representatividade elétrica. Desta forma, o vetor resultante dirige-se da direita para a esquerda no plano frontal e de anterior para posterior no plano horizontal.

Essa sequência de ativação ventricular causa o registro de complexos predominantemente negativos nas derivações precordiais direitas (V1-V2) e positivos nas esquerdas (V5-V6). As derivações intermediárias mostram crescimento das ondas R até o ponto chamado de zona de transição — derivação com padrão isoelétrico RS (Figura 6).

A Tabela 3 e Figura 7 mostram respectivamente causas de ondas R amplas nas derivações direitas — as chamadas "forças para frente" — e um exemplo de bloqueio de ramo direito com padrão rsR' em V1.

As morfologias dos QRS resultantes nas derivações periféricas são extremamente variáveis, a depender da geometria ventricular, posição do coração no mediastino e sistema de condução. O eixo normal do QRS em adultos situa-se entre -30° e +90°.

■ Figura 6. Progressão normal da onda R nas derivações precordiais.

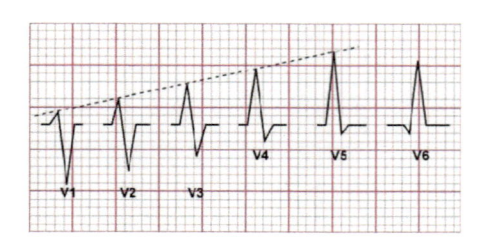

Uma onda Q normal geralmente tem duração menor que 40 ms e amplitude menor que 0,2 mV. São comumente encontradas na parede inferior em corações mais verticalizados e em D1 e aVL em corações horizontalizados. Setenta e cinco por cento das pessoas apresentam ondas Q nas derivações precordiais esquerdas.

No paciente em posição prona, ocorre pouca variação vetorcardiográfica no plano frontal. No plano horizontal, pela maior anteriorização do coração na caixa torácica e maior distância dos eletrodos exploradores ao miocárdio, pode ocorrer redução da amplitude dos complexos QRS (que pode ser acentuado pela doença pulmonar concomitante) e ondas Q nas derivações de V1 a V6.

◼ Tabela 3. Causas de ondas R amplas nas derivações direitas.

Hipertrofia ventricular septal
Bloqueio de ramo direito
Sobrecarga de câmaras direitas
Pré-excitação ventricular por via acessória
Erro no posicionamento dos eletrodos
Zona inativa da parede lateral (antigamente chamada de parede posterior)
Transição anti-horária do eixo cardíaco

◼ Figura 7. Exemplo de onda R ampla — "forças para frente" — nas derivações precordiais direitas por bloqueio de ramo direito (BRD).

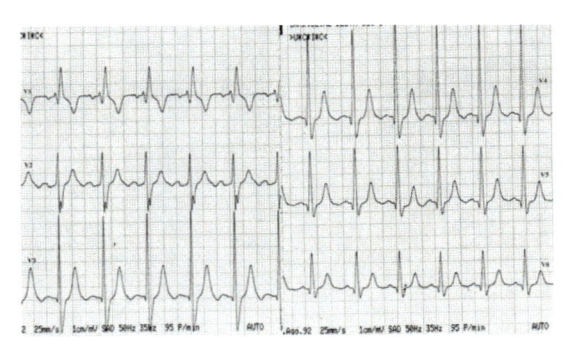

➡ REPOLARIZAÇÃO VENTRICULAR E SEGMENTO ST

Após o término da despolarização ventricular, ocorre o registro de uma linha isoelétrica, denominada segmento ST, na qual não há corrente elétrica em curso no miocárdio. O segmento TP é sugerido como linha de base para comparação, porém em frequências cardíacas mais elevadas, poderá ser usado o segmento PQ.

O ponto que marca o início do segmento chama-se ponto J. Sua amplitude varia de acordo com sexo e idade, e inúmeros processos patológicos provocam seu supra ou infradesnivelamento (Tabela 4). Normalmente é mais elevado nas derivações V2 e V3, maior em homens jovens e afrodescendentes, principalmente em pacientes com tônus vagal mais elevado (Figura 8).

Figura 8. Exemplos de supradesnivelamento inespecífico do segmento ST (variantes da normalidade).

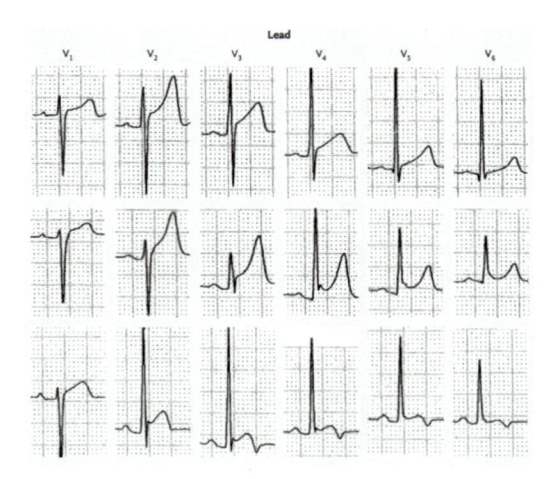

A onda T normal apresenta morfologia arredondada e assimétrica, e habitualmente apresenta a mesma direção do complexo QRS. Sua amplitude pode variar por diversos motivos. Tende a ser maior em indivíduos bradicárdicos e vagotônicos do que em pacientes com maior atividade simpática. Em pacientes mais obesos e com elevação do diafragma, é comum o registro de onda T negativa ou isodifásica em D3. Em corações mais verticalizados, o vetor da onda também se torna mais vertical, com achado de onda T de baixa amplitude em V1. O padrão juvenil persistente denota ondas T negativas em derivações à esquerda de V1. Esse padrão também pode ser patológico.

Várias são as causas de alterações de onda T. Nos referimos a alterações secundárias quando o distúrbio primário ocorre na despolarização, sendo a alteração na repolarização uma consequência (por exemplo nos bloqueios de ramo, sobrecarga ventricular, pré-excitação). Nesses casos, a onda T tende a assumir morfologia assimétrica e polaridade contrária a do complexo QRS. A onda T primária ocorre quando há alteração do gradiente ventricular fisiológico e processo primário da repolarização. São exemplos a isquemia miocárdica, alterações hidroeletrolíticas e uso de fármacos.

A seguir estão listadas algumas dicas para análise de uma repolarização alterada:

1. Avalie se as anormalidades são restritas à onda T ou se incluem desvio do segmento ST.

2. Verifique se as alterações são secundárias a sobrecarga ventricular ou bloqueio de ramo. Inversões puras de onda T sem alteração do segmento ST devem ter como causa considerada isquemia miocárdica aguda ou crônica até que se prove o contrário.

3. Lembre-se que um ritmo taquicárdico pode provocar alterações do segmento ST e onda T (até 20% dos pacientes após resolução da taquicardia).

4. A probabilidade de isquemia miocárdica aumenta muito nos seguintes cenários: padrão de progressão ou regressão dos achados em ECGs seriados; há alteração focal, e não difusa (por

exemplo supradesnivelamento na parede inferior); o intervalo QT corrigido (QTc) está prolongado com inversão de onda T.

5. Prolongamento do intervalo QTc associado à depressão do segmento ST e ondas T amplas pode ser secundário a distúrbio metabólico.

Tabela 4. Causas de supradesnivelamento do segmento ST.

Variante da normalidade
Infarto agudo do miocárdio
Bloqueios de ramo
Hipertrofia ventricular esquerda
Pericardite e miopericardite
Síndrome de Brugada
Tromboembolismo pulmonar
Estimulação ventricular por marca-passo
Angina de Prinzmetal
Hipercalemia
Hipocalcemia
Repolarização precoce
Síndrome de Takotsubo

INTERVALO QT

O intervalo QT é a representação do eletrodo de superfície de toda a ativação e recuperação ventricular. Ele pode ser alterado por anormalidades na despolarização (bloqueios de ramo) ou repolarização. A Tabela 5 mostra os valores de referência do intervalo QT.

Devido ao fato de a frequência cardíaca modificar as propriedades eletrofisiológicas da recuperação ventricular, o intervalo QT deve ser corrigido de acordo com o intervalo RR. A fórmula mais utilizada é a de Bazett, porém com menor acurácia em frequências cardíacas baixas e elevadas, por isso recomendamos o uso da fórmula de Hodges. Em caso de QRS largo (bloqueios intraventriculares), poderá ser usada a fórmula de Bogossian. Em indivíduos normais, ocorre redução do intervalo QT em frequências cardíacas mais elevadas.

Lembre-se que a medida do intervalo QT é essencial para estratificação do risco de arritmias ventriculares (Tabela 6) e até diagnóstico de inúmeros distúrbios. O ECG deve ser configurado para velocidade do papel de 25 mm/s e em "N". Pode ser medido em qualquer derivação, mas preferencialmente em D2, V5 ou V6. O ponto de mensuração deve ser interseção da tangente da parte descendente da onda T com a linha isoelétrica do traçado.

→ ONDA U

Representada por uma deflexão de baixa amplitude após a onda T. É mais facilmente reconhecida nas derivações precordiais direitas e em frequências cardíacas mais baixas. Sua gênese é incerta, e pode representar a repolarização final das fibras de Purkinje.

Tabela 5. Valores de intervalo QT.

Normal	< 430 ms (homens) e < 450 ms (mulheres)
Borderline	430-450 ms (homens) e 450 - 470 ms (mulheres)
Prolongado	> 450 ms (homens) e > 470 ms (mulheres)

◼ Tabela 6. Escore de risco para predição de risco de Torsades de Pointes (TdP) em pacientes hospitalizados. Valores iguais ou maiores do que 11 denotam paciente com elevado risco para QT prolongado e arritmias ventriculares.

Idade acima de 68 anos	1 ponto
Sexo feminino	1 ponto
Diurético de alça	1 ponto
Potássio sérico inferior a 3,5 mEq/L	2 pontos
QT na admissão > 450 ms	2 pontos
Infarto agudo do miocárdio	2 pontos
Uso de 2 ou mais drogas que prolongam o QTc	3 pontos
Sepse	3 pontos
Insuficiência cardíaca	3 pontos
Uma droga que prolonga o QTc	3 pontos

BIBLIOGRAFIA RECOMENDADA

1. Braunwald Eugene, et al. Braunwald's Heart Disease A TextBook Of Cardiovascular Medicine. 12th ed. aum; 2022.

2. Surawicz B, et al. Chou´s Electrocardiography In Clinical Practice. 6th ed. aum. Philadelphia: Elsevier Inc; 2008.Alencar JN, et al. Manual de ECG. [place unknown: publisher unknown]; 2019.

3. Durrer D, Van Dam RTH, Freud GE, Janse MJ, Meijler FL, Arzbaecher RC. Total Excitation of the Isolated Human Heart. Circulation. 1970 Jun 1;41(6):899 LP-912.

4. Bazett HC. An analysis of the time-relations of electrocardiograms. Heart (Internet). 1920 Oct 27;(7):353-70.

5. Bogossian H, Frommeyer G, Ninios I, Hasan F, Nguyen QS, Karosiene Z, et al. New formula for evaluation of the QT interval in patients with left bundle branch block. Hear Rhythm. 2014 Dec 1;11(12):2273-7.

6. Influence of Prone Positioning on Electrocardiogram in a Patient With COVID-19. JAMA Intern Med. 2020;180(11):1521-1523., 2020. Disponível em: doi:10.1001/jamainternmed.2020.3818. Acesso em: 1 nov 2021.

7. Wang K, Asinger RW, Marriott HJ, et al. ST-Segment Elevation in Conditions Other Than Acute Myocardial Infarction. New England Journal of Medicine. 2003

8. Tisdale JE, et al. Development and Validation of a Risk Score to Predict QT Interval Prolongation in Hospitalized Patients. Circulation Cardiovascular Quality and Outcomes. 2013

9. MacAlpin RN. Clinical Significance of QS Complexes in V1 and V2 without Other Electrocardiographic Abnormality. Ann Noninvasive Electrocardiol [internet]. 2004 Jan 1;9(1):39-47.

10. Romanò M. Text Atlas of Practical Electrocardiography: A Basic Guide to ECG interpretation. Italia: Springer-Verlag; 2009.

TAQUIARRITMIAS ESTÁVEIS E INSTÁVEIS

...rnando Hideki Sakamoto ▪ Guilherme de Lima Arruda Storel ▪ Cássia da Silva Antico Rodrigues

As arritmias cardíacas são um grupo heterogêneo de patologias que sempre constituem um desafio para o médico que as defronta.

Nas últimas décadas, elas vem sendo cada vez mais estudadas, em decorrência do aperfeiçoamento dos meios diagnósticos, maior entendimento da fisiopatologia e avanços em seu tratamento.

→ DEFINIÇÃO

As alterações de ritmo cardíaco podem ser definidas como distúrbios na geração e/ou condução do estímulo elétrico no coração, sendo divididas, de acordo com a frequência cardíaca, em dois grandes grupos: as Taquiarritmias /Taquicardias e as Bradiarritmias/Bradicardias.

Neste capítulo abordaremos os protocolos de emergência/urgência das taquiarritmias.

TAQUIARRITMIAS E TAQUICARDIAS

As arritmias cardíacas com frequência cardíaca (FC) acima de 100 batimentos por minuto (bpm) são frequentemente sintomáticas, abrangendo desde sintomas leves, como palpitação, tontura, mal-estar, até sintomas graves, como choque, hipotensão, dispneia, dor torácica, diminuição do nível de consciência, podendo ainda ser assintomáticos – menor parte dos casos.

Para facilidade de compreensão e manejo, classificaremos as taquiarritmias de acordo com: a regularidade do ritmo (Regular ou Irregular), duração do complexo QRS {Largo [maior e igual a 120 milissegundos (ms)] ou Estreito (menor 120 ms)} e dos critérios de estabilidade clínica e hemodinâmica.

ETIOLOGIA E FISIOPATOLOGIA

Sempre que suspeitarmos de uma arritmia, seja pela presença de sintomas, alteração ao exame físico ou ao monitor cardíaco, um eletrocardiograma (ECG) de 12 derivações deve ser realizado para definição diagnóstica e tomada de decisão.

As arritmias cardíacas podem surgir por três mecanismos principais:

→ Alterações na formação do impulso (hiperautomatismo, automatismo anormal, automatismo deflagrado por pós-potenciais – tardios ou precoces);
→ Alterações na condução do impulso (reentradas);
→ Alteração na formação e condução do impulso;

Alterações na formação do impulso

Ao dizer automatismo nos referimos à capacidade de gerar potenciais de ação espontaneamente. Habitualmente, o impulso elétrico é gerado no nó sinoatrial (NSA), localizado no átrio direito, o qual apresenta frequência de disparo maior que outras células marca-passo do coração, as inibindo e levando a sua despolarização passiva.

As arritmias causadas por alterações de automatismo podem se originar em marca-passos ectópicos ao NSA reduzindo sua frequência abaixo da frequência de disparo de um foco ectópico, ou quando este aumenta a sua atividade autonômica (hiperautomatismo). Já o automatismo anormal diz respeito às células que habitualmente não apresentam atividade elétrica autônoma que, em situações como hipóxia, isquemia, alterações hidroeletrolíticas ou ácido-básicas, tem seu potencial de repouso alterado e podem apresentar automatismo anormal. O automatismo deflagrado por pós-potenciais depende de um potencial prévio que, na presença de determinadas condições, como medicamentos que prolongam a repolarização, levariam a uma nova despolarização, como ocorre por exemplo na *Torsades de Pointes*, arritmia maligna que acontece em decorrência do prolongamento do intervalo QT.

Alterações na condução do impulso

Fisiologicamente, a despolarização cardíaca ocorre de maneira sequencial, iniciando-se pelos átrios, atingindo os ventrículos e, após todas as regiões ativadas, o impulso se extingue, por encontrar apenas tecidos em período refratário absoluto. Para que se forme um circuito reentrante, é necessário que ocorra um bloqueio unidirecional da condução e que o tempo de recirculação do impulso até o local de origem seja maior que o período refratário do segmento proximal, visto que se o tempo de condução for curto, encontrará o tecido proximal inexcitável e o impulso se extinguirá.

Os circuitos de reentrada podem ser divididos em anatômicos, onde o impulso circula ao redor de uma barreira anatômica fixa e bem definida, e funcionais, onde a área de bloqueio é determinada pelas condições eletrofisiológicas do miocárdio sendo, portanto, variável.

No nó atrioventricular estão presentes duas vias de condução: uma rápida e com período refratário longo (*beta*), e outra lenta e com período refratário curto (*alfa*). Durante ritmo sinusal, o impulso é conduzido pela via rápida, e bloqueado pela lenta, ativa o músculo cardíaco em todas as direções e extingue-se. Quando há um batimento precoce (extrassístole atrial), este encontra a via *beta* em período refratário, sendo conduzida na *alfa*. A região distal ao bloqueio não foi despolarizada, de forma que o impulso é conduzido retrogradamente. Se o tempo de condução for suficientemente longo, a ponto de atingir a área proximal ao bloqueio já com o período refratário recuperado, o impulso reentra na via lenta e inicia a taquicardia (Figura 1). Na reentrada, a onda necessita de um tecido excitável a sua frente para que possa ser conduzida.

São exemplos de taquicardia por reentrada: *flutter* atrial, taquicardia por reentrada nodal (TRN) e taquicardia por reentrada atrioventricular (TRAV ou TAV).

Alteração da formação e condução do estímulo

A parassistolia consiste na ativação simultânea de um (ou mais) foco(s) ectópico(s), mais frequentemente nos ventrículos, e que compete com o automatismo natural do miocárdio. Há presença de bloqueio de entrada, ou seja, há uma proteção durante todo o ciclo cardíaco, ocorrendo no período de despolarização. Pelo ECG existem intervalos de acoplamentos variáveis, interectópicos interrelacionados e existência de batimento de fusão.

Figura 1. Imagem evidenciando o mecanismo de taquicardia por reentrada nodal, no caso típica, inicialmente conduzida pela via lenta (S: slow) e continuando o trajeto pela via rápida (f: fast). Atrium: átrio. AVN: nó atrioventricular. PR: intervalo PR. HIS: feixe de HIS. Atrial Echo: eco atrial (adaptada de Neto OAS, et al.[1]).

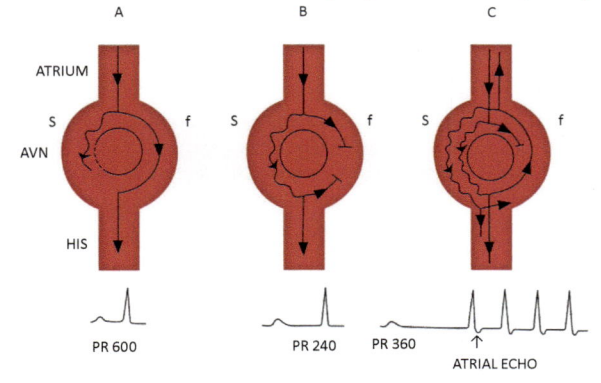

Figura 2. Imagem evidenciando intervalo RP maior que intervalo PR. Consegue se dividir em dois grupos, o de intervalo RP curto e o de intervalo RP longo (adaptada de Scuotto F, et al.[3]).

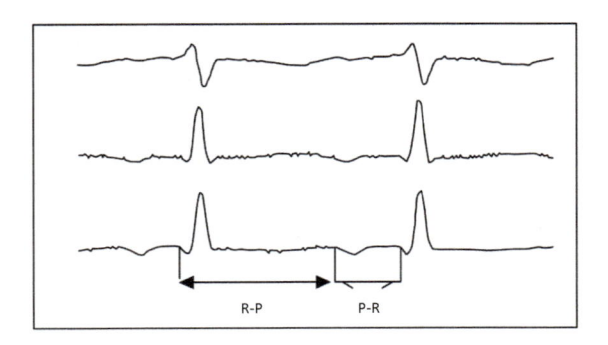

DIAGNÓSTICO

Por definição, as arritmias supraventriculares são aquelas cuja origem ou manutenção dependem de estruturas acima do feixe de His. Já as arritmias ventriculares ocorrem por distúrbios de formação ou condução de estímulo elétrico no miocárdio ventricular ou no sistema de Purkinje. Para facilidade do diagnóstico, nas Taquiarritmias, vamos dividir em QRS estreito/largo e nos intervalos RR e RP (Figuras 3 e 4).

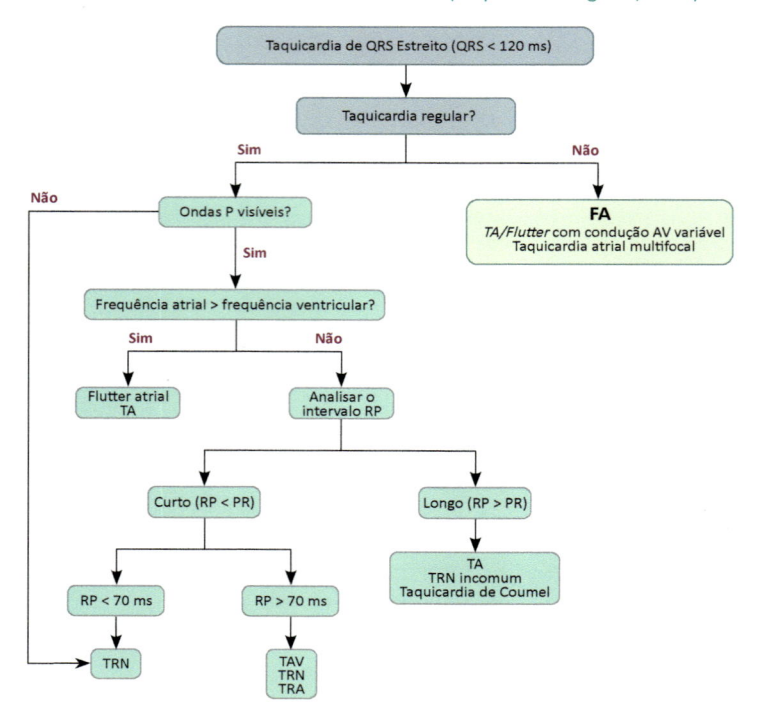

Figura 3. Diagnóstico de Taquicardia de QRS estreito. FA: fibrilação atrial. TA: taquicardia atrial. AV: atrioventricular. TRN: taquicardia reentrada nodal. TAV: taquicardia atrioventricular. RP: intervalo RP. PR: intervalo PR (adaptada de Brugada J, et al.[7]).

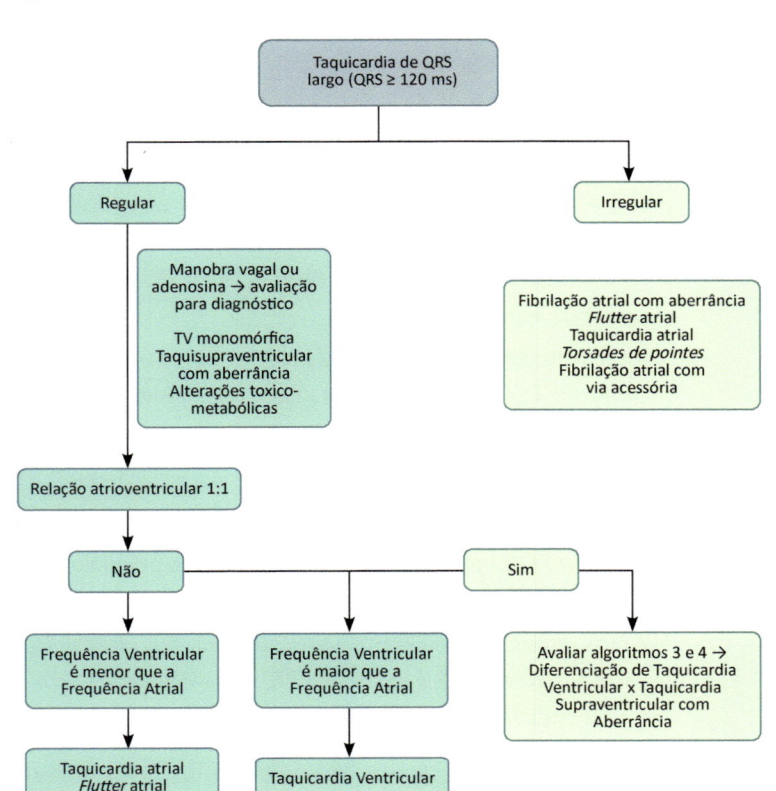

■ Figura 4. Diagnóstico de Taquicardia de QRS largo. TV: taquicardia ventricular.

```
                    Taquicardia de QRS
                    largo (QRS ≥ 120 ms)
                    ┌────────┴────────┐
                 Regular            Irregular
                    │                  │
         Manobra vagal ou      Fibrilação atrial com aberrância
         adenosina → avaliação  Flutter atrial
         para diagnóstico       Taquicardia atrial
         TV monomórfica         Torsades de pointes
         Taquisupraventricular  Fibrilação atrial com
         com aberrância         via acessória
         Alterações toxico-
         metabólicas
                    │
         Relação atrioventricular 1:1
              ┌─────┴─────┐
             Não          Sim
              │            │
    ┌─────────┴─────────┐  Avaliar algoritmos 3 e 4 →
 Frequência Ventricular  Frequência Ventricular   Diferenciação de Taquicardia
 é menor que a          é maior que a             Ventricular x Taquicardia
 Frequência Atrial      Frequência Atrial         Supraventricular com
    │                    │                        Aberrância
 Taquicardia atrial    Taquicardia Ventricular
 Flutter atrial
```

Vamos abordar os eventos mais comuns na prática médica a seguir:

As Taquiarritmias de QRS estreito mais comuns incluem (Figura 3): Taquicardia sinusal, Taquicardia de reentrada nodal (TRN) típica e atípica (ou incomum), Taquicardia de reentrada atrioventricular (TRAV/TAV), Taquicardia atrial (TA), Taquicardia atrial multifocal (TAM), Flutter atrial e Fibrilação atrial (FA).

→ **Taquicardia sinusal:** pode ser uma resposta fisiológica (exercício) ou patológica (febre, hipovolemia, sepse, anemia, hipertireoidismo, ansiedade, dentre outras). Na grande maioria das vezes não necessita de tratamento específico. Na manutenção dos sintomas, pode-se avaliar o uso de betabloqueadores ou ivabradina. No ECG: *presen*ça de ondas P, com eixo normal e de mesma morfologia na respectiva derivação, sucedidas cada uma por um QRS, com o mesmo intervalo PR, sendo as ondas P positivas em DI, DII, aVF e negativa em aVR, e com frequência cardíaca acima de 100 bpm.

→ **Taquicardia de reentrada nodal (TRN) – Típica e Atípica (ou incomum):** Definida no tópico 1. Pode ser espontânea/intrínseca do paciente ou por fatores externos (café, atividade física, estimulantes, dentre outros).

Na *TRN típica*, há comumente no ECG *ondas P retrógradas (pseudo-s em DII e pseudo-r´ em V1)* (Figura 4) e o intervalo RP é curto (ou seja, o intervalo RP é menor que PR) (Figura 2).

Na *TRN at*ípica (ou incomum), nesse caso o intervalo RP é longo (ou seja, o intervalo RP é maior que PR) e, na maioria das vezes, negativas em DII, DIII, aVF e V6, mas positivas em V1 (Figura 2).

→ **Taquicardia de reentrada atrioventricular (TRAV/TAV):** utilizam uma via acessória extranodal como um dos caminhos para a reentrada. Neste caso, tanto os átrios quanto os ventrículos são necessários para a manutenção da taquicardia. Podendo ser ortodrômica ou antidrômica.

▣ Figura 5. Imagem evidenciando os locais mais predominantes de alguns dos mecanismos das arritmias. TRN: taquicardia de reentrada nodal (adaptada de Delacrétaz E, et al.[6]).

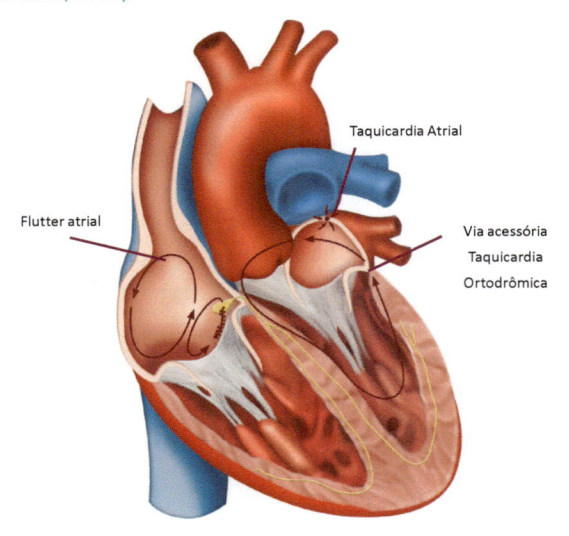

▣ Figura 6. Imagem de ECG evidenciando taquicardia de intervalo RR regular, ausência de ondas P sinusal, presença de pseudo-s em DII e pseudo-r´ em V1 e intervalo RP curto, típicos de taquicardia de reentrada nodal típica.

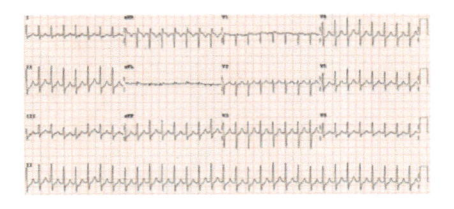

Na *TRAV ou TAV antidrômica* (taquicardia de QRS largo), a disposição da ativação atrioventricular é no sentido contrário, com a ativação ventricular feita pela via anômala e a ativação atrial retrógrada conduzida pelo NAV (Figura 5). A *TRAV ou TAV antidrômica* pode ocorrer em menos de 3%-8% dos pacientes com TAV.

→ **Taquicardia atrial (TA) e Taquicardia atrial multifocal (TAM):** na TA, o mais comum é ser decorrente de hiperautomatismo no foco atrial, entretanto podem ter como mecanismos a reentrada e atividade deflagrada. Na TAM, tem-se vários focos ectópicos gerando estímulos, há, portanto, *v*árias formas de onda P no ECG (com no mínimo três morfologias diferentes). Estão muito associadas a distúrbios pulmonares e alterações eletrolíticas (a mais comum delas: hipomagnesemia). O tratamento da causa base é essencial. Se necessário o controle de FC, pode-se tentar bloqueadores dos canais de cálcio BCC ou betabloqueadores (Tabela 2).

Figura 7. Imagem evidenciando o mecanismo de reentrada atrioventricular por via acessória, em sentido retrógrado (ortodrômica) ou anterógrado (antidrômica). Na primeira imagem, em ritmo sinusal, o alargamento inicial do QRS corresponde à onda delta (da Síndrome de Wolff-Parkinson-White). VAC: via acessória. NAV: nó atrioventricular (adaptada de Neto OAS, et al.[1]).

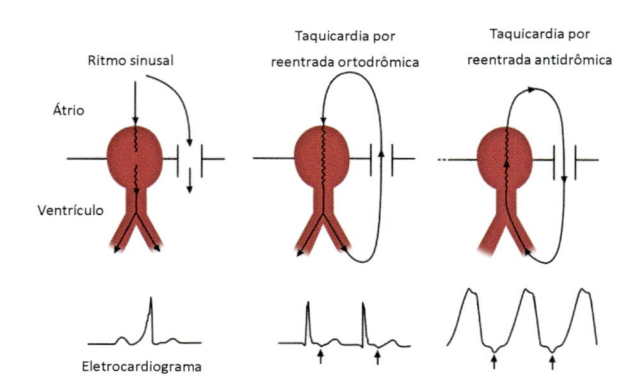

Figura 8. Imagem de ECG evidenciando ritmo sinusial, intervalo RR regular, intervalo PR curto e ondas delta, típicas de Pré-excitação ventricular. Quando associado a sintomas, podemos classificar como Síndrome de Wolff-Parkinson-White.

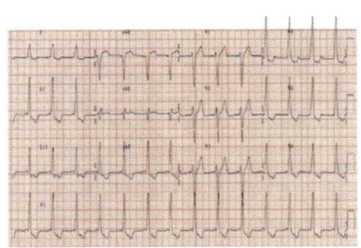

→ **Flutter atrial:** segunda taquicardia supraventricular mais comum, é classificado de acordo com o substrato anatômico de sua origem. O flutter típico decorre de macrorreentrada no istmo cavo tricuspídeo, localizado no átrio direito, podendo a rotação ser no sentido horário ou anti-horário, sendo este último o mais comum. O flutter atípico decorre de uma macrorreentrada de qualquer outra localidade, sendo comum associação com cicatrizes atriais cirúrgicas. O ECG do flutter típico (sentido anti-horário) evidencia *ondas F ("serrilhadas"), negativas em DII, DIII e aVF, positivas em V1, com frequência atrial em torno de 250-350 bpm (ao redor de 300 bpm) e frequência ventricular em torno de 150 bpm*. As conduções entre ondas *F* e QRS podem ser variáveis (Figura 9).

→ **Fibrilação atrial (FA):** taquiarritmia mais frequente, caracterizada pela completa desorganização da atividade elétrica atrial. É diagnosticada através do ECG de 12 derivações ou em um traçado de ECG de derivação única, com duração maior ou igual que 30 segundos, evidencia complexos QRS estreitos e de intervalos irregulares, ondas "f" e além de ausência de ondas P (Figura 10).

A associação FA + WPW, também chamada de *FA pré-excitada*, observa-se no ECG presença de taquicardia de QRS largo, RR irregular, ondas delta e FC elevada (Figura 11).

▣ Figura 9. Imagem de ECG evidenciando ondas F ("serrilhadas") de *flutter atrial* típico (sentido anti-horário). Nesse caso, o paciente em uso de betabloqueador, com frequência cardíaca ventricular próxima de 100 bpm.

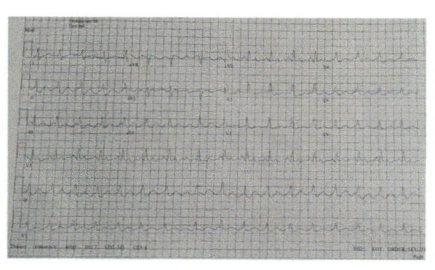

▣ Figura 10. Imagem de ECG evidenciando complexos QRS estreitos com intervalo RR irregular, ondas "*f*" e ausência de ondas P, típicos de fibrilação atrial.

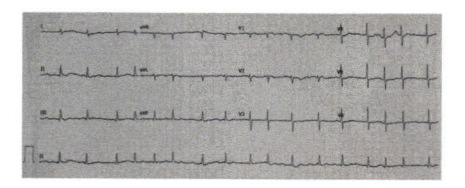

▣ Figura 11. Imagem de ECG evidenciando complexos QRS largos com intervalo RR irregular, ausência de ondas P, frequência cardíaca elevada e ondas delta, típicos de fibrilação atrial pré-excitada.

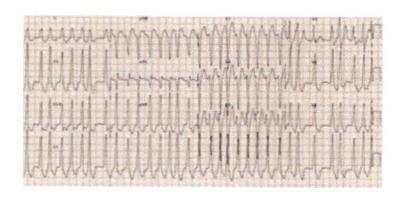

As Taquiarritmias de QRS largo mais comuns incluem: *Taquicardia ventricular (TV)*, *Fibrilação ventricular* (FV) e *Taquicardia supraventricular com condução aberrante*.

→ **Taquicardia ventricular (TV):** geralmente graves, podem estar associadas a alterações estruturais cardíacas, isquemias miocárdicas, distúrbios eletrolíticos importantes. Subdivididas em monomórficas e polimórficas.

→ **TV monomórficas:** geralmente com FC acima de 120 bpm, QRS alargado, mantendo RR regular e dissociação atrioventricular (Figura 12). Podem ser divididas em Sustentadas (TVS) (Figura 13) e Não Sustentadas (TVNS). Sempre investigar causas isquêmicas, estruturais, familiares, tóxico-metabólicas. Devem ser conduzidos em UTI para vigilância e avaliação da necessidade de cardiodesfibrilador implantável (CDI) – individualizar cada cenário.

→ **TVS:** duração maior que 30 segundos geram instabilidade hemodinâmica.

→ **TVNS:** ocorrência de três ou mais batimentos com QRS alargado, por menos de 30 segundos e, obrigatoriamente, sem gerar instabilidade hemodinâmica.

Figura 12. Traçado de ECG em derivação única evidenciando complexos QRS alargados com intervalo RR regular e mesma amplitude, típicos de taquicardia ventricular monomórfica.

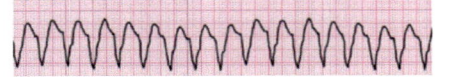

Figura 13. Traçado de ECG em derivação única evidenciando complexos QRS alargados com intervalo RR e amplitudes diferentes, típicos de taquicardia ventricular polimórfica.

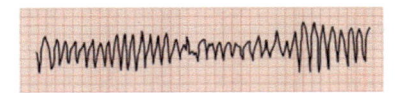

→ **TV polimórficas:** há simultaneamente diferentes locais ventriculares estimulados, gerando complexos QRS diferentes. Pode ser dividida em QTc (intervalo QT corrigido) longo e QTc normal (Figura 10). A intervenção de primeira linha é a desfibrilação associado a compensação hidroeletrolítica (maior atenção ao magnésio e potássio).

Nota: QTc normal: Limite para homens 0,45 segundos, mulheres 0,47 segundos e crianças 0,44 segundos.

→ **TV polimórfica com QTc normal:** geralmente secundário a isquemia.

→ **TV polimórfica com QTc longo:** evidência da *Torsades de Pointes (TdP) ou* "torção das pontas". Geralmente com QTc > 470 ms, com alternância de amplitude do QRS. Forma-se quando há fenômeno "R sobre T". Pode levar a instabilidade hemodinâmica e degenerar para FV. Os medicamentos que prolongam QTc incluem: amiodarona, haldol, citalopram/escitalopram, macrolídeos, quinolonas, derivados azólicos, ondansetrona, entre outros.

→ **Taquicardia Paroxística Supraventricular (TPSV) com condução aberrante:** arritmia com QRS>120ms em que sempre devemos atentar-nos ao fazer seu diagnóstico, visto tratamento divergente da TV. Na dúvida diagnóstica, tratar como TV devido ao risco de comprometimento hemodinâmico e pela sua maior prevalência. Existem diversos algoritmos para diferenciação entre TV e TPSV com condução aberrante, dentre eles os mais utilizados são os de critérios de Brugada e Vereckei, que seguem (Figuras 14 e 15).

◼ Figura 14. Critérios de Vereckei, et al.

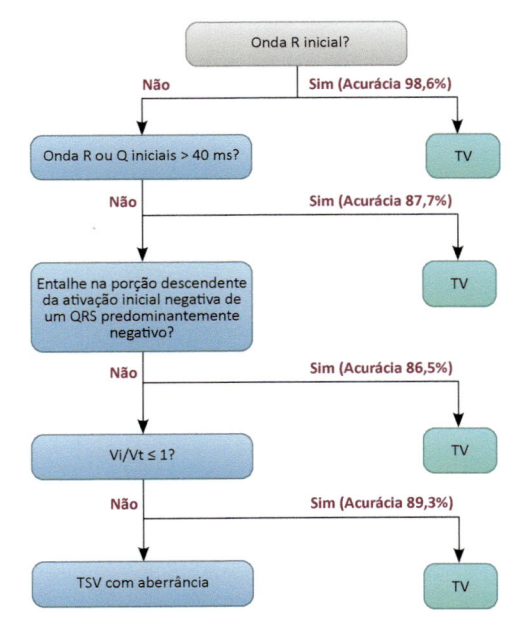

```
                    Onda R inicial?
         Não                    Sim (Acurácia 98,6%)
          ↓                              ↓
  Onda R ou Q iniciais > 40 ms?         TV
         Não                    Sim (Acurácia 87,7%)
          ↓                              ↓
  Entalhe na porção descendente          TV
  da ativação inicial negativa de
  um QRS predominantemente
  negativo?
         Não                    Sim (Acurácia 86,5%)
          ↓                              ↓
       Vi/Vt ≤ 1?                        TV
         Não                    Sim (Acurácia 89,3%)
          ↓                              ↓
   TSV com aberrância                    TV
```

Vi/VT = razão da velocidade de ativação ventricular

→ **Fibrilação ventricular:** representa uma série de contrações desordenadas, ineficazes e muito rápidas dos ventrículos por múltiplos impulsos elétricos no miocárdio (Figura 16). Considerado um ritmo de parada cardíaca segundo o ACLS. Necessita de intervenção imediata – vide capítulo de *Parada Cardiorrespiratória*.

■ Figura 15. Critérios de Brugada, et al [7].

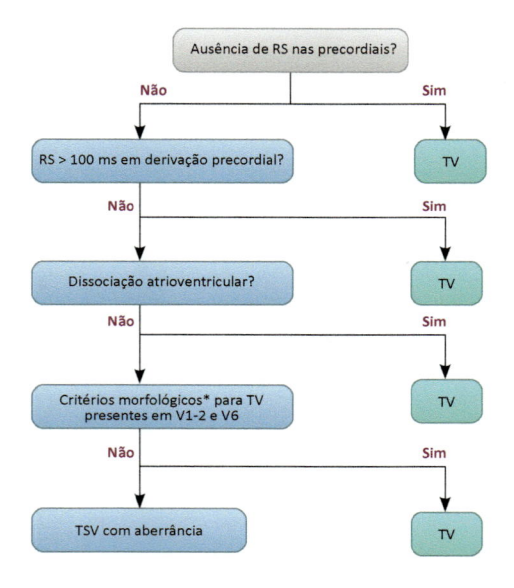

```
                    ┌─────────────────────────────────┐
                    │ Ausência de RS nas precordiais? │
                    └─────────────────────────────────┘
                   Não                          Sim
                    │                            │
                    ▼                            ▼
        ┌──────────────────────────────┐      ┌────┐
        │ RS > 100 ms em derivação     │      │ TV │
        │ precordial?                  │      └────┘
        └──────────────────────────────┘
                   Não                          Sim
                    │                            │
                    ▼                            ▼
        ┌──────────────────────────────┐      ┌────┐
        │ Dissociação atrioventricular?│      │ TV │
        └──────────────────────────────┘      └────┘
                   Não                          Sim
                    │                            │
                    ▼                            ▼
        ┌──────────────────────────────┐      ┌────┐
        │ Critérios morfológicos* para │      │ TV │
        │ TV presentes em V1-2 e V6    │      └────┘
        └──────────────────────────────┘
                   Não                          Sim
                    │                            │
                    ▼                            ▼
        ┌──────────────────────────────┐      ┌────┐
        │ TSV com aberrância           │      │ TV │
        └──────────────────────────────┘      └────┘
```

Vi/VT = razão da velocidade de ativação ventricular

■ Tabela 1. Critérios morfológicos de Brugada para diferenciar TV de TSV.

	Morfologia de BRD	
	TV	**TSV**
V1	R monofásico, QS ou RS	QRS trifásico
V6	R monofásico, QS ou QR, R/S < 1	QRS trifásico, R/S > 1

	Morfologia de BRE	
	TV	**TSV**
V1 ou V2	onda R > 30 ms, R até nadir S > 60 ms, ou "entalhe" na onda S	rS em v1-v2, similar ao BRE
V6	QR ou QS	R monofásico, similar ao BRE

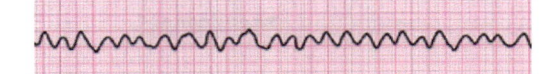

▪ Figura 16. Traçado de ECG em derivação única evidenciando fibrilação ventricular.

➡ TRATAMENTO

Sempre baseado na presença/ausência de critérios de instabilidade. Consideramos instabilidade clínica/hemodinâmica quando há, pelo menos, um dos itens abaixo:

- → Hipotensão sintomática/sinais e sintomas de choque e/ou
- → Alteração aguda do estado mental/síncope e/ou
- → Desconforto torácico do tipo isquêmico e/ou
- → Insuficiência cardíaca.

Continua a seguir o algoritmo de tratamento da taquicardia de QRS largo.

Atenção especial no caso de FA + WPW estável (FA pré-excitada estável) ou até Flutter atrial + WPW estável, em que há divergência quanto à contraindicação ao uso de amiodarona a depender da referência bibliográfica adotada. Alguns especialistas reiteram que agentes bloqueadores do NAV podem desencadear uma condução 1:1 pela via acessória e risco elevado de degeneração para FV.

Figura 17. Taquicardia de QRS largo (adaptada de Bernoche C., et al [4]).

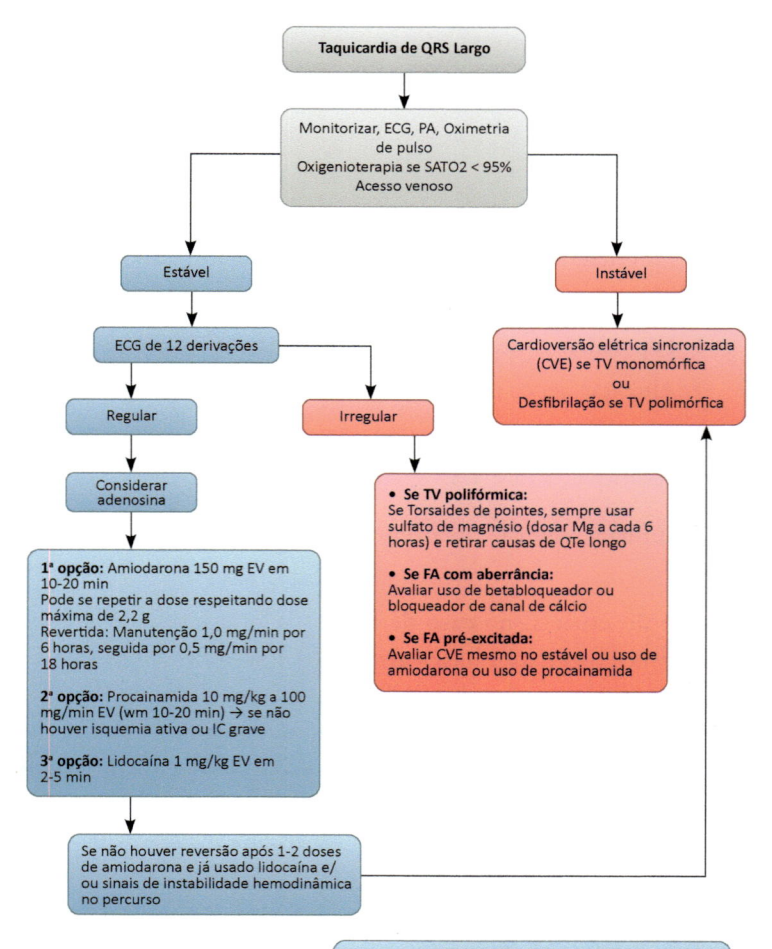

Taquicardia de QRS Largo

Monitorizar, ECG, PA, Oximetria de pulso
Oxigenioterapia se SATO2 < 95%
Acesso venoso

Estável

ECG de 12 derivações

Regular

Considerar adenosina

1ª opção: Amiodarona 150 mg EV em 10-20 min
Pode se repetir a dose respeitando dose máxima de 2,2 g
Revertida: Manutenção 1,0 mg/min por 6 horas, seguida por 0,5 mg/min por 18 horas

2ª opção: Procainamida 10 mg/kg a 100 mg/min EV (wm 10-20 min) → se não houver isquemia ativa ou IC grave

3ª opção: Lidocaína 1 mg/kg EV em 2-5 min

Irregular

- **Se TV polifórmica:**
Se Torsaides de pointes, sempre usar sulfato de magnésio (dosar Mg a cada 6 horas) e retirar causas de QTe longo

- **Se FA com aberrância:**
Avaliar uso de betabloqueador ou bloqueador de canal de cálcio

- **Se FA pré-excitada:**
Avaliar CVE mesmo no estável ou uso de amiodarona ou uso de procainamida

Instável

Cardioversão elétrica sincronizada (CVE) se TV monomórfica
ou
Desfibrilação se TV polimórfica

Se não houver reversão após 1-2 doses de amiodarona e já é usado lidocaína e/ou sinais de instabilidade hemodinâmica no percurso

CVE - iniciar:
QRS estreito regular: 50 - 100 J
QRS estreito irregular: 120 J bifásico ou 200 J monofásico
QRS largo irregular: 100 J

Na II Diretrizes Brasileiras de Fibrilação Atrial 2016, há menção apenas da contraindicação ao uso da digoxina, betabloqueadores, bloqueadores do canal de cálcio (BCC) e da adenosina. Seguindo essa linha, a última atualização da Diretriz da SBC de 2019 proposta por Bernoche C. et al, tem a possibilidade de considerar o uso de amiodarona (devido maior disponibilidade no Brasil). Mas, também é factível o tratamento diretamente com CVE sincronizada com 200J, mesmo na vigência da estabilidade hemodinâmica do paciente. Outra terapia seria o uso de procainamida, porém a mesma encontra-se indisponível no Brasil.

O algoritmo de tratamento de taquicardia de QRS estreito pode ser visto na Figura 18.

→ **Fibrilação atrial (FA):** no acompanhamento da FA sempre será necessário avaliar sobre a decisão entre *controle de frequência cardíaca (FC)* ou *controle de ritmo*. Havendo instabilidade é mandatório a CVE sincronizada, independentemente do tempo de arritmia (Figura 20).

No caso de opção por controle de FC, avaliar a presença de cardiopatia estrutural (Figura 18 e Tabela 2). Ao optar-se por controle de ritmo, deve-se ter a certeza da inexistência de trombos, por tempo de início dos sintomas (< 48 horas) ou pela execução do ecocardiograma transesofágico (Figura 19).

Após o manejo inicial da FA, deve-se avaliar a indicação de terapia anticoagulante, e se indicado, qual esquema receberá. Está validado o uso de anticoagulantes orais de ação direta para todos os pacientes com FA, com exceção das estenoses mitrais moderada/grave e próteses valvares metálicas, em que apenas o uso da varfarina está liberado.

Figura 18. Taquicardia de QRS estreito (adaptada de Bernoche C, et al).

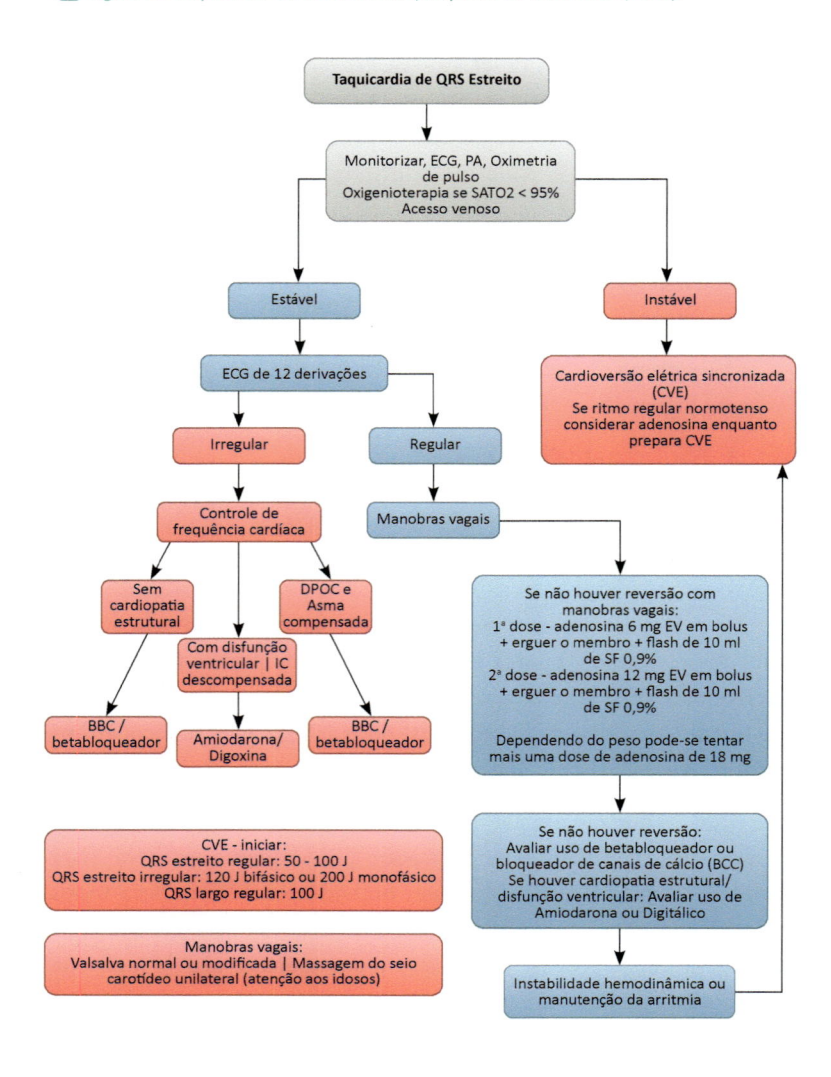

```
┌─────────────────────────────┐
│  Taquicardia de QRS Estreito │
└──────────────┬──────────────┘
               ▼
┌─────────────────────────────┐
│ Monitorizar, ECG, PA, Oximetria │
│         de pulso            │
│ Oxigenioterapia se SATO2 < 95% │
│       Acesso venoso         │
└─────────────────────────────┘
```

Estável → ECG de 12 derivações → Irregular / Regular

Instável → Cardioversão elétrica sincronizada (CVE). Se ritmo regular normotenso considerar adenosina enquanto prepara CVE

Irregular → Controle de frequência cardíaca:
- Sem cardiopatia estrutural → BBC / betabloqueador
- Com disfunção ventricular | IC descompensada → Amiodarona / Digoxina
- DPOC e Asma compensada → BBC / betabloqueador

Regular → Manobras vagais

Se não houver reversão com manobras vagais:
1ª dose - adenosina 6 mg EV em bolus + erguer o membro + flash de 10 ml de SF 0,9%
2ª dose - adenosina 12 mg EV em bolus + erguer o membro + flash de 10 ml de SF 0,9%

Dependendo do peso pode-se tentar mais uma dose de adenosina de 18 mg

Se não houver reversão:
Avaliar uso de betabloqueador ou bloqueador de canais de cálcio (BCC)
Se houver cardiopatia estrutural / disfunção ventricular: Avaliar uso de Amiodarona ou Digitálico

Instabilidade hemodinâmica ou manutenção da arritmia

CVE - iniciar:
QRS estreito regular: 50 - 100 J
QRS estreito irregular: 120 J bifásico ou 200 J monofásico
QRS largo regular: 100 J

Manobras vagais:
Valsalva normal ou modificada | Massagem do seio carotídeo unilateral (atenção aos idosos)

◼ Figura 19. Controle de FC na FA (adaptada de Velasco IT, et al).

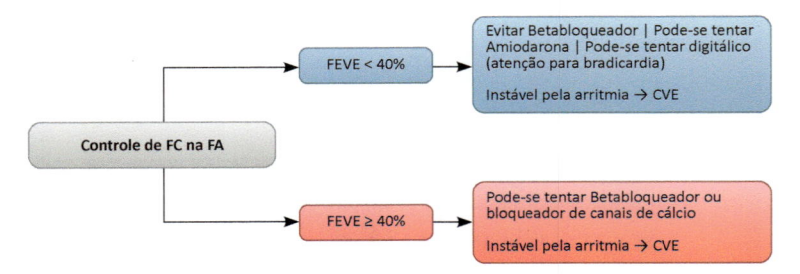

```
                              ┌─────────────────────────────────────┐
                              │ Evitar Betabloqueador | Pode-se tentar│
                   FEVE < 40% │ Amiodarona | Pode-se tentar digitálico│
                ┌────────────→│ (atenção para bradicardia)           │
                │             │ Instável pela arritmia → CVE         │
Controle de FC  │             └─────────────────────────────────────┘
    na FA       │
                │             ┌─────────────────────────────────────┐
                │  FEVE ≥ 40% │ Pode-se tentar Betabloqueador ou    │
                └────────────→│ bloqueador de canais de cálcio      │
                              │ Instável pela arritmia → CVE        │
                              └─────────────────────────────────────┘
```

◼ Figura 20. Controle de Ritmo na FA (adaptada de Velasco IT, et al.[5]).

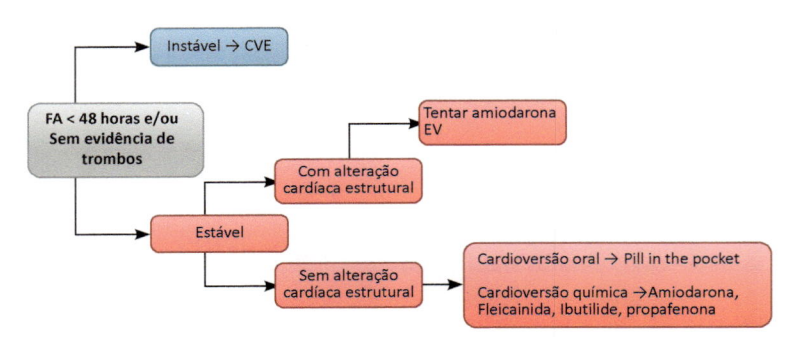

```
                    ┌─→ Instável → CVE
                    │
FA < 48 horas e/ou  │                    ┌──────────────────┐   ┌─────────────────┐
Sem evidência de    │                    │ Com alteração    │→  │ Tentar amiodarona│
   trombos          │                ┌──→│ cardíaca estrutural│   │ EV              │
                    │                │   └──────────────────┘   └─────────────────┘
                    └─→ Estável ─────┤
                                     │   ┌──────────────────┐   ┌──────────────────────────────┐
                                     │   │ Sem alteração    │   │ Cardioversão oral → Pill in the pocket│
                                     └──→│ cardíaca estrutural│→ │                              │
                                         └──────────────────┘   │ Cardioversão química → Amiodarona,│
                                                                │ Fleicainida, Ibutilide, propafenona│
                                                                └──────────────────────────────┘
```

Se o Escore CHA2DS2-VASc: 0 (zero) para homens e 1 (um) para mulheres, só deverá receber heparina na vigência da CVE e após isso, sem necessidade de anticoagulação posterior (Tabela 2).

Se o Escore CHA2DS2-VASc: 1 (um) em homens e 2 (dois) em mulheres, avaliar risco x benefício (considerar anticoagulação).

Se o Escore CHA2DS2-VASc: ≥ 2 (dois) em homens e ≥ 3 (três) em mulheres, o benefício é maior em anticoagulação (avaliar riscos de sangramentos).

Sempre importante utilizar o Score HAS-BLED para predizer risco de sangramento. Lembrar que no Score HAS-BLED > 3, os pacientes apresentam alto risco para sangramento, porém não contraindica uso de anticoagulantes. Nesse caso, pesquisar e reverter potenciais causas de sangramentos (Tabela 3).

→ **Flutter atrial:** também há a necessidade de avaliar o uso de anticoagulação nesses pacientes, pelo alto risco cardioembólico, devendo-se atentar, assim como na FA, ao período de 48 horas de início de sintomas.

Para o controle da FC pode-se tentar BCC ou betabloqueadores. Paciente com *Flutter atrial* tendem a não apresentar uma resposta satisfatória à cardioversão química, sendo necessário CVE sincronizada (inicial com 50J).

■ Tabela 2. Escore de CHA2DS2-VASc.

Inicial	Descrição	Pontuação
C	IC	1
H	HAS	1
A2	Idade > 75 anos	2
D	DM	1
S2	AVE ou AIT prévios	2
V	Doença vascular coronariana ou periférica	1
A	Idade 65-74 anos	1
Sc	Feminino	1

Score de CHA2DS2-VASc,

Tabela 3. Escore de HAS-BLED.

Inicial	Descrição
H	HAS descontrolada ou PAS > 160 mmHg
A	Alteração de função renal e hepática; Cr 2,6 ou diálise ou cirrose e bilirrubinas ou transminases elevadas
S	AVE prévio
B	Antecedente ou pré-disposição para sangramentos
L	INR lábil
E	Idade > 65 anos
D	Uso álcool e/ou drogas

→ **TRN:** Nos pacientes revertidos e assintomáticos, podemos instituir uma terapia com betabloqueador dose baixa ou até mesmo mantê-los sem terapia, liberando-os para acompanhamento ambulatorial com cardiologista.

→ **TRAV ou TAV:** Atenção especial a TRAV antidrômica (ocorrência entre 3%-8% dos pacientes como WPW), o manejo inicial será igual da TV monomórfica.

→ **TSV com condução aberrante:** quando se tem a certeza do diagnóstico, deve-se tratar como uma taquicardia de QRS estreito. Na dúvida, tratar na emergência como TV.

TABELA FINAL DE MEDICAMENTOS

Taquiarritmias

Tabela 4. Antiarrítmicos nas taquicardias de QRS largo (adaptada de Velasco IT, et al [5]).

Medicamento	Administração	Observação	Efeitos colaterais
Amiodarona (ampola: 150 mg/3 mL)	Ataque: 150 mg + SG5% 100 mL, correr em 10-20 min, EV. Manutenção: 1,0 mg/min por 6 horas, seguida de 0,5 mg/min em 18 horas. Pode-se repetir se não houver resposta.	Usada em cardiopatia estrutural. Evitar: Disfunções do nó/bloqueios AV. Atenção: heptopatas e DPOC.	Bradicardia, hipotensão, aumento dos bloqueios AV, QTc prolongado.
Procainamida	10 mg/kg a 100 g/min EV (em 10-20 min).	Usada sem cardiopatia estrutural e isquemia ativa. Alta taxa de reversão.	Hipotensão, prolongamento QRS.
Lidocaína (ampola 2%: 400 mg/20 mL, sem vasocontritor).	Volume de lidocaína a 2%: peso/20. Pode ser diluído em SG5% Ataque: 1 mg/kg. Pode-se repetir 0,5-1,0 mg/kg após 5 min. Manutenção: 0,02-0,05 mg/kg/min.	Menor taxa de reversão dos medicamentos acima. Atenção aos idosos.	Hipotensão, agitação, convulsão, bradipneia, parestesias, inquietação.
Sulfato de Magnésio (ampola 10%: 100 mg/mL. 10 mL = 1g/ ampola).	Diluição: 1 amp + SF 0,9% 100 mL Ataque: 1-2 g EV em 10-15 min.. Manutenção: 1-4 g/h EV.	Estabilizador da membrana miocárdica. Na TdP: Se magnésio sérico > 7, parar uso. Se 5-7, reduzir manutenção pela metade. Alvo: 3-5.	Bradipneia, aumento dos reflexos tendinosos, oligúria.

Tabela 5. Antiarrítmicos nas taquicardias de QRS estreito (adaptada de Velasco IT, et al [5]).

Medicamento	Administração	Observação	Efeitos colaterais
Adenosina (ampola: 6 mg).	Vide algoritmo 6 - tratamento de QRS estreito.	Pode ocorrer período curto de assistolia. Efeito fugaz (segundos).	Mal-estar, vômitos, borramento visual, bradicardia/assistolia transitória.
Propafenona (comprimido: 300 mg / ampola: 70 mg/20 mL).	"Pill-in-the-pocket" - VO: 450 mg (<70kg) e 600 mg (≥70kg) EV: Ataque: 1-2 mg/kg em 3-5 min. 2ª dose somente após 120 min (por 1-3h). Manutenção: 560 mg em 24h, BIC até cessar quadro agudo.	Serve para cardioversão medicamentosa nos pacientes sem cardiopatia estrutural.	Taquicardia, fibrilação ventricular, assistolia. No primeiro uso, fazer intra-hospitalar, realizar BB 30 min antes (p. ex. atenolol 25-50 mg) e ficar em observação por 6h antes da alta revertida.
Metoprolol (betabloqueador - BB) (ampola: 5 mg).	5 mgEV, 1 mg/min Pode repetir até máximo de 15 mg	Atenção em cardiopatia estrutural, DPOC/asma descompensadas, PA limítrofe.	Hipotensão, choque, bradicardia, IC descompensada, broncoespasmo.
Deslamosídeo (digital) (ampola 2 mL = 0,4 mg).	0,4 mg, EV, em bolus. Pode repetir mais uma dose após 15 min.	Atenção aos distúrbios do potássio e uso crônico de digoxina (risco de intoxicação).	Bradicardia, mal-estar, vômitos, bloqueios AV.

Medicamento	Administração	Observação	Efeitos colaterais
Diltiazen (BCC) (ampola: de 25 e 50 mg com diluente).	Diluição: 0,15 mg/kg + SF 0,9% 100 mL EV em 15 min. Dose extra: 0,35 mg/kg se não reversão.	Atenção em cardiopatia estrutural, PA limítrofe.	Hipotensão, bradicardia, IC descompensada.
Verapamil (BCC) (ampola: 5 m/2 ml).	2,5-5,0 mg.. EV, em 3 min. Dose extra: 5-10mg após 30 min.	Contraindicado em cardiopatia estrutural (efeito mais intenso que diltiazen e metoprolol).	Hipotensão, choque bradicardia, tontura/náuseas, convulsão, ansiedade, reação local a infusão.
Esmolol (BB) (ampola 100 mg/10 mL e 2500 mg/10 mL).	Diluição: 2500 mg (10 mL) + SF 0,9% 240 mL. EV em BIC. Ataque: 0,5 mg/kg EV em 1 min Manutenção: varia de 50-300 mcg/kg/min EV.	Contraindicado em cardiopatia estrutural.	Vide tabela de Antiarrítmicos nas taquicardias de QRS largo.
Amiodarona	Vide tabela de Antiarrítmicos nas taquicardias de QRS largo.	Vide tabela de Antiarrítmicos nas taquicardias de QRS largo...	Vide tabela de Antiarrítmicos nas taquicardias de QRS largo.
Sulfato de magnésio	Vide tabela de Antiarrítmicos nas taquicardias de QRS largo.	Vide tabela de Antiarrítmicos nas taquicardias de QRS largo	Vide tabela de Antiarrítmicos nas taquicardias de QRS largo

BIBLIOGRAFIA RECOMENDADA

1. Neto OAS, Kusnir CE. Taquicardia Supraventricular: diagnóstico e tratamento. Rev. Fac. Ciênc. Méd. Sorocaba, v.8, p.6-17, 2006.

2. II Diretrizes Brasileiras de Fibrilação Atrial 2016. Sociedade Brasileira de Cardiologia. Arq Bras Cardiol 2016; 106 (4 Supl.2): 1-22.

3. Scuotto F, Voss TH, Paul LC, et al. Arritmias na sala de emergência e UTI. Taquicardias de QRS estreito: fundamentos para a abordagem. Rev Soc Cardiol Estado de São Paulo, 2018, 28(3): 276-85.

4. Bernoche C, Timerman S, Polastri TF, et al. Atualização da Diretriz de Ressuscitação Cardiopulmonar e Cuidados Cardiovasculares de Emergência da Sociedade Brasileira de Cardiologia. Arq Bras Cardiol. 2019; 113(3): 449-663.

5. Velasco IT, Neto RAB, Souza HP, et al. Medicina de Emergência: abordagem prática [15 ed.]. Barueri: Manole, 2021.

6. Etienne Delacrétaz. Supraventricular Tachycardia. n engl j med 354; 10. March 9, 2006.

7. Brugada J, Katristis DG, Arbelo E, et al. ESC Guidelines for the management of patients with supraventricular tachycardia. The Task Force for the management of patients with supraventricular tachycardia of the European Society of Cardiology (ESC). European Heart Journal, Volume 41, Issue 5, 1 February 2020, Pages 655–720.

8. Blomstrom-Ludqvist C, Scheinman MM, Aliot EM, et al. ACC/AHA/ESC guidelines for the management of patients with supraventricular arrhythmias--executive summary: a report of the American College of Cardiology/American Heart Association Task Force on Practice Guidelines and the European Society of Cardiology Committee for Practice Guidelines (Writing Committee to Develop Guidelines for the Management of Patients With Supraventricular Arrhythmias). Circulation. 2003;108:1871–1909

9. Vereckei A, Duray G, Szénási G, et al. Application of a new algorithm in the differential diagnosis of wide QRS complex tachycardia. European Heart Journal, Volume 28, Issue 5, March 2007, Pages 589–600.

10. Hindricks G, Potpara T, Dagres N, et al. ESC Guidelines for the diagnosis and management of atrial fibrillation developed in collaboration with the European Association for Cardio-Thoracic Surgery (EACTS): The Task Force for the diagnosis and management of

atrial fibrillation of the European Society of Cardiology (ESC) Developed with the special contribution of the European Heart Rhythm Association (EHRA) of the ESC. European Heart Journal, Volume 42, Issue 5, 1 February 2021, Pages 373–498.

11. Suporte Avançado de Vida Cardiovascular – Manual do profissional, American Heart Association, Guidelines CPR & ECC ; 2020.

4
BRADICARDIAS

Mathias Silvestre de Brida ▪ *Leonardo Röthlisberger*

➡ INTRODUÇÃO

Bradicardia é definida como frequência cardíaca (FC) < 60 bpm, embora alguns autores sugiram uma definição mais pragmática com FC < 50 bpm tendo em vista a maior prevalência de sintomas nesta faixa.

Frequentemente é fisiológica, como por exemplo, em atletas de alto rendimento. Quando patológica, tem-se como principal causa a doença esclerodegenerativa ou de Lev-Lenègre.

Sinais e sintomas comuns entre as bradiarritmias variam desde tontura, fraqueza, fadiga, sensação de fôlego curto até dispneia aos esforços, síncope, confusão e hipotensão severa.

Neste capítulo, serão resumidos de maneira prática as definições, aspectos eletrocardiográficos e particularidades no manejo emergencial das bradiarritmias.

→ DEFINIÇÕES E ASPECTOS ELETROCARDIOGRÁFICOS

Bradicardia sinusal

Ritmo sinusal com FC < 50 bpm.

Onda P com morfologia normal, positiva em DI, DII e aVF, e uniforme.

Precede cada complexo QRS.

Intervalo PR geralmente constante entre 120-200 ms.

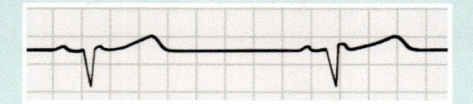

Arritmia sinusal

Variação de intervalos PP > 120 ms durante ritmo sinusal.

Onda P normalmente não sofre variação.

Comum em crianças.

Arritmia mais frequente da prática clínica, normalmente fisiológica.

Subdividida em fásica, quando relacionada à respiração, ou não fásica.

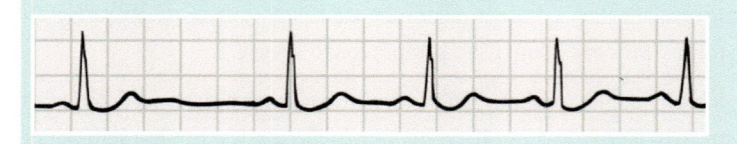

Pausa Sinusal

Pausa no disparo sinusal onde o intervalo PP que delimita a pausa não é um múltiplo do intervalo PP basal do paciente – como ocorre no bloqueio sinoatrial.

Relevância clínica quando > 2,0 s.

Normalmente apresenta um batimento de escape.

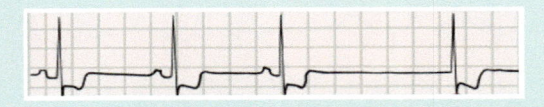

Hipersensibilidade do seio carotídeo

Cessação da atividade atrial por parada sinusal ou bloqueio sinoatrial secundário a exacerbação da resposta reflexo vagal ao estímulo do seio carotídeo.

- Predomínio de resposta cardioinibitória: pausa > 3 s.
- Predomínio de resposta vasodepressora: queda > 50 mmHg na pressão arterial sistólica.

Bloqueio Sinoatrial (BSA)

Falha ou atraso na condução intranodal sinusal aos átrios.

- BSA de 1º grau não é visível ao ECG convencional;
- BSA 2º grau tipo II, não há diferença entre os ciclos PP. Pausa ocorre num intervalo 2x, ou múltiplo, do PP basal;

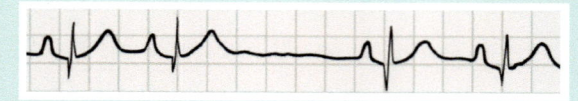

- BSA 2º grau tipo I, ou *Wenckebach*, intervalos PP progressivamente mais curtos, até bloquear a condução;

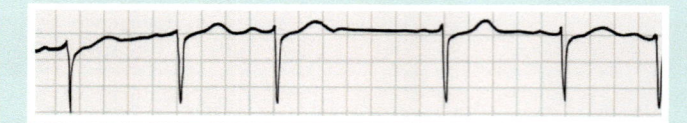

- BSA de 3º grau é observado sob o ritmo de escape juncional ou atrial.

Bloqueio atrioventricular de primeiro grau

Atraso na condução atrioventricular (AV).

Intervalo PR > 200 ms em adultos.

Toda onda P é seguida de um complexo QRS.

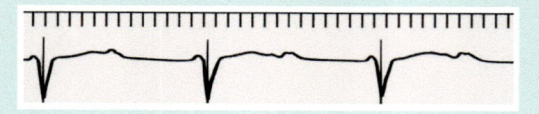

Disfunção do Nó Sinusal (DNS)

Engloba anormalidades do nó sinusal como:

- Pausa ou bradicardia sinusal;
- Bloqueio sinoatrial;
- Síndrome bradi-taqui (taquicardias supraventriculares alternadas com bradicardias sinusais, ritmos de escape ou pausas);

Na presença de sintomas (tontura, pré-síncope ou síncope), define-se Doença do Nó Sinusal.

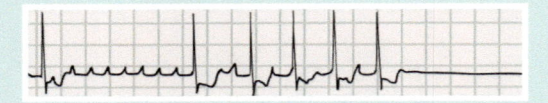

Bloqueio atrioventricular de segundo grau Mobitz I (Wenckebach)

Alentecimento gradativo da condução AV.

Aumento progressivo no PR, até o bloqueio AV.

Batimento antecedente ao bloqueio possui maior intervalo PR e, o seguinte, menor.

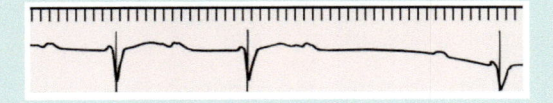

Bloqueio atrioventricular de segundo grau Mobitz II

Há condução AV 1:1 com intervalo PR fixo, até surgir uma onda P bloqueada repentinamente.

Retorna à condução prévia após pausa.

Pode ser variável (5:4, 4:3 e 3:2).

Batimento antecedente ao bloqueio possui intervalo PR igual ao seguinte.

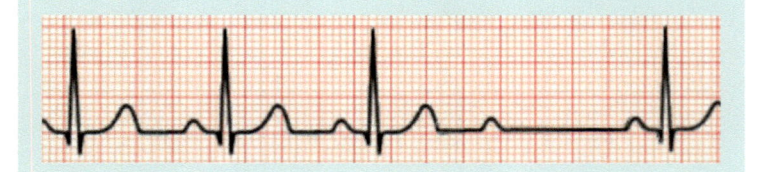

Bloqueio atrioventricular avançados e 2:1

- BAV avançado:

Condução AV em menos da metade dos batimentos atriais (p. ex. 3:1, 4:1).

Intervalos PR constantes em cada batimento seguido de um QRS.

Podem ser bloqueios intra ou infra-hissianos.

- BAV 2:1:

A cada 2 batimentos atriais, um conduz o impulso e despolariza o ventrículo, com intervalos PPs constantes.

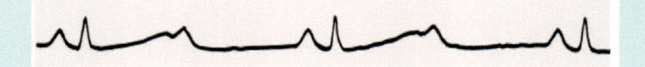

Bloqueio atrioventricular de terceiro grau

Dissociação da atividade elétrica AV total.

Ondas P não relacionadas aos complexos QRS.

Frequência de ondas P maior que o ritmo de escape.

Bloqueios supra-hissianos com QRS semelhantes ao basal.

Os infra-hissianos com QRS largo e de menor FC (pior prognóstico).

Deformidades na onda T (representando onda P oculta) podem auxiliar no diagnóstico de dissociação AV.

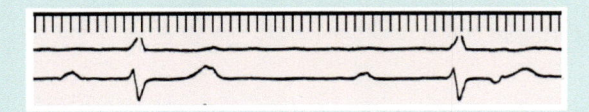

Ritmo Juncional

Ritmo de substituição originado na junção AV.

Não precedidos de onda P conduzindo QRS.

Complexo QRS semelhante ao basal.

FC entre 40-60 bpm.

Ritmo juncional de escape se FC < 50 bpm

ou taquicardia juncional FC > 100 bpm.

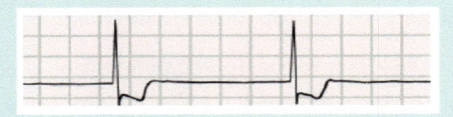

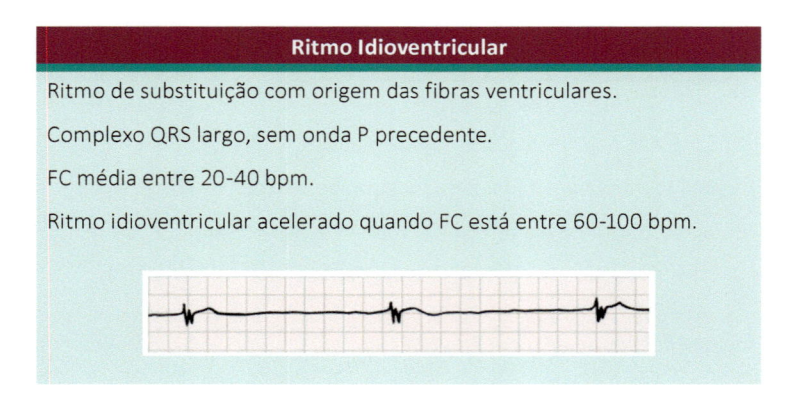

Ritmo Idioventricular
Ritmo de substituição com origem das fibras ventriculares.
Complexo QRS largo, sem onda P precedente.
FC média entre 20-40 bpm.
Ritmo idioventricular acelerado quando FC está entre 60-100 bpm.

Imagens adaptadas do livro texto Braunwald's Heart Disease, *22ª edição.*

→ ABORDAGEM DAS BRADIARRITMIAS NO CENÁRIO EMERGENCIAL

Bradiarritmias tipicamente causam sintomas quando atingem FC < 50 bpm, e os mais temidos são: hipotensão, alteração do estado mental, sinais de choque, dor torácica anginosa e evidência de edema agudo pulmonar. A rotina preconizada pelo suporte avançado de vida em cardiologia deve ser rotineiramente aplicada, com monitorização cardíaca e de sinais vitais, oxigenoterapia quando indicada, acesso venoso periférico, avaliação de sintomas e etiologias possíveis.

Bradicardias também podem ser causadas por hipoxemia de origem respiratória e, quando suspeita, o manejo adequado das vias aéreas, ventilação e oxigenação, deve ser imediato.

Em 2020, a *American Heart Association* publicou o novo algoritmo de bradiarritmias para o *Advanced Cardiovascular Life Support* (ACLS), preconizando algumas mudanças em relação ao algoritmo prévio, como, por exemplo, as doses de atropina e dopamina (Figura 1). Para fins práticos, ao final do capítulo são sugeridas algumas diluições para administração dos fármacos no cenário das bradiarritmias (Tabela 1).

Figura 1. Fluxograma da abordagem de bradiarritmias (adaptada ACLS, 2020).

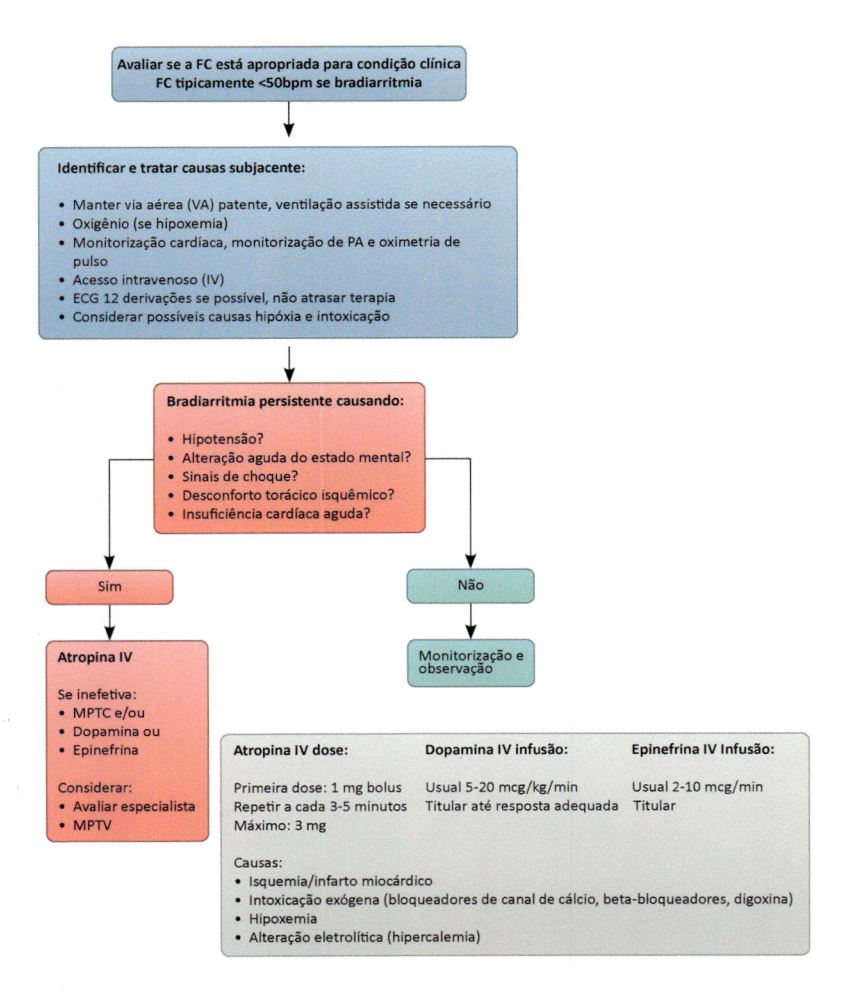

Avaliar se a FC está apropriada para condição clínica
FC tipicamente <50bpm se bradiarritmia

Identificar e tratar causas subjacente:
- Manter via aérea (VA) patente, ventilação assistida se necessário
- Oxigênio (se hipoxemia)
- Monitorização cardíaca, monitorização de PA e oximetria de pulso
- Acesso intravenoso (IV)
- ECG 12 derivações se possível, não atrasar terapia
- Considerar possíveis causas hipóxia e intoxicação

Bradiarritmia persistente causando:
- Hipotensão?
- Alteração aguda do estado mental?
- Sinais de choque?
- Desconforto torácico isquêmico?
- Insuficiência cardíaca aguda?

Sim

Não → Monitorização e observação

Atropina IV

Se inefetiva:
- MPTC e/ou
- Dopamina ou
- Epinefrina

Considerar:
- Avaliar especialista
- MPTV

Atropina IV dose:

Primeira dose: 1 mg bolus
Repetir a cada 3-5 minutos
Máximo: 3 mg

Dopamina IV infusão:

Usual 5-20 mcg/kg/min
Titular até resposta adequada

Epinefrina IV Infusão:

Usual 2-10 mcg/min
Titular

Causas:
- Isquemia/infarto miocárdico
- Intoxicação exógena (bloqueadores de canal de cálcio, beta-bloqueadores, digoxina)
- Hipoxemia
- Alteração eletrolítica (hipercalemia)

◼ Tabela 1. Sugestões para diluições medicamentosas.

Sugestões de administração

◼ Adrenalina

Apresentação: ampola com 1 mL (1:1.000 = 1 mg/mL).

Diluição: 12 ampolas (12 mL) + 188 mL de soro glicosado 5%.

Concentração da solução: 60 mcg/mL.

Manter protegido da luz solar.

Posologia: 2 a 10 mcg/min ou 0,1 a 0,5 mcg/kg/min.

Titular até o efeito desejado.

◼ Dopamina

Apresentação: ampola com 50 mg/10 mL (mais utilizado) ou 200 mg/5 mL.

Diluição: 5 ampolas (50 mL) + 200 mL de soro glicosado 5% ou fisiológico 0,9%.

Concentração da solução: 1.000 mcg/mL.

Não necessita proteção da luz solar.

Posologia: 5 a 20 mcg/Kg/min. Titular 5 mcg/kg/min a cada dois minutos.

- Dose baixa (1 a 5 mcg/kg/min): aumento de fluxo sanguíneo renal por estimulação de receptores dopaminérgicos.

- Dose intermediária (5 a 15 mcg/kg/min): elevação de frequência cardíaca, contratilidade cardíaca e do débito cardíaco por estímulo de receptores beta-adrenérgicos.

- Dose alta (>15 mcg/kg/min): ativação de vasoconstrição e elevação de pressão arterial sistêmica.

Na presença de sintomas, deve proceder à infusão de atropina bem como preparar material para marca-passo transcutâneo (MPTC) e infusão de agentes cronotrópicos, caso necessário. Da mesma forma deve ser avaliada necessidade da passagem de marca-passo transvenoso (MPTV). Tal conduta é particularmente primordial em casos de hipertonia vagal (infarto inferior), toxicidade medicamentosa e bloqueio atrioventricular total (BAVT) com complexo QRS curto. Por outro lado, em situações com bloqueios de origem infra-hissiana (BAVT com complexo QRS largo, BAV 2º grau Mobitz II) deve-se evitar atropina e priorizar passagem de MPTC ou MPTV ou agentes cronotrópicos.

BIBLIOGRAFIA RECOMENDADA

1. Bernoche C, Timerman S, Polastri TF, Giannetti NS, Siqueira AWDS, Piscopo A, et. al. Atualização da Diretriz de Ressuscitação Cardiopulmonar e Cuidados Cardiovasculares de Emergência da Sociedade Brasileira de Cardiologia - 2019. Arq Bras Cardiol. 2019 Oct 10;113(3):449-663.

2. Goldberger AL, Goldberger ZD, Shvilkin A. Atrioventricular (AV) Conduction Abnormalities, Part I: Delays, Blocks, and Dissociation Syndromes. In: Goldberger AL, Goldberger ZD, Shvilkin A. Clinical electrocardiography: a simplified approach. 9th ed. Philadelphia: Elsevier, 2018.

3. Link MS. Permanent cardiac pacing: Overview of devices and indications. Disponível em: <http://www.uptodate.com>, acessado em: 22 out 2021.

4. Oliveira Nt NR, Veronese P, Pinheiro MB. Bradiarritmias. Em: Santos ECL, Mastrocola F, Figuinha FCR, Lima AGS. Cardiologia Cardiopapers. 2ª ed Rio de Janeiro: Atheneu; 2019.

5. Oliveira Nt NR. Bradiarritmias. Em: Santos ECL, Mastrocola F, Figuinha FCR, Lima AGS. Manual de Eletrocardiografia Cardiopapers. 1ª ed Rio de Janeiro: Atheneu; 2017.

6. Patton KK, Olgin JE. Bradyarrhythmias and Atrioventricular Block. In: Libby P, Bonow RO, Mann DL, Tomaselli GF, Bhatt DL, Solomon SD, Braunwald E, eds. Braunwald's Heart Disease. 12th ed Philadelphia: Elsevier; 2022.

7. Part 3: Adult Basic and Advanced Life Support: 2020 American Heart Association Guidelines for Cardiopulmonary Resuscitation and Emergency Cardiovascular Care, Circulation, 2020. (Vol 142, Issue 16_suppl_2:S366–S468).

8. Pastore CA, Pinho JA, Pinho C, Samesima N, Pereira Filho HG, Kruse JC, et al. III Diretriz da Sociedade Brasileira de Cardiologia sobre análise e emissão de laudos eletrocardiográficos. Arq Bras Cardiol. 2016 Apr;106(4 Suppl 1):1-23.

9. Strauss DG, Schocken DD. Marriott's Practical Electrocardiography. 13th ed. Philadelphia: Lippincott Williams and Wilkins, 2021

10. Kusumoto FM, Schoenfeld MH, Barrett C, et al. 2018 ACC/AHA/HRS guideline on the evaluation and management of patients with bradycardia and cardiac conduction delay. J Am College Cardiol. 2018.

5
MARCA-PASSO CARDÍACO PROVISÓRIO

Mathias Silvestre de Brida ▪ *Leonardo Röthlisberger*

→ INTRODUÇÃO

A estimulação cardíaca elétrica temporária é usada para tratamento de bradicardias ou taquiarritmias até que sua etiologia seja resolvida. Objetiva-se restabelecer a integridade circulatória e hemodinâmica que foram agudamente comprometidas.

As modalidades mais utilizadas no cenário emergencial são a transcutânea e a transvenosa, porém também são possíveis a epicárdica (comum no cenário de pós-operatório de cirurgia cardíaca) e a transesofágica.

→ INDICAÇÕES

Causas reversíveis

Bradicardias após injúria isquêmica, seja ela cirúrgica ou por evento coronariano, são frequentemente encontradas em suas fases agudas. Os infartos inferiores podem causá-las tanto pela isquemia direta secundária à oclusão de uma coronária (geralmente direita), responsável pela irrigação do nó sinusal e nó atrioventricular (AV) na maioria dos casos, quanto pelo efeito reflexo Bezold-Jarisch. Ambos costumam ser resolvidos após recanalização da artéria culpada. Já os infartos anteriores têm um pior prognóstico e maior probabilidade de necessitar marca-passo (MP) definitivo.

Causas não-isquêmicas englobam as metabólicas (hipercalemia), intoxicação digitálica, overdose de bloqueadores de canal de cálcio ou beta-bloqueadores, doenças infecciosas (endocardite complicada como abscesso em valva aórtica, Lyme, Chagas) e troca valvar percutânea.

Revisões de marca-passo permanentes

O implante de MP temporário é necessário nos pacientes dependentes do dispositivo quando há necessidade de troca de gerador, cabos, eletrodos, falha de funcionamento ou final de vida útil da bateria.

Prevenção ou tratamento de taquiarritmias

O tratamento de arritmias ventriculares refratárias pode ser realizado através do *overdrive suppression*, ou seja, supressão da atividade elétrica por meio de uma estimulação provocada pelo MP em frequência cardíaca (FC) progressivamente mais elevada que a da taquicardia ventricular vigente (*burst*). Já em casos de *torsades de pointes*, onde há prolongamento do intervalo QT, uma estimulação em FC 90-110 bpm pode encurtar o intervalo QT e prevenir a deflagração da taquicardia.

➡ ABORDAGEM PRÁTICA DA ESTIMULAÇÃO TEMPORÁRIA

Marca-passo Transcutâneo

É o método mais rápido para iniciar uma estimulação temporária cardíaca. A Figura 1 ilustra os componentes do aparelho contido na grande maioria dos cardioversores atuais. Deve-se seguir os protocolos do *ACLS*, assegurar material de reanimação, garantir o mínimo de barreiras entre as interfaces das pás adesivas e posicioná-las conforme ilustrado nas mesmas (comumente anterolateral, com polaridade negativa junto ao *ictus* e positiva em região infraclavicular direita). Em pacientes conscientes, devido ao desconforto por estímulos musculares intensos, deve-se proceder à sedoanalgesia.

Em cenários emergenciais, o estímulo deve ser iniciado com o máximo de energia de saída, ou *output*, garantindo uma captura mais precoce possível e consequente geração de complexo QRS. Após o surgimento de um QRS para cada espícula artificial, deve ser progressivamente reduzido em 5 a 10 mA até que seja encontrado o mínimo necessário para condução do estímulo (limiar de captura). Define-se, então, um valor 10%-20% maior ao limiar encontrado para segurança. O êxito é confirmado através da palpação de pulsos (preferencialmente pulsos femorais), níveis pressóricos e monitorização do ECG.

Em pacientes fora desse cenário, seleciona-se uma FC acima da intrínseca do paciente (cerca de 10 bpm), com *output* progressivamente maior até que haja captura (geralmente acertada em 80 mA), elevando à mesma margem de segurança acima descrita.

Figura 1. Cardioversor bifásico e o sistema de marca-passo (MP) transcutâneo. Deve-se selecionar o sistema de MP no botão giratório e configurar o dispositivo para estimulação, ajustando frequência cardíaca e energia necessária para captura adequada. Duas pás adesivas devem ser adaptadas ao paciente conforme descrito nas mesmas. Fonte: próprio autor.

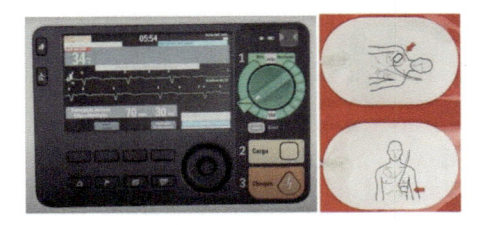

Marca-passo Transvenoso

Essa modalidade é realizada através de técnica semelhante à passagem de acesso venoso central, envolvendo, além do kit deste, um cabo-eletrodo e um gerador de marca-passo com ao menos três ajustes: FC de estímulo; energia de saída ou *output*, e sensibilidade (Figura 2). A passagem guiada por fluoroscopia é preferível, porém o traçado eletrocardiográfico (endocavitário ou não) e a ecocardiografia também podem ser usados. Por questões anatômicas, são preferíveis os sítios em veia jugular interna direita e veia subclávia esquerda, e, quando guiado por fluoroscopia, a veia femoral direita é preconizada (condutas variam conforme *expertise* do médico e do serviço).

O cabo-eletrodo deve ser conectado aos polos do gerador e inserido lentamente no sentido da transição cavo-atrial. No cenário emergencial, uma forma de avaliar a localização é colocar em modo assíncrono e com o *output* no máximo, observando as espículas e consequentes conduções elétricas.

Ao passar pela parede do átrio direito, uma captura atrial seguida de QRS deve ser deflagrada e, ao se progredir através da válvula tricúspide ao ventrículo direito, um estímulo amplo irá gerar um QRS largo em padrão de bloqueio de ramo esquerdo. Caso haja um padrão de bloqueio de ramo direito após o procedimento, deve-se considerar perfuração do septo interventricular, cateterização do seio coronário e ativação septal com predomínio esquerdo. A avaliação com radiografia de tórax deve ser rotineira para descartar complicações e os ajustes no modo de estimulação vão depender do ritmo de escape do paciente.

O cálculo do limiar de sensibilidade deve ser realizado em pacientes que mantenham um ritmo de escape e condições hemodinâmicas adequados. Deve-se ajustar a frequência de estímulo abaixo da

FC intrínseca e a sensibilidade maior possível (menor valor numérico no console), onde o ritmo próprio é totalmente percebido pelo MP e nenhum estímulo é disparado. Aumenta-se progressivamente o valor numérico (reduzindo a sensibilidade) para que o MP não "perceba" o ritmo intrínseco e comece a emitir espículas desnecessárias. O último valor em que o MP se inibiu e, por consequência, não emitiu espículas, é o limiar encontrado. Em consoles modernos, há o concomitante desaparecimento dos sinais luminosos. Deve-se manter ajustado um valor 25%-50% maior deste.

■ Figura 2. Ilustração de exemplo de gerador para comando de marca-passo transvenoso. Descreve-se as principais funções para ajustes de parâmetros básicos: modo de funcionamento assíncrono ou não, frequência de estímulo, limiar de comando ou output, e limiar de sensibilidade. Fonte próprio autor.

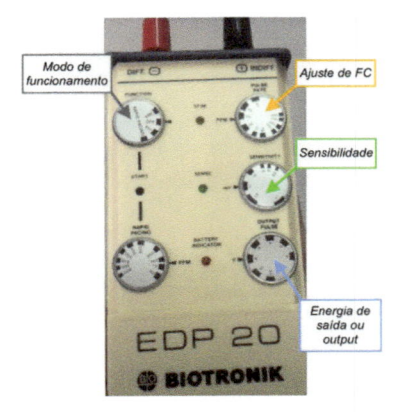

O limiar de captura ou de comando é a mínima energia necessária para que a espícula artificial gere um complexo QRS. No cenário emergencial, deve-se testar com o *output* no maior valor e a FC aproximadamente 10 bpm acima da do paciente, reduzindo gradualmente a energia até que haja perda de captura. O menor valor que gerou um estímulo eletrocardiográfico é o limiar de captura e sugere-se ajustar um valor

2-3x maior ao encontrado. Já em casos não emergenciais, deve-se encontrar o limiar de captura acertando a FC 10-20 bpm acima do intrínseco do paciente e elevar gradualmente o *output* até que haja captura adequada. Os limiares devem ter seu registro diário com a finalidade de detectar problemas precocemente.

→ MATERIAL COMPLEMENTAR

Resumo indicações de implante de marca-passo definitivo

Para fins práticos, resume-se a seguir as indicações de implante de marca-passo definitivo (MPD) conforme a última diretriz brasileira. Citam-se também algumas atualizações conforme diretrizes mais recentes. O estudo mais aprofundado sobre o tema foge ao propósito deste guia prático.

Indicações de MPD em BAV de 1º grau
Classe IIa
• Irreversível, na presença de síncopes, pré-síncopes ou tonturas, de localização intra ou infra-hissiana, com agravamento por estimulação atrial ou teste farmacológico
Classe IIb
• Sintomas produzidos pelo acoplamento AV anormal
Classe III
• Assintomáticos

Indicações de MPD em BAV de 2º grau

Classe I

- Irreversível ou associado à medicação necessária e insubstituível, com sintomas de IC ou baixo fluxo cerebral secundários à bradicardia
- Tipo II, com QRS largo ou bloqueio infra-hissiano, assintomático, irreversível
- Flutter ou fibrilação atrial com períodos de baixa resposta ventricular associado a sintomas de IC ou baixo fluxo cerebral secundários à bradicardia

Classe IIa

- Avançado, assintomático, irreversível ou persistente após 15 dias de cirurgia cardíaca ou infarto agudo do miocárdio (IAM)*

Tipo II, QRS estreito, assintomático e irreversível

- *Flutter* ou fibrilação atrial, assintomático, com FC média < 40 bpm em vigília, irreversível ou associado a medicação necessária e insubstituível

Classe IIb

- Avançado, assintomático, irreversível e não relacionado à cirurgia cardíaca ou IAM.
- Tipo 2:1, assintomático, associado a arritmias ventriculares que necessitem de tratamento com medicações depressoras do ritmo

Classe III

- Tipo I, assintomático, com normalização da condução AV com exercício ou atropina

Indicações de MPD em BAV de 3º grau - Congênitos

Classe I
- Assintomáticos, com QRS largo, cardiomegalia progressiva ou FC inadequada à idade

Classe IIa
- Assintomático, com QRS estreito, sem cardiomegalia, com incompetência cronotrópica, arritmia ventricular expressiva ou QT longo

Classe IIb
- Assintomático, QRS estreito, boa resposta cronotrópica, sem cardiomegalia, porém com arritmia ventricular expressiva ou QT longo

Classe III
- Assintomático, QRS estreito, boa resposta cronotrópica, sem cardiomegalia, arritmia ventricular ou QT longo

Indicações de MPD em BAV de 3º grau - Adquiridos

Classe I

- Com sintomas de baixo fluxo cerebral ou IC relacionados à bradicardia, irreversível, não importando o nível de bloqueio ou etiologia
- Assintomático, secundário a IAM e persistente após 15 dias*
- Assintomático, com QRS largo e após cirurgia cardíaca, persistente após 15 dias do procedimento
- Assintomático, permanente e irreversível, com QRS largo ou localização intra/infra-his ou ritmo de escape infra-his
- Assintomático, irreversível, com FC média em vigília < 40 bpm, com pausas > 3 segundos e sem resposta adequada ao exercício
- Assintomático, irreversível, com assistolia > 3 segundos em vigília
- Assintomático, irreversível, com cardiomegalia progressiva
- Assintomático, de etiologia chagásica ou degenerativa
- Irreversível, permanente ou não, após ablação de junção AV

Classe IIa

- Assintomático, após cirurgia cardíaca, persistente após 15 dias, com QRS estreito ou ritmo de escape nodal e boa resposta cronotrópica
- Após cirurgia cardíaca, sem perspectiva de resolução antes de 15 dias

Classe III

- Secundário a medicação desnecessária ou substituível, processo inflamatório agudo, cirurgia cardíaca ou outra causa transitória

Diretrizes mais atuais já vinham preconizando um tempo mais curto (7 dias). Em 2021 a *European Society of Cardiology (ESC)* em seu *guideline* mais recente, sugeriu um tempo mais breve que este, indicando implante de MPD em BAVs que não se resolvem em até 5 dias da Síndrome Coronariana Aguda ou pós-Cirurgia Cardíaca (ambos classe I de recomendação).

Indicações de MPD em BAV nos Bloqueios Intraventriculares

Classe I

- Bloqueio de ramo bilateral alternante documentado com síncopes, pré-síncopes ou tonturas de repetição

Classe IIa

- Sintomáticos com intervalo HV > 70 ms espontâneo ou bloqueio intra ou infra-hissiano induzido ao EEF
- Intervalo HV > 100 ms espontâneo em assintomáticos
- Bloqueio de ramo ou bifascicular, com BAV 1º grau ou não, em pacientes com síncopes sem documentação de BAVT após descartar outras causas

Classe IIb

- Bloqueio de ramo bilateral assintomático

Classe III

- Assintomáticos com bloqueio de ramo ou bifasciculares associados a BAV de 1º grau de qualquer etiologia

Indicações de MPD em síndromes neuromediadas

Classe IIa

- Síncope associada a importante componente cardioinibitório, de preferência espontânea, refratária a tratamento com medidas gerais e farmacológicas

Indicações de MPD em síndrome do seio carotídeo

Classe I

- Síncope recorrente em situações cotidianas envolvendo a estimulação do seio carotídeo como assistolia documentada > 3s na ausência de medicações depressoras do ritmo cardíaco

Classe IIa

- Síncope recorrente, não documentada, em situações cotidianas envolvendo a estimulação mecânica do seio carotídeo com resposta cardioinibitória a MSC
- Síncope recorrente reproduzida por massagem do seio carotídeo (MSC)

Classe IIb

- Síncope recorrente de etiologia indefinida na presença de resposta cardioinibitória à MSC sem reprodução de sintomas

Classe III

- Resposta cardioinibitória à MSC em pacientes sem sintomas de baixo fluxo cerebral. Resposta vasodepressora exclusiva à MSC

Indicações de MPD na doença do nó sinusal (DNS)

Classe I:

- Manifestações documentadas de síncope, pré-síncope ou tonturas, espontâneas, irreversíveis ou relacionadas a fármacos necessários e insubstituíveis;
- Sintomas de insuficiência cardíaca (IC) relacionados à bradicardia
- Incompetência cronotrópica sintomática

Classe IIa:

- Manifestações não documentadas de síncope, pré-síncope ou tonturas, espontâneas, irreversíveis ou relacionadas a fármacos necessários e insubstituíveis;
- Síncope sem causa aparente associada a DNS documentada ao estudo eletrofisiológico (EEF)

Classe IIb:

- IC, angina ou taquiarritmia desencadeadas ou agravadas por bradicardia sinusal
- FC crônica > 40 bpm em oligossintomáticos

Classe III

- Disfunção do nó sinusal (assintomáticos por definição)
- DNS secundária à medicação não necessária ou substituível

Adaptado Martinelli et al. 2007.

BIBLIOGRAFIA RECOMENDADA

1. Andrade JCS, Benedetti H, Andrade VS. Marca-passo provisório e estimulação cardíaca temporária. In: Melo CS, Pachón MJC, Greco OT, et al., org. Temas de marca-passo. 3 ed. São Paulo: Casa Editorial Lemos; 2007.

2. Avezum Jr A, Feldman A, Carvalho AC, Sousa AC, Mansur Ade P, Bozza AE, et al. V Diretriz da Sociedade Brasileira de Cardiologia sobre Tratamento do Infarto Agudo do Miocárdio com Supradesnível do Segmento ST. Arq Bras Cardiol. 2015; 105(2 Suppl 1):1-105

3. Chung MK, Daubert JP. Pacemakers and Implantable Cardioverter-Defibrillators. In: Libby P, Bonow RO, Mann DL, Tomaselli GF, Bhatt DL, Solomon SD, Braunwald E, eds. Braunwald's Heart Disease. 12th ed Philadelphia: Elsevier; 2022.

4. Ganz LI. Temporary cardiac pacing. Disponível em: <http://www.uptodate.com>, acessado em: 22 out 2021.

5. Glikson M, Nielsen JC, Kronborg MB, Michowitz Y, Auricchio A, Barbash IM, et al. 2021 ESC Guidelines on cardiac pacing and cardiac resynchronization therapy. European Heart Journal. 2021; 42 (35): 3427-3520.

6. Juliano MTH. Marca-passo Provisório. Em: Santos ECL, Mastrocola F, Figuinha FCR, Lima AGS. Cardiologia Cardiopapers. 2ª ed Rio de Janeiro: Atheneu; 2019.

7. Kusumoto FM, Schoenfeld MH, Barrett C, et al. 2018 ACC/AHA/HRS guideline on the evaluation and management of patients with bradycardia and cardiac conduction delay. J Am College Car- diol. 2018.

8. Martinelli Filho M, Zimerman LI, Lorga AM, Vasconcelos JTM, Rassi A Jr. Guidelines for Implantable Electronic Cardiac Devices of the Brazilian Society of Cardiology. Arq Bras Cardiol 2007; 89 (6): e210-e238.

9. Sovari AA, Zarghamravanbakhsh P, Shehata M. Temporary Cardiac Pacing. In: Brown DL. Cardiac Intensive Care. 3rd ed. Philadelphia: Elsevier; 2019.

10. Swerdlow CD, Wang PJ, Zipes DP. Pacemakers and Implantable Cardioverter-Defibrillators. Braunwald's Heart Disease: A Textbook of Cardiovascular Medicine. Mosby; 2018.

6
SÍNDROMES CORONARIANAS CRÔNICAS E AGUDAS

Caio Menezes Machado de Mendonça ▪ *João de Azevedo* ▪ *Daniela Bruno Conforti*

→ SÍNDROME CORONARIANA CRÔNICA

Definição e etiologia

A doença arterial coronariana (DAC) é uma patologia que se caracteriza pela progressão de placa aterosclerótica em artérias epicárdicas, assumindo formas obstrutivas e não obstrutivas. O curso natural da doença pode assumir períodos de estabilidade, ainda que com progressão silenciosa da aterosclerose, bem como períodos caracterizados por eventos aterotrombóticos agudos secundários a uma ruptura ou erosão da placa aterosclerótica.

Atualmente, devido à dinâmica de apresentações, a DAC pode ser classificada em síndromes coronarianas crônicas (SCC) e síndromes coronarianas agudas (SCA).

As SCC possuem um amplo espectro de apresentações clínicas, passando por pacientes com suspeita de DAC por sintomas de angina estável e/ou dispneia até disfunção ventricular esquerda e clínica de insuficiência cardíaca em pacientes com diagnóstico prévio de DAC. Pacientes que apresentaram uma SCA, revascularizados ou não, com mais de 12 meses do evento coronariano agudo também são classificados no espectro das SCC.

Diagnóstico

Uma anamnese minuciosa é a base para um diagnóstico correto de angina. A história clínica deve compreender a especificação da dor (localização, caráter, duração, relação com o exercício, fatores desencadeantes e de melhora) e sintomas associados. A partir de tais características, criou-se uma tradicional classificação de dor torácica que se divide em "angina típica", "angina atípica" e "dor não anginosa". Levam-se em consideração 3 características da dor: desconforto em aperto em região retroesternal, pescoço, mandíbula, ombro ou membro superior; precipitada por esforço físico, aliviada ao repouso ou pelo uso de nitratos dentro de 5 minutos. A angina típica possui as 3 características, enquanto a angina atípica possui 2 das 3 e dor não anginosa pode possuir até 1 das características citadas.

Após o diagnóstico de angina estabelecido, deve-se avaliar a severidade da dor de acordo com a classificação da Sociedade Cardiovascular Canadense (CCS), que gradua de 1 a 4, baseando-se na intensidade do esforço necessário para desencadear a dor.

→ CCS I – Angina somente com esforços extenuantes

→ CCS II – Angina com esforços moderados

→ CCS III – Angina aos pequenos esforços

→ CCS IV – Angina em repouso

Exame físico direcionado, exames laboratoriais e exames complementares (iniciando-se com eletrocardiograma de 12 derivações

– ECG) também fazem parte da investigação das SCC. Estimativas de probabilidade pré-teste de DAC obstrutiva norteiam as possibilidades de métodos diagnósticos a serem utilizados na propedêutica armada.

A estratificação se baseia em métodos funcionais (Teste ergométrico, Ecocardiograma de estresse, Cintilografia do miocárdio em estresse e repouso, Ressonância Magnética cardíaca com pesquisa de isquemia) e métodos anatômicos (Angiotomografia de Coronárias, Cineangiocoronariografia). Ambas as estratégias se mostram adequadas para investigação inicial de uma dor anginosa, porém o padrão-ouro ainda é a realização de cateterismo cardíaco (Cineangiocoronariografia) com a evidência de lesões obstrutivas.

Dado o caráter crônico e a apresentação estável da patologia, a investigação de DAC é realizada de forma ambulatorial, sem necessidade de referenciar o paciente a uma unidade de pronto-atendimento.

Tratamento

A dinâmica terapêutica das SCC se baseia no seguinte tripé: tratamento não farmacológico, tratamento medicamentoso e tratamento invasivo de revascularização.

Além das fortes evidências do benefício do controle dos fatores de risco cardiovascular (compreendendo comorbidades como hipertensão arterial sistêmica, *diabetes mellitus*, doença renal crônica e dislipidemia), as modificações do estilo de vida se fazem necessárias. Cessação do tabagismo, etilismo e drogadição, perda de peso, exercício físico baseado em reabilitação cardíaca, alimentação balanceada e vacinação para Influenza são recomendações formais de tratamento não farmacológico com impacto na progressão da doença e na qualidade de vida dos pacientes.

A terapêutica medicamentosa divide-se entre medicações anti-isquêmicas e drogas modificadoras de eventos.

As medicações anti-isquêmicas objetivam um controle sintomático satisfatório com o mínimo de efeitos colaterais possíveis. Compreendendo uma ampla gama de antianginosos, deve-se escolher aquele que mais se assemelha ao perfil clínico do paciente levando-se em consideração outras indicações para o uso da medicação. Betabloqueadores e bloqueadores de canal de cálcio são considerados antianginosos de primeira linha, enquanto nitratos de ação prolongada, ivabradina, trimetazidina, ranolazina e nicorandil devem ser utilizados em associação quando o controle sintomático com as medicações de primeira linha não é efetivo ou em substituição a essas quando há alguma contraindicação ou intolerância ao uso.

A terapia modificadora de eventos compreende diversas medicações, com cada categoria com uma recomendação específica. Antiplaquetários (AAS e inibidores $P2Y_{12}$) e anticoagulante oral (rivaroxabana em "dose vascular" associada à aspirina) são indicados com o objetivo de redução de risco trombótico. Estatinas e outros hipolipemiantes objetivam o controle de dislipidemia além de, no caso das estatinas, estabelecerem uma relativa estabilização da placa aterosclerótica por efeito pleiotrópico. Bloqueadores do sistema renina-angiotensina-aldosterona também são utilizados nesta população de pacientes a fim de reduzir desfechos clínicos, inclusive mortalidade a longo prazo.

O tratamento invasivo é reservado para pacientes muito sintomáticos a despeito do tratamento anti-anginoso ou para um perfil de pacientes cujo benefício da revascularização é prognóstico, destacando-se pacientes com lesão de tronco de coronária esquerda > 50%, pacientes bi ou triarteriais com disfunção ventricular ≤ 35%, pacientes com lesão proximal em artéria descendente anterior > 50%

(e documentação de isquemia neste território), artéria derradeira com lesão > 50% (e documentação de isquemia neste território). A indicação prognóstica por área isquêmica > 10% em exame funcional atualmente é questionada a partir dos resultados do estudo ISCHEMIA, devendo ser revista em diretrizes subsequentes.

→ SÍNDROME CORONARIANA AGUDA SEM SUPRADESNIVELAMENTO DO SEGMENTO ST (SCASS-ST)

Classificação

As SCASS-ST englobam duas entidades com apresentação clínica e alterações eletrocardiográficas semelhantes que são a Angina Instável (AI) e o Infarto Agudo do Miocárdio Sem Supradesnivelamento do Segmento ST (IAMSS-ST), sendo a diferença entre elas a necrose miocárdica com elevação de troponina que ocorre somente no infarto.

O desenvolvimento de troponinas de alta sensibilidade levou a uma maior detecção de injúria miocárdica, contribuindo para maior diagnóstico de IAMSS-ST e menor incidência de AI.

Segundo a Quarta Definição Universal de Infarto, o termo IAM deve ser usado quando houver lesão aguda do miocárdio com evidência clínica de isquemia aguda e detecção de aumento e/ou queda dos valores de troponina com pelo menos um valor acima do percentil 99 e pelo menos um dos seguintes fatores: sintomas de isquemia miocárdica, novas alterações isquêmicas no ECG, desenvolvimento de ondas Q patológicas, evidência de imagem de nova perda de miocárdio viável ou nova anormalidade de movimento da parede regional em um padrão consistente com etiologia isquêmica, identificação de um trombo coronário por angiografia ou autópsia.

Fisiopatologia

As SCASS-ST são decorrentes da redução súbita do fluxo coronariano, culminando em isquemia miocárdica sem oclusão total da artéria epicárdica. São vários os mecanismos responsáveis por este processo, dividindo-se em tipos 1 e 2. O tipo 1 caracteriza-se pela ruptura ou erosão da placa aterosclerótica com instabilização da mesma e formação de um trombo não oclusivo. O tipo 2 possui um espectro variável, compreendendo desbalanço entre oferta e consumo de oxigênio pelo miocárdio decorrentes de eventos como sepse, anemia, hipertireoidismo, taquiarritmias, bradiarritmias e até obstrução dinâmica do fluxo sanguíneo epicárdico secundária a espasmo coronariano (angina de Prinzmetal).

O termo infarto agudo do miocárdio sem lesão coronariana obstrutiva (MINOCA) se aplica aos casos em que o quadro clínico é compatível com IAM pela Quarta Definição Universal de Infarto, porém sem evidência de obstrução coronariana maior que 50% do lúmen durante a realização de cineangiocoronariografia. Esta condição corresponde a aproximadamente 5%-6% dos pacientes com IAM submetidos à cineangiocoronariografia.

Diagnóstico

O diagnóstico de SCA é baseado em características clínicas, eletrocardiográficas e na dosagem de biomarcadores de necrose miocárdica, preferencialmente troponina de alta sensibilidade. Deve-se definir a dor anginosa e também caracterizar aspectos que sugerem um evento instável, tais como: angina prolongada em repouso > 20 minutos, angina de início recente CCS II ou III iniciada nos últimos 2 meses, piora recente de angina estável preexistente (angina em crescendo), angina pós-infarto.

Apesar do exame físico não afastar ou confirmar o diagnóstico de SCA, ele tem papel importante na identificação de complicações da SCA bem como na exclusão de diagnóstico diferenciais. Alguns achados de mau prognóstico são: sopro novo em área mitral, estertores pulmonares, hipotensão, presença de terceira bulha cardíaca, bradi ou taquiarritmias. Assimetria de pulso e pressão arterial bem como sopro aspirativo em área aórtica podem estar relacionados à dissecção aguda de aorta, uma condição de alta gravidade e que é diagnóstico diferencial de SCA.

O eletrocardiograma (ECG) de 12 derivações é o principal exame complementar na avaliação de pacientes com suspeita de SCA, devendo ser realizado em até 10 minutos da admissão hospitalar ou do início dos sintomas em pacientes já internados. Sabe-se que até 10% dos pacientes com SCA podem apresentar um ECG absolutamente normal à admissão. ECG seriados aumentam a acurácia diagnóstica, devendo ser repetidos a cada 15-30 minutos em pacientes que persistem com dor torácica e pelo menos 1 hora após a admissão. As alterações eletrocardiográficas mais associadas às SCA são: infra ST > 0,5 mm (sem diagnóstico diferencial óbvio como padrão de *strain* ventricular ou miocardiopatia hipertrófica), onda T *plus minus* > 1mm em pelo menos uma derivação anterior (padrão de Wellens), inversão profunda de onda T > 2 mm, alteração dinâmica do ECG (depressão ou elevação do ST ou inversões da onda T durante episódio doloroso que se resolvem pelo menos parcialmente quando os sintomas são aliviados).

Os biomarcadores de necrose miocárdica são essenciais para o diagnóstico de infarto e se correlacionam com o prognóstico dos pacientes. A troponina de alta sensibilidade (US-cTn) é o biomarcador de escolha e deve ser dosada na chegada do paciente à unidade de atendimento e repetida entre 1 e 3 horas da primeira coleta. A preferência da troponina frente a outros marcadores como creatinoquinase (CK), mioglobina e creatinoquinase MB (CK-MB) se deve a sua maior sensibilidade e especificidade. Estudos multicêntricos confirmaram que as troponinas ultrassensíveis possibilitam confirmar ou descartar precocemente IAM quando comparado com as amostras convencionais de troponina. Vale ressaltar que além do IAM, outras condições cursam com injúria miocárdica e podem aumentar o nível sérico dos biomarcadores sendo as principais miocardite, insuficiência cardíaca, tromboembolismo pulmonar, lesão renal aguda, doença renal crônica, rabdomiólise, arritmias, sepse.

Estratificação de risco

O desenvolvimento de escores objetiva predizer o risco de morte ou o risco combinado de morte e infarto. Os escores de risco TIMI e GRACE apresentam excelente acurácia para avaliar risco de eventos adversos e mortalidade. O escore HEART avalia o risco de um evento cardíaco (IAM, necessidade de revascularização ou morte) ocorrer em 6 semanas após sua apresentação inicial em pacientes atendidos com dor torácica, com aplicação fundamental na tomada de decisão em pacientes com suspeita de SCA definindo admissão ou alta hospitalar.

Segue abaixo o fluxograma diagnóstico proposto pela Sociedade brasileira de Cardiologia em sua última diretriz sobre SCAS-ST (Figura 1).

SÍNDROMES CORONARIANAS CRÔNICAS E AGUDAS

Figura 1. Fluxograma diagnóstico de SCA.

```
                    Paciente com dor torácica aguda: SCA Suspeita
                                        │
                HISTÓRIA CLÍNICA/EXAME FÍSICO/ECG <10MIN/TROPONINA/ESCORE HEART
```

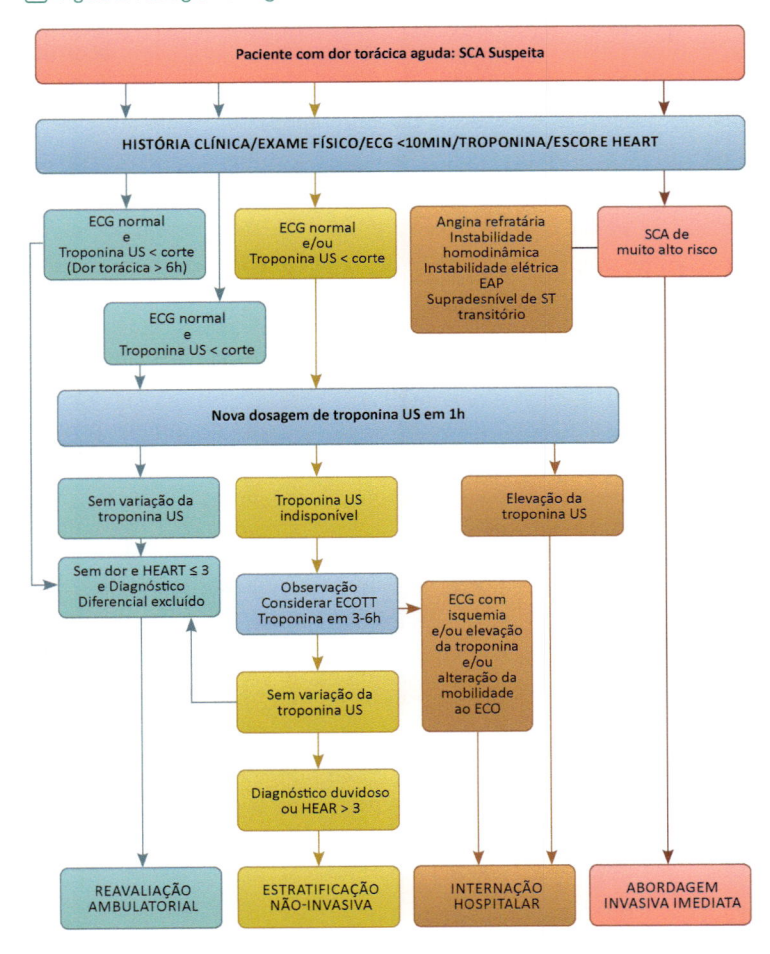

- **ECG normal e Troponina US < corte (Dor torácica > 6h)**
- **ECG normal e/ou Troponina US < corte**
  - ECG normal e Troponina US < corte
- **Angina refratária / Instabilidade homodinâmica / Instabilidade elétrica / EAP / Supradesnível de ST transitório**
- **SCA de muito alto risco**

Nova dosagem de troponina US em 1h

- Sem variação da troponina US
- Troponina US indisponível
- Elevação da troponina US

- Sem dor e HEART ≤ 3 e Diagnóstico Diferencial excluído
- Observação / Considerar ECOTT / Troponina em 3-6h
- ECG com isquemia e/ou elevação da troponina e/ou alteração da mobilidade ao ECO

- Sem variação da troponina US
- Diagnóstico duvidoso ou HEAR > 3

REAVALIAÇÃO AMBULATORIAL | **ESTRATIFICAÇÃO NÃO-INVASIVA** | **INTERNAÇÃO HOSPITALAR** | **ABORDAGEM INVASIVA IMEDIATA**

Adaptado de Nicolau JC, Feitosa-Filho G, Petriz JL, Furtado RHM, Précoma DB, Lemke W, et al. Diretrizes da Sociedade Brasileira de Cardiologia sobre Angina Instável e Infarto Agudo do Miocárdio sem Supradesnível do Segmento ST-2021. Arq Bras Cardiol 2021.

Tratamento inicial

Tendo em vista o agravamento da isquemia e de lesão miocárdica secundária à hipoxemia, é imperativa a suplementação de oxigênio quando a $SaO_2 \leq 90\%$ ou o paciente apresenta sinais clínicos de desconforto respiratório. Deve-se considerar ainda que a hiperóxia é uma condição deletéria que pode levar a vasoconstrição sistêmica e deve ser evitada; além disso alguns pacientes podem ter metas especiais de saturação periférica de oxigênio como os portadores de doença pulmonar obstrutiva crônica (DPOC).

A terapia antianginosa compreende a administração de nitratos e betabloqueadores desde que não existam contraindicações como hipotensão e sinais de choque cardiogênico, mesmo que incipientes. O sulfato de morfina pode ser administrado para os casos refratários ou com contraindicação a betabloqueadores e nitratos.

O benefício da administração de nitratos está reservado ao controle de sintomas anginosos, sem impacto em desfecho clínico. A via de administração pode ser sublingual, oral e endovenosa, sendo a sublingual a de primeira escolha. A via endovenosa é mais efetiva que a via oral na redução de sintomas e regressão do infradesnivelamento ST no ECG. É contraindicação ao uso de nitratos a pressão arterial sistólica < 90 mmHg e o uso recente de sildenafil (< 24 h), tadalafil ou vardenafil (< 48h) pelo risco de hipotensão extrema secundária a vasodilatação.

Tratamento específico

◼ Figura 2. Fluxograma terapia antitrombótica inicial nas síndromes coronarianas agudas sem supradesnivelamento do segmento ST.

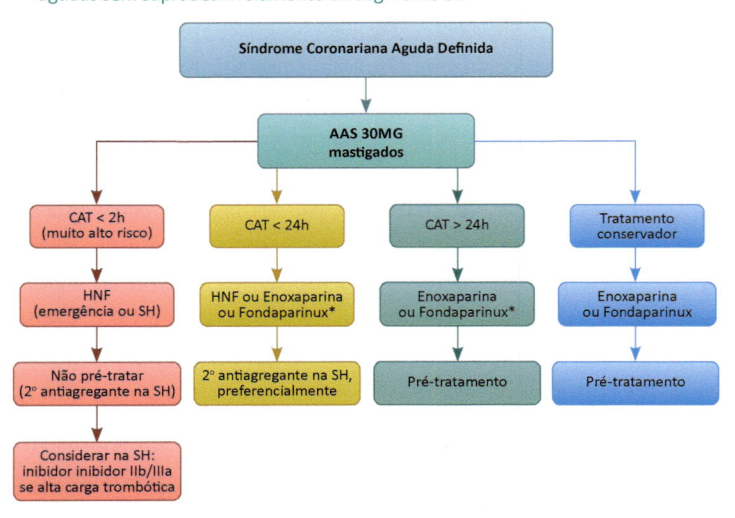

```
                    Síndrome Coronariana Aguda Definida
                                    │
                              AAS 30MG
                              mastigados
    ┌───────────────┬─────────────────┬──────────────────┬──────────────────┐
  CAT < 2h        CAT < 24h        CAT > 24h        Tratamento
(muito alto risco)                                  conservador
    │               │                │                    │
   HNF          HNF ou Enoxaparina  Enoxaparina       Enoxaparina
(emergência ou SH) ou Fondaparinux* ou Fondaparinux*  ou Fondaparinux
    │               │                │                    │
Não pré-tratar   2° antiagregante   Pré-tratamento   Pré-tratamento
(2° antiagregante na SH, 
na SH)           preferencialmente
    │
Considerar na SH:
inibidor inibidor IIb/IIIa
se alta carga trombótica
```

Pré-tratamento (anatomia desconhecida):
- Ticagrelor 180mg
- Clopidogrel 600mg (se ICP)
- Clopidogrel 300mg (se tratamento conservador)

2° antiagregante na sala:
- Prasugrel 60mg (se ICP)
- Ticagrelor 180mg
- Clopidogrel 600mg (se ICP)
- Clopidogrel 300mg (se tratamento conservador)

Prasugrel contra-indicação AVC prévio
Ticagrelor: cautela em pacientes com bloqueios atrioventriculares e bradicardia

Antigoagulantes:
- Enoxaparina 1mg/kg 12/12h
  - 75% da dose em idosos (> 75 anos)
  - 1 mg/kg 24/24h caso clearance < 30ml/mm
- Heparina não fracionada: 70Ui/kg (bolus) + infusão (12-15Ui/kg/h) - alvo PTT 1,5 a 2,5
- Fondaparinux: 2,5mg SC 24/24h

* Dose adicional de HNF na SH caso opção por fondaparinux 85Ui/kg ou 60 Ui/kg se uso de iCPIIb/IIIa

CAT: Cateterismo; HNF: Heparina não fracionada; SH: sala de hemodinâmica. Adaptado de Nicolau JC, Feitosa-Filho G, Petriz JL, Furtado RHM, Précoma DB, Lemke W, et al. Diretrizes da Sociedade Brasileira de Cardiologia sobre Angina Instável e Infarto Agudo do Miocárdio sem Supradesnível do Segmento ST-2021. Arq Bras Cardiol 2021.

Os betabloqueadores reduzem a frequência cardíaca, pressão arterial e contratilidade miocárdica levando a redução do consumo de oxigênio pelos cardiomiócitos. A evidência de benefício clínico dessa classe nos pacientes com SCASS-ST é extrapolada dos estudos de SCA com supradesnivelamento do segmento ST. Sua administração endovenosa deve ser evitada pelo aumento da incidência de choque cardiogênico como demonstrado no estudo COMMIT. Em pacientes que se apresentam com sinais de descompensação aguda de insuficiência cardíaca por disfunção ventricular e hipervolemia está contraindicado o uso dos betabloqueadores assim como nos pacientes com vasoespasmo secundário ao uso de cocaína ou na vigência de broncoespasmo. No caso de pacientes asmáticos e DPOC compensados, os betabloqueadores podem ser utilizados dando-se preferência aos beta-1 seletivos.

O pilar do tratamento das SCASS-ST se baseia em terapia antiplaquetária, terapia anticoagulante e definição da precocidade da estratégia invasiva. A aspirina deve ser administrada o mais breve possível, enquanto o segundo antiplaquetário preferencialmente deve ser administrado no laboratório de hemodinâmica após o conhecimento da anatomia e definição pela intervenção coronariana percutânea nos pacientes que são estratificados nas primeiras 24 horas do diagnóstico da SCASS-ST (Figura 2).

A prescrição de aspirina por via oral deve ser feita para todos os pacientes diagnosticados com SCA, exceto nos casos de evento adverso grave conhecido. A dose de ataque de AAS é de 150 a 300 mg, seguido de manutenção de 75 a 100 mg a cada 24 horas indefinidamente após o evento agudo.

Os inibidores do receptor $P2Y_{12}$ correspondem ao segundo antiplaquetário a ser administrado na dupla terapia. Prasugrel e Clopidogrel são derivados tienopiridínicos e antagonistas da ativação plaquetária mediada pelo difosfato de adenosina (ADP) e bloqueiam de maneira reversível o receptor $P2Y_{12}$ plaquetário. Já o ticagrelor não é um tienopiridínico, sendo um derivado da ciclopentiltriazolopirimidina que também realiza inibição reversível do receptor $P2Y_{12}$.

Atualmente há uma preferência pelo prasugrel e ticagrelor sobre o clopidogrel, tendo em vista que são inibidores plaquetários mais potentes, com início de ação mais rápido e também por não existir resistência a inibição plaquetária com essas duas drogas, fenômeno descrito com o clopidogrel.

O prasugrel somente deve ser prescrito para pacientes com anatomia conhecida e que serão tratados com intervenção coronariana percutânea (ICP) após estratificação invasiva. Sua dose de ataque é de 60 mg por via oral, com dose de manutenção de 10 mg a cada 24 horas. Em pacientes de baixo peso (< 60 kg) ou idosos maiores a 75 anos, a dose de manutenção deverá ser 5 mg a cada 24 horas. Esta medicação é contraindicada em pacientes com AVC prévio ou em uso de anticoagulação oral.

O ticagrelor possui dose de ataque de 180 mg por via oral, seguido de dose de manutenção de 90 mg a cada 12 horas. Possui descrição de dispneia transitória e bradicardia como efeitos colaterais. Conforme resultado do estudo PLATO, o ticagrelor quando comparado ao clopidogrel reduziu desfecho composto por óbito cardiovascular, IAM não fatal e AVC não fatal, além da redução de morte e IAM isolados sem que houvesse aumento significante de sangramentos maiores. Dessa forma, é a primeira opção para pacientes com idade > 75 anos, com AVC prévio ou peso < 60 kg. É contraindicado quando em uso de anticoagulação oral.

O clopidogrel, mais antigo inibidor do receptor $P2Y_{12}$ administrado como segundo antiplaquetário em associação à aspirina, atualmente é reservado como opção ao prasugrel ou ticagrelor nos casos de indisponibilidade destas medicações ou contraindicações ao seu uso. Sua dose de ataque é de 300 a 600 mg por via oral, seguida de manutenção de 75 mg a cada 24 horas.

A dupla terapia é a escolha padrão do tratamento antiplaquetário, porém em casos selecionados com alto risco trombótico (elevada carga trombótica, falhas de reperfusão, embolia distal) e com risco hemorrágico não elevado, um terceiro antiagregante plaquetário da classe de inibidores da glicoproteína IIb/IIIa (abciximab ou tirofiban) pode ser administrado por via endovenosa na sala de hemodinâmica.

A terapia anticoagulante deve ser aplicada a todos os pacientes que não apresentem contraindicação absoluta, sendo a escolha do anticoagulante (heparinas de baixo peso molecular, heparina não fracionada) decorrente da definição da estratégia de estratificação. A estratificação invasiva e sua precocidade deve considerar a gravidade da síndrome coronariana e suas potenciais complicações.

Em uma estratégia invasiva ultra precoce (cateterismo < 2 horas após diagnóstico), a anticoagulação deve ser reservada à sala de hemodinâmica, com administração de heparina não fracionada no momento do procedimento evitando-se a utilização de enoxaparina ou fondaparinux no momento do diagnóstico.

Quando optado por uma estratégia invasiva precoce (cateterismo entre 2-24 horas após diagnóstico), deve-se individualizar a estratégia de acordo com o momento da realização do cateterismo. Pode-se administrar uma primeira dose de anticoagulante, preferencialmente enoxaparina, no momento do diagnóstico. Em caso de o cateterismo ser realizado no mesmo dia ou no dia seguinte pela manhã, a dose complementar do anticoagulante deve ser administrada pelo cardiologista intervencionista com heparina não fracionada via endovenosa com *bolus* único no caso de realizar angioplastia. Quando optado pela realização do cateterismo à tarde do dia seguinte ao diagnóstico de SCASS-ST, deve-se administrar a segunda dose de enoxaparina (12 horas após diagnóstico). É preferível aguardar 6 horas entre a dose de enoxaparina e a realização do cateterismo, evitando sobreposição precoce de heparinas, o que está relacionado ao aumento do risco de sangramento.

Em pacientes com estratégia conservadora inicial, preferir a administração de enoxaparina ou fondaparinux até o momento da alta ou até o cateterismo.

O objetivo da estratificação coronária invasiva após SCASS--ST é identificar lesões obstrutivas que estão relacionadas com recorrência de angina/infarto e morte. Nas SCASS-ST, o método preferencial de estratificação anatômica é a cineangiocoronariografia. Na eleição da via arterial a ser utilizada no procedimento, o acesso radial é preferível frente ao femoral, considerando a menor incidência de complicações hemorrágicas.

Após estratificação invasiva, a escolha da revascularização entre intervenção coronariana percutânea ou cirurgia de revascularização do miocárdio deve ser realizada considerando o perfil clínico do paciente, as comorbidades preexistentes, a anatomia coronariana e a complexidades das lesões obstrutivas.

◼ Figura 3. Momento da estratificação invasiva (adaptada de Diretrizes da Sociedade Brasileira de Cardiologia sobre Angina Instável e Infarto Agudo do Miocárdio sem Supradesnível do Segmento ST-2021. Arq Bras Cardiol 2021).

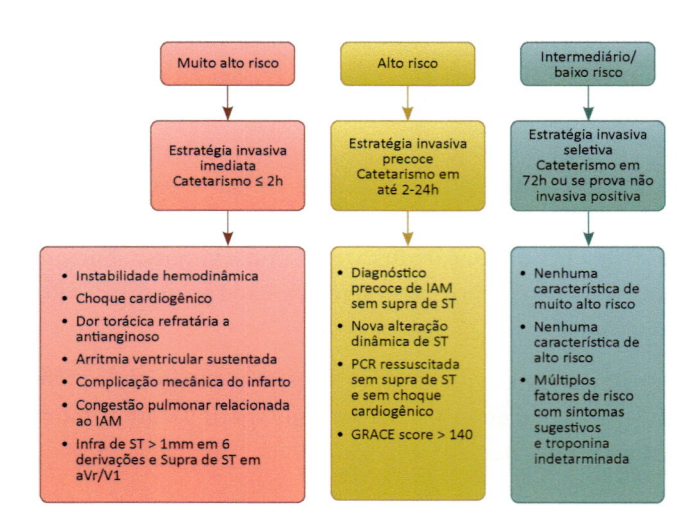

Muito alto risco
→ Estratégia invasiva imediata
Cateterismo ≤ 2h
- Instabilidade hemodinâmica
- Choque cardiogênico
- Dor torácica refratária a antianginoso
- Arritmia ventricular sustentada
- Complicação mecânica do infarto
- Congestão pulmonar relacionada ao IAM
- Infra de ST > 1mm em 6 derivações e Supra de ST em aVr/V1

Alto risco
→ Estratégia invasiva precoce
Cateterismo em até 2-24h
- Diagnóstico precoce de IAM sem supra de ST
- Nova alteração dinâmica de ST
- PCR ressuscitada sem supra de ST e sem choque cardiogênico
- GRACE score > 140

Intermediário/baixo risco
→ Estratégia invasiva seletiva
Cateterismo em 72h ou se prova não invasiva positiva
- Nenhuma característica de muito alto risco
- Nenhuma característica de alto risco
- Múltiplos fatores de risco com sintomas sugestivos e troponina indeterminada

Ao se optar pela realização de cirurgia de revascularização do miocárdio, deve-se atentar para a preferível suspensão dos antiplaquetários inibidores do receptor $P2Y_{12}$ antes do procedimento. Clopidogrel e ticagrelor devem ser suspensos 5 dias antes da cirurgia, enquanto que para o prasugrel este prazo é de 7 dias. A aspirina deve ser mantida indefinidamente e o tirofiban, quando utilizado como antiplaquetário adicional, deve ser suspenso 12 horas antes do procedimento.

Quando a opção de revascularização percutânea, além do tratamento da lesão culpada pelo evento agudo, objetiva-se tratar também as lesões residuais, podendo ser no mesmo momento ou ao longo da internação.

Em relação à definição da precocidade da estratificação invasiva, segue abaixo o fluxograma adaptado da mais recente diretriz brasileira de SCASS-ST (Figura 3).

SÍNDROME CORONARIANA AGUDA COM SUPRADESNIVELAMENTO DO SEGMENTO ST (SCACS-ST)

Diagnóstico

O diagnóstico de SCACS-ST é baseado em sintomas relacionados a isquemia miocárdica (dor torácica persistente) e no ECG de 12 derivações. A história prévia de doença coronariana crônica e a irradiação da dor para pescoço, mandíbula ou braço esquerdo são importantes evidências. Alguns pacientes apresentam sintomas atípicos como dispneia, náuseas e/ou vômitos, fadiga, palpitações ou síncope.

Recomenda-se a realização do ECG de 12 derivações o mais rápido possível em todos os pacientes com suspeita de SCACS-ST para facilitar o diagnóstico precoce e triagem. Devem ser repetidos os ECGs e comparados com registros anteriores em casos de ambiguidade ou ausência de evidências que sustentem a suspeita clínica de IAM no ECG.

Neste contexto clínico, a presença do supradesnivelamento do segmento ST é considerado sugestivo de doença coronariana aguda em curso quando apresenta elevação do segmento ST 2,5 mm em pelo menos duas derivações contíguas em homens < 40 anos, 2 mm em homens 40 anos ou 1,5 mm em mulheres nas derivações V2–V3 e/ou 1 mm em outras derivações na ausência de hipertrofia do ventrículo esquerdo ou bloqueio de ramo esquerdo (BRE).

Em pacientes com infarto de parede inferior é recomendado realizar as derivações precordiais direitas (V3R e V4R) para identificar infarto de ventrículo direito concomitante.

Merece atenção especial o infradesnivelamento do segmento ST nas derivações V1–V3, o que sugere isquemia miocárdica especialmente quando a onda T terminal é positiva. A confirmação se dá por elevação concomitante do segmento ST 0,5 mm registrado nas derivações V7–V9 e deve ser considerado como um meio para identificar infarto de parede posterior.

Na presença de BRE, é recomendável seguir algoritmos complexos para auxiliar no diagnóstico. A presença de supradesnivelamento concordante do segmento ST parece ser um dos melhores indicadores de IAM em curso com artéria ocluída. Isquemia transmural em pacientes com dor precordial e bloqueio de ramo direito (BRD) pode ser de mais difícil detecção levando a um pior prognóstico. Portanto, uma estratégia de angiografia coronária de emergência deve ser considerada quando ocorrerem sintomas isquêmicos persistentes na presença de BRD.

Tratamento

O tratamento consiste em antiplaquetários, anticoagulantes e uma estratégia de reperfusão coronariana, podendo ser medicamentosa ou invasiva.

A terapia antiplaquetária dupla é recomendada a todos os pacientes com SCACS-ST, sendo a associação entre aspirina e um inibidor do receptor $P2Y_{12}$ a opção atual de tratamento. A aspirina na dose de ataque de 200 a 300 mg, seguida da dose de 75 a 100 mg/dia como dose de manutenção deve ser mantida indefinidamente. A terapia antiplaquetária dupla deve ser mantida por 12 meses.

A classe de inibidores do receptor $P2Y_{12}$ compreende 3 medicamentos administrados por via oral: clopidogrel, prasugrel e ticagrelor.

O primeiro que foi estudado em associação à aspirina, o clopidogrel, deve ser utilizado na dose de ataque de 600 mg seguido de 75 mg/dia por um ano. Prasugrel (dose de ataque de 60 mg seguida de 10 mg uma vez ao dia) e ticagrelor (dose de ataque de 180 mg, seguida de 90 mg a cada 12 horas) mostraram-se superiores em relação ao clopidogrel em pacientes com SCA e devem ser utilizados preferencialmente nas SCACS-ST em que se realiza a intervenção coronariana percutânea (ICP) primária.

Em pacientes submetidos à terapia fibrinolítica, a terapia antiplaquetária dupla deve ser a associação entre aspirina e clopidogrel. A dose do clopidogrel, neste caso, deve ser menor que na estratégia invasiva com ICP, com ataque de 300 mg (exclusivo para pacientes menores de 75 anos), seguido de manutenção de 75 mg/dia.

A intervenção coronariana percutânea primária é a técnica de reperfusão preferida em pacientes com SCACS-ST com até 12 horas do início dos sintomas. Define-se como tempo porta-balão aquele que é compreendido entre a admissão do paciente e a realização da intervenção coronariana percutânea. Quando este tempo é superior a 90 minutos (ou superior a 120 minutos nos casos de não haver laboratório de hemodinâmica no serviço em que o paciente foi admitido, implicando transporte inter-hospitalar) é preferível a administração de terapia fibronolítica (estreptoquinase, alteplase ou tenecteplase). São contraindicações a esta terapia sangramento atual, história de doença cerebrovascular, neoplasia intracerebral, hipertensão arterial sistêmica (pressão arterial superior a 160/100 mmHg). O tempo ideal para início da infusão da terapia fibrinolítica é de até 30 minutos do primeiro contato médico do paciente.

Pacientes em choque cardiogênico devem ser submetidos a ICP primária, independentemente do tempo de evolução do infarto.

Dentre os fibrinolíticos, a estreptoquinase é utilizada na dose de 1.500.000 UI infundida em 30 a 60 minutos. A alteplase deve ser administrada na dose de 100 mg infundidos em 90 minutos, sendo 15 mg em bolus seguido de 0,75 mg/kg (máximo de 50 mg) em 30 minutos e então 0,50 mg/kg (máximo de 30 mg) em 60 minutos. A dose total não deve exceder 100 mg por aumentar a incidência de acidente vascular cerebral hemorrágico. A tenecteplase é utilizada ajustando-se a dose ao peso do paciente. Em pacientes com idade igual ou superior a 75 anos a dose deve ser reduzida em 50%.

A heparina não fracionada (HNF) na SCACS-ST está indicada em associação com a terapia fibrinolítica, na prevenção de trombose mural, nos pacientes não reperfundidos e na ICP primária. Deve ser sempre associada a alteplase e tenecteplase e mantida por 8 dias ou até a alta hospitalar. Nos pacientes com peso igual ou superior a 67 kg a HNF é administrada em *bolus* de 60 U/kg, máximo de 4.000 UI, seguido da infusão de 12 U/kg (máximo de 1.000 U/hora); nos pacientes abaixo desse peso administra-se um *bolus* de 3.000 UI com infusão inicial de 800 UI/h. A solução utilizada é de 495 mL de soro fisiológico acrescido de 5 mL de HNF (25.000 UI); assim, em cada 20 mL existem 1.000 U de heparina. Dosa-se o TTPa com 4 a 6 horas e 10 a 12 horas após o início da infusão. Se o TTPa com 4 a 6 horas atingir 100 segundos, deve-se desligar a heparina por 60 minutos e reinicia-se a infusão com um nível abaixo do anterior. O TTPa deve ser mantido entre 1,5 e 2 vezes o controle.

A heparina de baixo peso molecular, principalmente a enoxaparina, mostrou benefícios quando associada ao uso de fibrinolíticos. É utilizada a dose inicial em *bolus* de 30 mg por via endovenosa, seguida de 1 mg/Kg via subcutânea a cada 12 horas. Ajusta-se a dose para pacientes com idade igual ou superior a 75 anos para 0,75 mg/Kg a cada 12 horas, de manutenção. Os pacientes com clearance de creatinina igual ou inferior a 30 mL/minuto devem receber dose única diária de 1 mg/Kg.

O fondaparinux pode ser utilizado associado a fibrinolíticos e em pacientes com SCACS-ST não submetidos à reperfusão coronária. Em pacientes submetidos à ICP primária, seu uso não é recomendado por maior risco de trombo em cateter, sendo indicado o uso associado de HNF na dose de 85 U/kg no laboratório de hemodinâmica.

Os anticoagulantes devem ser mantidos até a revascularização miocárdica com cirurgia ou ICP ou até a alta hospitalar.

■ Figura 4. Fluxograma de abordagem da SCACS-ST (adaptada de *Guidelines for the management of acute myocardial infarction in patients presenting with ST-segment elevation*).

FLUXOGRAMA DE SÍNDROME CORONARIANA
COM SUPRADESNIVELAMENTO DE ST

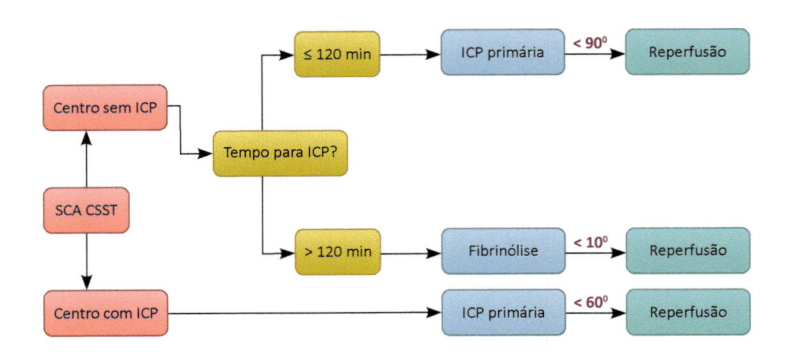

O uso rotineiro pré-hospitalar de inibidores da glicoproteína (GP) IIb/IIIa (abciximab, eptifibatide e tirofiban) antes da ICP primária não demonstrou benefício e aumenta o risco de sangramento em comparação com o uso rotineiro no laboratório de cateterismo. O uso de inibidores da GP IIb/IIIa como terapia de resgate no caso de evidência angiográfica de um grande trombo, refluxo lento e outras complicações trombóticas é razoável, embora essa estratégia não tenha sido testada em um estudo randomizado. No geral, não há evidências que recomendem o uso rotineiro de inibidores da GP IIb/IIIa para ICP primária.

O alívio da dor é de suma importância, pois ela está associada com a ativação simpática a qual causa vasoconstrição e aumenta a sobrecarga do coração. Morfina é a medicação de eleição, sendo utilizada na dose de 2 a 4 mg por via endovenosa a cada 5 a 15 minutos até o alívio da dor na dose máxima de 30 mg. Deve ser administrada com precaução em pacientes com infarto do ventrículo direito devido à diminuição do retorno venoso e ao risco de hipotensão grave, podendo levar esses pacientes ao choque cardiogênico.

O oxigênio é indicado em pacientes hipoxêmicos com saturação arterial de oxigênio ≤ a 90% ou nos que apresentam desconforto ventilatório.

Doses dos antiplaquetários

Medicação	Ataque	Manutenção
AAS	150 a 300 mg	75 mg a 100 mg por dia indefinidamente após o evento agudo
Prasugrel	60 mg	10 mg a cada 24 horas Ajuste de dose: 5 mg a cada 24 horas - baixo peso (< 60 kg) ou idosos (> 75 anos)
Ticagrelor	180 mg	90 mg a cada 12 horas
Clopidogrel	300 a 600 mg	75 mg/dia

Doses dos fibrinolíticos

Estreptoquinase	1.500.000 UI, EV, em 30-60 minutos
Alteplase (TPa)	15 mg, EV, em bolus 0,75 mg/kg, EV, em 30 minutos (máx. 50 mg) 0,5 mg/kg, EV, em 60 minutos (máx. 35 mg)
Tenecteplase (TNK)	Administrar em bolus único: • 30 mg, EV, se peso < 60 kg • 35 mg, EV, se peso 60-70 kg • 40 mg, EV, se peso 70-80 kg • 45 mg, EV, se peso 80-90 kg • 50 mg, EV, peso > 90 kg Recomendada redução de dose à metade em pacientes ≥ 75 anos

Doses das terapias anticoagulantes	
Enoxaparina	Em pacientes < 75 anos: 30 mg, EV, em bolus, seguido de 1 mg/kg, SC, 12/12 horas até a revascularização ou a alta hospitalar (no máximo 8 dias). Em pacientes > 75 anos: Sem bolus EV. Administrar 0,75 mg/kg, SC, 12/12 horas. Em pacientes com TFG < 30 mL/min/1.73 m², independentemente da idade, a dose deve ser 1 mg/kg, SC, a cada 24 horas.
Heparina Não-Fracionada	Ataque: 60 UI/kg, EV, em bolus (máx. 4000 UI) Manutenção: 12 UI/kg, EV, máx. 1000 UI/hora por 24-28 horas. Alvo de TTPA: 1,5-2,0 vezes o controle.
Fondaparinux	2,5 mg, EV, em bolus. 2,5 mg, SC, a cada 24 horas até a alta hospitalar ou durante 8 dias.

BIBLIOGRAFIA RECOMENDADA

1. Knuuti J, Wijns W, Saraste A, Capodanno D, Barbato E, Funck-Brentano C, et al. ESC Guidelines for the diagnosis and management of chronic coronary syndromes: The Task Force for the diagnosis and management of chronic coronary syndromes of the European Society of Cardiology (ESC). Eur Heart J 2020;41(3): 407–77.

2. Nicolau JC, Feitosa-Filho G, Petriz JL, Furtado RHM, Précoma DB, Lemke W, et al. Diretrizes da Sociedade Brasileira de Cardiologia sobre Angina Instável e Infarto Agudo do Miocárdio sem Supradesnível do Segmento ST-2021. Arq Bras Cardiol 2021.

3. Collet JP, Thiele H, Barbato E, Barthélémy O, Bauersachs J, Bhatt DL, et al. ESC Scientific Document Group. 2020 ESC Guidelines for the management of acute coronary syndromes in patients presenting without persistent ST- segment elevation. Eur Heart J 2020 Aug 29:ehaa575.

4. The Principal Investigators of CASS and Their Associates. The National Heart, Lung and Blood Institute Coronary Artery Surgery Study: historical background, design, methods, the registry, the randomized trial, clinical database. Circulation 1981;63 (suppl I):I-1-I-81.

5. Furtado RHM, Nicolau JC, Guo J, Im K, White JA, Sabatine MS, et al. Morphine and Cardiovascular Outcomes Among Patients With Non-ST-Segment Elevation Acute Coronary Syndromes Undergoing Coronary Angiography. J Am Coll Cardiol 2020 Jan 28;75(3):289-300.

6. Piegas LS, Timerman A, Feitosa GS, Nicolau JC, Mattos LAP, Andrade MD, et al. V Diretriz da Sociedade Brasileira de Cardiologia sobre Tratamento do Infarto Agudo do Miocárdio com Supradesnível do Segmento ST. Arq Bras Cardiol 2015.

7. Ibanez B, James S, Stefan Agewall S, Antunes MJ, Bucciarelli-Ducci C, Bueno H, et al. ESC Guidelines for the management of acute myocardial infarction in patients presenting with ST-segment elevation: The Task Force for the management of acute myocardial infarction in patients presenting with ST-segment elevation of the European Society of Cardiology (ESC). Eur Heart J 2018;39(2):119–77.

8. Feres F, Costa RA, Siqueira D, Costa Jr. JR, Chamié D, Staico R, Chaves J, et al. Diretriz da sociedade brasileira de cardiologia e da sociedade brasileira de hemodinâmica e cardiologia

intervencionista sobre intervenção coronária percutânea. Arq. Bras. Cardiol. 2017;109(1 suppl 1):1-81.

9. Thygesen K, Alpert JS, Jaffe AS, Chaitman BR, Bax JJ, Morrow DA, et al. Fourth universal definition of myocardial infarction (2018). Eur Heart J 2019;40(3):237-69.

10. Schüpke S, Neumann FJ, Menichelli M, Mayer K, Bernlochner I, Wöhrle J, et al. Ticagrelor or Prasugrel in Patients with Acute Coronary Syndromes N Engl J Med 2019 381(16):1524-34.

7

CHOQUE CARDIOGÊNICO

Caroline Nishimura ▪ *Diângelo de Alcântara* ▪ *Sérgio de Vasconcellos Baldisserotto*

INTRODUÇÃO

O choque cardiogênico (CC) é uma complicação cardiovascular de alta morbimortalidade. Trata-se de um estado de baixo débito cardíaco causado por um distúrbio miocárdico primário que resulta em sinais de hipoperfusão e hipóxia de [órgãos-alvo. Em geral, ocorre uma depressão da contratilidade miocárdica, resultando em débito cardíaco reduzido, hipotensão, isquemia coronária e consequentemente *hipoperfusão sistêmica*. O infarto agudo do miocárdio (IAM) é a principal causa de choque cardiogênico, correspondendo a cerca de 81% dos pacientes, assim como está associado a maior mortalidade em comparação com as demais etiologias.

Os estudos GUSTO I (*Global Utilization of Streptokinase and Tissue Plasminogen Activator for Occluded Coronary Arteries*) e SHOCK (*Should We Emergently Revascularize Occluded Coronaries for Cardiogenic Shock*) na década de 1990 demonstraram que cerca de 40% dos pacientes com CC sobreviveram à primeira internação. Entre 2007 e

2010, uma análise da NCDR-ACTION demonstrou que 2 de cada 3 pacientes sobreviveram à primeira internação, demonstrando uma melhora importante do desfecho a curto prazo. Em contrapartida, a taxa de reinternação dentro de 30 dias permanece próxima a 18,5% e a mortalidade em 6 e 12 meses após o evento permanece próxima a 50%, semelhante às últimas 2 décadas.

→ CONCEITO

O choque cardiogênico geralmente ocorre em pacientes com insuficiência cardíaca aguda (como IAM, miocardites agudas e valvopatias agudas) ou em portadores de insuficiência cardíaca crônica que evoluem com descompensação. As principais causas são:

- Infarto agudo do miocárdio.
- Infarto de ventrículo direito.
- Infarto de ventrículo esquerdo com > 40 % de perda de massa ventricular, ou < 40 % associado a arritmia ou vasodilatação.

Complicações mecânicas: ruptura do músculo papilífero, ruptura do septo interventricular, ruptura de parede livre.

Insuficiência cardíaca descompensada.

- Insuficiência cardíaca crônica descompensada.
- Insuficiência cardíaca aguda (primeira apresentação): cardiomiopatia dilatada, cardiomiopatia induzida por estresse (síndrome Takotsubo), doenças cardíacas associadas a gravidez, distúrbios endócrinos (hipo/hipertireoidismo, feocromocitoma).

Pós-cardiomiotomia (circulação extracorpórea prolongada).

Depressão miocárdica no cenário de choque séptico ou SIRS

Contusão miocárdica

> Valva nativa: estenose, regurgitação aguda, obstrução valvar.
>
> Prótese valvar: obstrução, deiscência.
>
> Elétricas:
> - Fibrilação atrial com alta resposta ventricular.
> - Taquicardia ventricular.
> - Bradicardias.
>
> Extracardíaco/Obstrutivo:
> - Tamponamento cardíaco
> - Constricção.
> - Embolia pulmonar.

→ FISIOPATOLOGIA

Em geral, ocorre uma depressão da contratilidade miocárdica importante, resultando em efeitos sistêmicos que levam a um ciclo vicioso caracterizado por débito cardíaco reduzido, baixa pressão arterial e isquemia coronariana, seguida por reduções adicionais na contratilidade.

Com a função miocárdica deprimida e a piora da perfusão periférica, ocorrem vários mecanismos compensatórios, incluindo ativação do sistema simpático com aumento das respostas cronotrópica e inotrópica, assim como aumento da retenção de sódio e água com consequente elevação da pré-carga. Em contrapartida, a lesão miocárdica induz a liberação de citocinas inflamatórias com potenciais efeitos vasodilatadores e inotrópico negativo, sendo os principais agentes o óxido nítrico, o fator de necrose tumoral e interleucinas.

A hipoperfusão sistêmica é decorrente do volume sistólico e compensação circulatória ineficazes. Tais alterações levam ao aumento do consumo de oxigênio pelos tecidos e contribuem para a persistência do processo.

QUADRO CLÍNICO

A apresentação clínica é caracterizada pela presença de hipotensão associada a sinais de hipoperfusão tecidual. São critérios diagnósticos:

- PAS < 90 mm Hg por mais de 30 minutos;
- Sinais de hipoperfusão tecidual: extremidades frias, tempo de enchimento capilar lentificado, cianose, oligúria, alteração do estado mental, hiperlactatemia, dispneia;
- Critérios hemodinâmicos: índice cardíaco baixo (< 2,2 L/min/m^2), pressão capilar pulmonar [PCWP] ≥ 15 mmHg.

O fenótipo do choque cardiogênico é variável, porém sempre estará presente o baixo índice cardíaco. Cerca de ⅔ dos pacientes se apresentam com o perfil frio e úmido, com elevada resistência vascular periférica [RVP] e elevada PCWP. Menos frequentemente, esses pacientes podem apresentar-se como euvolêmicos (frio e seco), com elevada RVP, porém PCWP normal.

DIAGNÓSTICO

Investigação inicial

O diagnóstico do choque cardiogênico é clínico, com sinais característicos do baixo débito cardíaco. Todo paciente deve ser inicialmente avaliado com eletrocardiograma, exames laboratoriais, radiografia de tórax e, preferencialmente, ecocardiograma.

Eletrocardiograma (ECG)

Ao diagnóstico de choque cardiogênico um ECG deve ser providenciado em até 10 minutos, e os achados devem ser divididos em 3 grupos: supradesnivelamento de ST, infradesnivelamento de ST e ST sem alterações.

Os achados mais precoces de IAM e de acometimento extenso incluem onda T ampla com curta duração e evolução rápida para supradesnivelamento de ST, sendo indicada terapia de reperfusão urgente. O bloqueio de ramo esquerdo deixou de ser indicação para realização de estratificação invasiva de urgência devido à sua baixa sensibilidade para o diagnóstico de IAM (próximo a 33%).

Pacientes que apresentam infradesnivelamento de ST ou inversão de onda T devem receber terapia farmacológica agressiva e realizar estratificação invasiva precoce. Caso haja infradesnivelamento em parede anterior ou septal (V1 a V4) é importante a exclusão de infarto de parede inferior através das derivações V4r, V5r e V6r.

Ausência de alterações em segmento ST não excluem o diagnóstico de IAM, uma vez que o ECG não contempla adequadamente paredes posterior e lateral. Em caso de alta suspeição, proceder com investigação complementar.

Avaliação laboratorial

A avaliação frequente de contagens de células sanguíneas, dosagem de eletrólitos, painel de gases e perfil metabólico permitem a investigação de lesões de órgãos alvo (incluindo função renal e hepática) e identificação de distúrbios que possam agravar o estado do paciente.

A diferença entre oferta e demanda de oxigênio resulta em uma baixa saturação venosa central, que pode ser avaliada através do cateter venoso central. Medições seriadas dos níveis de lactato e saturação venosa central de oxigênio podem ser úteis para monitorar temporariamente as respostas às intervenções terapêuticas.

O aumento de troponinas costuma se associar à extensão de acometimento do infarto podendo se encontrar em títulos baixos na admissão do paciente; desta forma é importante realizar quantificações seriadas e avaliar se há elevação gradual de seu valor. Em pacientes com supradesnivelamento de ST e valores baixos de troponina, a terapia de reperfusão não deve ser postergada.

A quantificação de peptídeo natriurético (N-terminal pró-BNP) possui papel na investigação complementar de pacientes com suspeita de descompensação de insuficiência cardíaca, assim como é um marcador de mau prognóstico.

Radiografia de tórax

É um exame limitado, porém fornece informações importantes como índice cardiotorácico, sinais de congestão, posição de dispositivos (marca-passo, cateteres) e pode dar indícios de diagnósticos diferenciais como: pneumotórax, derrame pericárdico, ruptura esofágica, derrame pleural.

Ultrassonografia

A ecocardiografia é uma técnica rápida e não invasiva de avaliação da função miocárdica que vem ganhando espaço na medicina prática nos últimos anos.

A técnica permite avaliação da função cardíaca global e segmentar do paciente, possuindo elevada sensibilidade (cerca de 93%), porém baixa especificidade no diagnóstico de síndrome coronariana aguda, uma vez que é frequente a presença de áreas de discinesia/acinesia por outras causas.

O exame permite ainda investigar diagnósticos diferenciais (pneumotórax hipertensivo, aneurisma, tamponamento cardíaco, ruptura de câmaras, doença valvar grave, entre outros) e avaliar o *status* hemodinâmico do paciente, servindo de parâmetro para guiar a terapêutica e reavaliações posteriores.

Uma limitação importante ao uso de ultrassonografia é a dependência à técnica do operador, sendo necessário conhecimento específico para uma avaliação adequada.

→ TRATAMENTO

Pacientes com suspeita de síndrome coronariana aguda devem ser submetidos a estratificação invasiva precoce seguida da terapia de revascularização adequada. Pacientes do estudo SHOCK que tiveram sucesso na realização de angioplastia percutânea apresentaram mortalidade próxima a 35%, em comparação, pacientes que não tiveram êxito no procedimento apresentaram mortalidade de 80%. O sucesso da angioplastia foi maior em pacientes que utilizaram *stent* metálico para reperfusão, 93%, em contrapartida, pacientes submetidos à angioplastia por balão tiveram uma taxa de sucesso de 67%.

A terapia antitrombótica com AAS e heparina é recomendada nos casos de síndrome coronariana aguda. A dupla antiagregação acaba sendo postergada nos casos de choque cardiogênico até que se realize a cineangiocoronariografia de emergência e se exclua a necessidade de cirurgia de revascularização miocárdica de urgência.

Medidas de suporte gerais

O aporte de oxigênio deve ser uma das primeiras medidas no manejo do paciente com choque. Deve-se ofertar oxigênio em pacientes hipoxêmicos com o objetivo de manter uma saturação de hemoglobina acima de 90%. A insuficiência respiratória ocorre com frequência nestes pacientes, devendo estes serem manejados com ventilação mecânica não invasiva ou invasiva, a fim de reduzir o trabalho respiratório, reduzindo o consumo de oxigênio e assim melhorando o aporte sistêmico.

Deve-se garantir uma monitorização hemodinâmica adequada com aferição invasiva da pressão arterial, acesso venoso central para administração de drogas bem como avaliação da pressão venosa central e saturação venosa central. E se disponível, o cateter de artéria pulmonar (Swan Ganz) é de grande valia no contexto de choque cardiogênico para escolha dos vasopressores, inotrópicos e cálculo das medidas como índice cardíaco e pressão capilar pulmonar.

Farmacoterapia

Os inotrópicos e vasopressores são a terapia de suporte inicial no paciente com choque cardiogênico. Os agentes de escolha vão depender do perfil de choque do paciente. Os inotrópicos aumentam a contratilidade cardíaca, sendo associados a uma maior ocorrência de arritmias e isquemia miocárdica devido ao aumento da frequência cardíaca e consequente incremento no consumo de oxigênio, então devem ser usados com cautela, principalmente se houver necessidade de uso em altas doses. Os vasopressores levam à vasoconstrição de artérias e/ou veias e são usados nos pacientes com hipotensão refratária, sendo a noradrenalina a primeira linha de tratamento. Os vasodilatadores têm atuação na pré e pós-carga, porém seu uso é limitado pela hipotensão arterial grave, devendo assim serem iniciados após estabilização hemodinâmica no manejo do paciente com insuficiência cardíaca.

Inotrópicos

→ **Dobutamina:** é um agonista β-adrenérgico que atua nos receptores β1-adrenérgicos aumentando a contratilidade miocárdica e ao nível do músculo liso, em receptores β2-adrenérgicos, causando vasodilatação. É indicada em pacientes com sinais de hipoperfusão periférica e congestão pulmonar. Em pacientes com IAM e insuficiência cardíaca, os efeitos da dobutamina são: aumento do débito cardíaco, diminuição da pressão capilar pulmonar e diminuição na resistência vascular sistêmica. Deve ser iniciada numa dose baixa de 2 a 5 mcg/Kg/min sendo aumentada de acordo com a resposta clínica e hemodinâmica. Os principais efeitos adversos incluem aumento da frequência cardíaca, taquiarritmias e isquemia miocárdica.

→ **Dopamina:** é um precursor natural da noradrenalina e adrenalina e seus efeitos são dose-dependentes. Em doses baixas (1 a 2 mcg/Kg/min) tem efeitos vasodilatadores ao se ligar a receptores dopaminérgicos, levando a um discreto aumento no débito cardíaco. Em doses mais elevadas (5 a 10 mcg/Kg/min) tem efeitos agonistas em receptores β1 e dopaminérgicos com consequente efeito inotrópico importante e discreto aumento da resistência vascular sistêmica. Em doses ainda mais elevadas (superiores a 10 mcg/Kg/min) apresenta um efeito agonista α1-adrenérgico causando vasoconstrição com importante aumento da resistência vascular sistêmica. Em pacientes com choque cardiogênico o uso da dopamina está associado a maior taxa de arritmias e mortalidade.

→ **Milrinona:** é um inibidor da fosfodiesterase-3 (PDE) que causa vasodilatação periférica e gera efeitos inotrópico e lusitrópico (aumenta a capacidade de relaxamento das fibras miocárdicas). Propõe-se que cause redução na pressão da artéria pulmonar, sendo indicado para pacientes com hipertensão pulmonar. A dose usual varia entre 0,125 e 0,75 mcg/Kg/min. Até o momento não há evidência de melhores desfechos quando comparada com a dobutamina.

→ **Levosimendan:** atua na inibição da fosfodiesterase sendo um sensibilizador de canais de cálcio; possui efeito semelhante à milrinona, aumentando o débito cardíaco e reduzindo as resistências vascular sistêmica e pulmonar. É uma droga de alto custo, relativamente nova, com poucos estudos e evidências escassas. Ainda não aprovada pelo FDA.

Vasopressores

→ **Noradrenalina:** possui atividade vasopressora através do estímulo aos receptores α1-adrenérgicos e, em menor escala, atividade inotrópica através do estímulo aos receptores β1-adrenérgicos apresentando as propriedades de aumento da pressão arterial e do fluxo sanguíneo coronariano. A dose usual para choque cardiogênico varia entre 0,05 e 0,4 mcg/Kg/min. Está associada a menor incidência de arritmias e efeitos colaterais, sendo a melhor escolha para a maioria dos pacientes.

→ **Adrenalina:** estimula os receptores α1, β1 e β2-adrenérgicos de modo que propicia aumento da contração miocárdica, vasoconstrição periférica e broncodilatação. Tem uma infusão usual de 0,01 a 0,5 mcg/Kg/min.

→ **Vasopressina:** atua nos receptores arginina vasopressina (V1, V2 e V3); sua principal ação leva à contração da musculatura lisa dos vasos com consequente aumento da resistência vascular periférica. A dose usual varia entre 0,02 e 0,04 U/min. Altera a permeabilidade da água nos túbulos renais causando redução da diurese e aumento da osmolaridade urinária; além disso incrementa a motilidade do trato gastrointestinal através de receptores V2.

Vasodilatadores

→ **Nitroglicerina:** é um venodilatador, atuando na diminuição da pressão de enchimento ventricular. A dose inicial é de 5-10 mcg/min até a dose de 200 mcg/min. Os efeitos colaterais incluem hipotensão e cefaleia.

→ Nitroprussiato de sódio: tem efeito vasodilatador arterial e venoso, reduzindo a resistência vascular sistêmica e pulmonar. A dose inicial é de 5-10 mcg/Kg/min, com dose máxima de 400 mcg/Kg/min. Os efeitos adversos são hipotensão, taquicardia reflexa e risco de toxicidade por tiocianato. Possui contraindicação relativa em pacientes com IAM por piora da isquemia e roubo coronariano.

Na forma mais prevalente de choque cardiogênico, o perfil frio e úmido, indica-se inicialmente o manejo da instabilidade hemodinâmica com noradrenalina. Concomitante deve-se avaliar o uso de agentes inotrópicos de acordo com a clínica do paciente (avaliar *status* cardíaco prévio, história de arritmias, uso de betabloqueadores, função renal, entre outros).

No paciente com perfil quente e úmido deve ser avaliado o *status* volêmico e a fluido-responsividade do mesmo, de modo que além da estabilização hemodinâmica com uso de drogas vasoativas e inotrópicos, pode ser que o paciente apresente melhora com a infusão de fluidos.

Fármaco	Dose inicial	Dose máxima usual
Dobutamina	2-5 mcg/Kg/min	20 mcg/Kg/min
Dopamina	Receptores dopaminérgicos: 1-2 mcg/Kg/min Receptores B1-adrenérgicos: 4-10 mcg/Kg/min Receptores alfa adrenérgicos: > 10 mcg/Kg/min	20 mcg/Kg/min
Milrinona	0,125 a 0,75 mcg/Kg/min	50 mcg/g/min?
Noradrenalina	0,05 a 0,4 mcg/Kg/min	1-3,3 mcg/Kg/min?
Adrenalina	0,01 a 0,5 mcg/Kg/min	0,5 mcg/Kg/min
Vasopressina	0,02 a 0,04 U/min	0,04 U/min

Suporte mecânico

A implantação de dispositivos de suporte circulatório mecânico é recomendada nos doentes que permanecem em choque após instituição de terapêutica inotrópica, vasopressora e otimização volêmica. Assim, a assistência circulatória pode ser vista como ponte para recuperação, transplante ou terapia de destino.

O balão intra-aórtico é um dispositivo de implante inflável que é posicionado na aorta descendente, geralmente por via femoral, e é programado para inflar e desinflar de acordo com o ciclo cardíaco, aumentando assim a pressão arterial diastólica e reduzindo a pós-carga do ventrículo esquerdo determinando aumento no débito cardíaco. As indicações são: choque cardiogênico por IAM, insuficiência mitral aguda e após circulação extracorpórea em pacientes com disfunção ventricular severa. Apesar de ser uma opção, o estudo IABP-SHOCK II mostrou que o balão intra-aórtico não reduziu a mortalidade em 30 dias ou em 12 meses.

Outro dispositivo de curta permanência é o TandemHeart (Cardiac Assist Inc.), que é um dispositivo de assistência ventricular esquerda o qual retira sangue oxigenado do átrio esquerdo e retorna ao sistema arterial por outro cateter, passando por uma bomba centrífuga externa, sendo capaz de fornecer um débito de até 5 L/min. Outra opção é o Impella (Abiomed), que consiste em uma bomba que tem sua porção distal colocada na cavidade do ventrículo esquerdo, e sua porção proximal, por onde é ejetado parte do débito, na aorta ascendente. Pode obter um fluxo de até 2,5 ou 5 L/min. Possui as mesmas indicações do balão intra-aórtico, com tempo de permanência máximo de 14 dias. Não se conseguiu demonstrar diferença de mortalidade em 30 dias ou 6 meses quando comparado o uso de Impella ou balão intra-aórtico.

A membrana de oxigenação extracorpórea veno-arterial (ECMO VA) é usada nos casos de grave disfunção cardíaca. Ela é capaz de oxigenar o sangue, remover gás carbônico e gerar fluxo sanguíneo utilizando uma bomba centrífuga. É o tratamento de ponte para implantação de outros dispositivos de assistência circulatória ou transplante cardíaco. Suas complicações incluem sangramento, isquemia de membros inferiores (se cânulas em femorais), trombose, embolia sistêmica, coagulação intravascular disseminada (CIVD), hemólise, trombocitopenia.

O transplante cardíaco é a opção de tratamento cirúrgico em pacientes com insuficiência cardíaca avançada e choque cardiogênico refratário.

BIBLIOGRAFIA RECOMENDADA

1. Harjola VP, Lassus J, Sionis A, et al. Clinical picture and risk prediction of short-term mortality in cardiogenic shock [published correction appears in Eur J Heart Fail. 2015 Sep;17(9):984]. Eur J Heart Fail. 2015;17(5):501-509.

2. Hochman JS, Sleeper LA, Godfrey E, et al. SHould we emergently revascularize Occluded Coronaries for cardiogenic shocK: an international randomized trial of emergency PTCA/CABG-trial design. The SHOCK Trial Study Group. Am Heart J. 1999;137(2):313-321.

3. Mahmoud AN, Elgendy IY, Mojadidi MK, et al. Prevalence, Causes, and Predictors of 30-Day Readmissions Following Hospitalization With Acute Myocardial Infarction Complicated By Cardiogenic Shock: Findings From the 2013-2014 National Readmissions Database. J Am Heart Assoc. 2018;7(6):e008235. Published 2018 Mar 23.

4. Vahdatpour C, Collins D, Goldberg S. Cardiogenic Shock. J Am Heart Assoc. 2019;8(8):e011991.

5. McGhie AL, Goldstein RA. Pathogenesis and management of acute heart failure and cardiogenic shock: role of inotropic therapy. Chest. 1992;102/5:626S---32S.

6. Behuria S, Yu J, Sidhu R, et al. Emergency room evaluation of patients with cardiac complaints and new left bundle branch block: The utility of the Sgarbossa and modified Sgarbossa criteria.. J Am Coll Cardiol. 2017 Mar, 69 (11_Supplement) 1270.

7. De Backer D, Biston P, Devriendt J, et al. Comparison of dopamine and norepinephrine in the treatment of shock. N Engl J Med. 2010;362(9):779-789.

8. Mathew R, Di Santo P, Jung RG, et al. Milrinone as Compared with Dobutamine in the Treatment of Cardiogenic Shock. N Engl J Med. 2021;385(6):516-525.

9. Thiele H, Zeymer U, Neumann FJ, et al. Intraaortic balloon support for myocardial infarction with cardiogenic shock. N Engl J Med. 2012;367(14):1287-1296.

10. Chera HH, Nagar M, Chang NL, et al. Overview of Impella and mechanical devices in cardiogenic shock. **Expert Rev Med Devices**. 2018;15(4):293-299. d

11. Ouweneel DM, Eriksen E, Sjauw KD, et al. Percutaneous Mechanical Circulatory Support Versus Intra-Aortic Balloon Pump in Cardiogenic Shock After Acute Myocardial Infarction. **J Am Coll Cardiol**. 2017;69(3):278-287.

12. Napp LC, Kühn C, Bauersachs J. ECMO in cardiac arrest and cardiogenic shock. ECMO bei Herz-Kreislauf-Stillstand und kardiogenem Schock. **Herz**. 2017;42(1):27-44.

13. Nakahira ES, Galas FRBG. Utilização de oxigenação por membrana extracorpórea (ECMO) no choque cardiogênico refratário: relato de caso e revisão da literatura. Rev. Med. (São Paulo) [Internet]. 30 de dezembro de 2016 [citado 28 de março de 2022];95(4):168-74.

14. van Diepen S, Katz JN, Albert NM, et al. Contemporary Management of Cardiogenic Shock: A Scientific Statement From the American Heart Association. Circulation. 2017;136(16):e232-e268.

8

INSUFICIÊNCIA CARDÍACA

Leonardo Röthlisberger ▪ *Bruna Schneider*

→ CONCEITOS BÁSICOS

A insuficiência cardíaca (IC) representa uma síndrome clínica complexa, marcada por alterações estruturais e/ou funcionais do coração, com prejuízo na performance miocárdica e elevação das pressões de enchimento intracavitárias e/ou redução do débito cardíaco. Atualmente, o termo "congestiva" não é mais encorajado, pois vários pacientes não apresentam hipervolemia no momento da avaliação. A demonstração de uma anormalidade cardíaca subjacente é fundamental para o diagnóstico.

Tradicionalmente, o parâmetro utilizado para distinção fenotípica da IC foi a fração de ejeção (FE), uma vez que os *trials* se basearam nesse critério e demonstraram superioridade terapêutica de certas abordagens em pacientes com FE < 40%.

O último *guideline* (2021) da Sociedade Europeia de Cardiologia (ESC) propõe a classificação da IC em 3 grupos, para fins diagnósticos e prognósticos:

→ IC com FE reduzida (ICFER) compreende os pacientes com FE menor que 40% e disfunção sistólica significativa.

→ IC com FE levemente reduzida inclui paciente com FE entre 41% e 49%, ou seja, redução moderada da função sistólica. Esses pacientes podem se beneficiar de terapia semelhante àquela empregada em pacientes com FE reduzida.

→ IC com FE preservada (ICFEP) apresenta FE maior que 50%, sem disfunção sistólica *per se*, mas com evidência de alterações estruturais e/ou funcionais e elevação dos peptídeos natriuréticos.

A IC aguda pode ser a primeira manifestação (início agudo) ou, mais frequentemente (50% a 70% dos casos), relacionado a descompensação de cardiopatia prévia (IC crônica descompensada).

Cerca de metade dos pacientes hospitalizados com IC aguda possuem FE preservada. Esses pacientes apresentam mortalidade intra-hospitalar menor do que aqueles com FE reduzida, porém as taxas de re-hospitalização e mortalidade a longo prazo são semelhantes (Tabela 1).

■ Tabela 1. Desfechos (%) em 5 anos.

	ICFER	IC com FE levemente reduzida	ICFEP
Mortalidade	75,3	75,7	75,7
Re-hospitalização	82,2	85,7	84
Re-hospitalização CV	63,9	63,3	58,9
Re-hospitalização por IC	48,5	45,2	40,5
Mortalidade / Readmissão	96,4	97,2	97,3

CV, cardiovascular; IC, insuficiência cardíaca.

As duas classificações mais utilizadas no seguimento dos pacientes portadores de IC incluem o estadiamento pela American College of Cardiology/American Heart Association (ACC/AHA) e classificação funcional da New York Heart Association (NYHA), conforme Tabela 2. Ambas fornecem dados prognósticos relevantes.

Tabela 2. Classificação funcional da New York Heart Association.

Classe I	Atividade física comum não provoca fadiga excessiva, dispneia ou palpitação.
Classe II	Atividade física comum provoca fadiga, dispneia, palpitações ou angina.
Classe III	Confortável em repouso; atividade física menor que a usual causa fadiga, dispneia, palpitações ou angina.
Classe IV	Sintomático em repouso; qualquer atividade física aumenta o desconforto.

ETIOLOGIA E EPIDEMIOLOGIA

A prevalência em adultos de IC sintomática é de cerca de 1%-2%, e estima-se que o risco de desenvolver IC seja de 1 a cada 5 indivíduos de 40 anos (dados da coorte de Framingham). Dados epidemiológicos mostram uma tendência de aumento no número de indivíduos vivendo com cardiopatia crônica por vários motivos: melhoria dos tratamentos das principais doenças, redução da incidência de morte súbita com a otimização terapêutica e envelhecimento populacional. A prevalência de disfunção ventricular aumenta significativamente com a idade (> 10% após 70 anos) e a re-hospitalização precoce após episódio de descompensação ocorre em até 30% dos casos.

A etiologia difere muito de acordo com várias regiões do mundo e características da população. No cenário crônico, a doença arterial coronariana e a hipertensão compreendem as principais causas.

A maioria dos pacientes com IC aguda apresenta cardiopatia conhecida ou uma lista de fatores de risco para IC – hipertensão arterial sistêmica, diabetes mellitus, insuficiência coronariana crônica, fibrilação atrial (FA) ou doença pulmonar subjacente. Uma parcela menos significativa apresenta IC *de novo*, sem história cardiovascular prévia (por exemplo miocardite aguda). Sexo feminino, idade avançada, obesidade, fibrilação atrial, doença pulmonar concomitante e doença renal são características mais frequentes no grupo sem disfunção sistólica marcada.

A Tabela 3 ilustra os principais precipitantes de IC tanto aguda como crônica agudizada.

■ Tabela 3. Principais precipitantes de IC.

Cardiovasculares	Síndromes coronarianas agudas, distúrbios de ritmo cardíaco, hipertensão não controlada, cardiomiopatias específicas
Causas mecânicas	Ruptura de músculo papilar com regurgitação mitral aguda, derrames pericárdicos grandes, disfunção valvar associada a endocardite
Pulmonares e sistêmicas	Tromboembolismo pulmonar, exacerbação de DPOC, infecções, eventos cerebrovasculares, lesão renal aguda, anormalidades endocrinológicas
Relacionados ao paciente	Má adesão terapêutica, elevado consumo de sódio, álcool ou drogas, uso recente de drogas nefro ou cardiotóxicas (AINEs, corticoide)

DPOC, doença pulmonar obstrutiva crônica; AINE, anti-inflamatório não esteroidal.

→ PRINCÍPIOS FISIOPATOLÓGICOS

O entendimento fisiopatológico e das interrelações entre os mecanismos de *shift* de fluídos (forças de Starling) e função miocárdica é fundamental para a compreensão dos mecanismos e da terapêutica da IC descompensada.

Na base fisiopatológica está a ativação do sistema adrenérgico e do sistema renina-angiotensina-aldosterona (SRAA), induzindo aumento da contratilidade cardíaca, retenção de sódio e líquidos e vasoconstrição periférica. A hipervolemia resultante provoca elevação das pressões de enchimento das câmaras cardíacas. Um conceito importante é a diferenciação de congestão clínica e hemodinâmica (aumento das pressões de enchimento sem expressão clínica). Estudos experimentais mostram o surgimento de edema pulmonar quando a pressão de oclusão da artéria pulmonar excede a pressão oncótica capilar pulmonar (aproximadamente 28 mmHg).

A congestão venosa contribui para o ciclo se perpetuar através de feedback positivo da ativação neuro-hormonal e do estiramento miocárdico sustentado, induzindo isquemia subendocárdica e remodelamento ventricular. Além da piora da disfunção cardíaca, tais alterações impactam de forma negativa na função renal (síndrome cardiorrenal). Em análise *post-hoc* do ESCAPE trial, a pressão atrial direita foi o único parâmetro hemodinâmico associado a disfunção renal.

Com o tempo, esses mecanismos resultam em mais disfunção cardíaca e de órgãos-alvo, aumentando a proliferação de fibroblastos, o estresse oxidativo e a deposição da matriz extracelular. Ademais, níveis elevados de citocinas inflamatórias induzidos pela ativação do sistema imune inato também estão envolvidos na progressão da IC.

Por último, a disfunção inotrópica cardíaca mais acentuada causa redução da pressão sistólica final e aumento da pressão diastólica final do VE, com comprometimento hemodinâmico e piora adicional da performance miocárdica pelo aumento da pré e pós-carga. A Figura 1 ilustra o resumo destas alterações.

■ Figura 1. Mecanismos fisiopatológicos da IC (adaptada de *Pathophysiology and clinical evaluation of acute heart failure*).

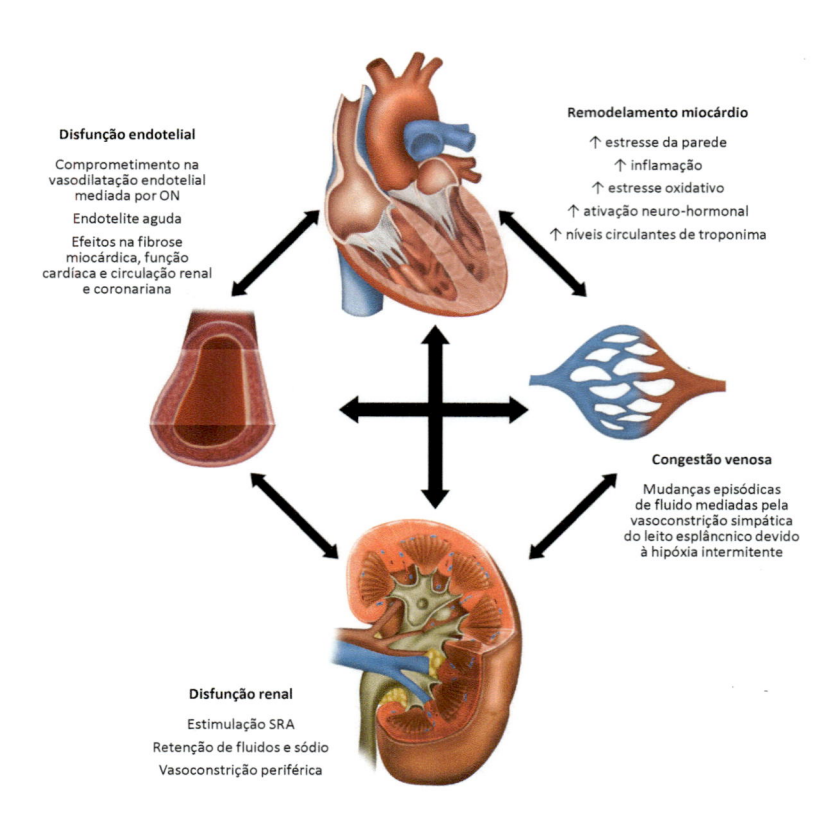

Disfunção endotelial

Comprometimento na vasodilatação endotelial mediada por ON
Endotelite aguda
Efeitos na fibrose miocárdica, função cardíaca e circulação renal e coronariana

Remodelamento miocárdio

↑ estresse da parede
↑ inflamação
↑ estresse oxidativo
↑ ativação neuro-hormonal
↑ níveis circulantes de troponima

Congestão venosa

Mudanças episódicas de fluido mediadas pela vasoconstrição simpática do leito esplâncnico devido à hipóxia intermitente

Disfunção renal

Estimulação SRA
Retenção de fluidos e sódio
Vasoconstrição periférica

Apresentação clínica e diagnóstico da IC

Para termos práticos, é interessante classificar as diversas apresentações de IC aguda de acordo com fenótipos e suas características predominantes. A Tabela 4 resume alguns dos sinais e sintomas típicos da IC e na Tabela 5, o resumo de suas apresentações clínicas. São elas:

1. **Descompensação de IC crônica:** esta corresponde a 70% dos casos com necessidade de admissão hospitalar. Apresenta evolução mais indolente, sendo a hipervolemia e elevação das pressões de enchimento suas características mais marcantes. Tipicamente os pacientes se apresentam com dispneia progressiva e sintomas e sinais clássicos de IC.

2. **IC com componente hipertensivo:** se caracteriza por evolução mais rápida e achados predominantes de congestão pulmonar. Esses pacientes tipicamente apresentam FE preservada, e são mais comumente mulheres e com pressão sistólica elevada na admissão.

3. **Edema pulmonar cardiogênico:** Uma das mais clássicas apresentações dos pacientes é o edema pulmonar agudo cardiogênico (também chamada de SCAPE – *sympathetic crashing acute pulmonary edema*), que se caracteriza por aumento súbito e expressivo da pós-carga, com redistribuição volêmica para os pulmões e hipertensão associada. Os pacientes apresentam dispneia severa de início súbito com deterioração clínica dramática. Comumente apresentam-se sudoréticos e com extremidades frias, o que reflete a vasoconstrição e tônus adrenérgico aumentado. Pacientes com edema pulmonar agudo cardiogênico podem estar euvolêmicos, pois o problema maior é o desvio de pressão

hidrostática para os pulmões. Hipertensão marcada é a regra e deve ser encarada como a causa da descompensação, não a consequência – daí a resposta dramática a vasodilatadores.

4. **Choque cardiogênico:** caracterizado por baixo débito cardíaco e hipoperfusão sistêmica com consequente disfunção orgânica. Alteração do estado mental, pele fria e pegajosa, tempo de enchimento capilar aumentado, pressão de pulso reduzida, azotemia e hiperlactatemia são achados comuns. Cerca de 8% dos pacientes com IC descompensada apresentam-se hipotensos. Tipicamente os pacientes apresentam disfunção sistólica severa e terminal. O choque cardiogênico também se apresenta como complicações de infartos agudos do miocárdio extensos – cerca de 5% dos casos.

5. **IC de alto débito:** reflete a minoria dos casos, e geralmente se apresenta com extremidades quentes, pressão de pulso elevada, taquicardia e congestão. Condições responsáveis por esse fenótipo incluem anemia severa, tireotoxicose, insuficiência hepática avançada, fístula arteriovenosa.

6. **IC direita:** manifestação da disfunção ventricular predominantemente direita, com insuficiência tricúspide e hipertensão pulmonar. Não há divisão de fenótipos da IC direita baseada em critério isolado. O diagnóstico é determinado por vários parâmetros de função ventricular, mais comumente ecocardiográficos: *fractional area change* (FAC), *tricuspid annular plane systolic excursion* (TAPSE), velocidade de onda S' do ânulo tricúspide, diâmetros intracavitários.

■ Tabela 4. Sintomas e sinais congestivos e de hipoperfusão na IC.

Sinais de congestão	Sinais de hipoperfusão sistêmica
Congestão pulmonar	Extremidades frias e pegajosas
Ortopneia, dispneia paroxística noturna	Tempo de enchimento capilar lentificado
Turgência jugular e refluxo hepatojugular	Rebaixamento do nível de consciência
Hepatomegalia congestiva	Tonturas e síncope
Edema periférico	Pressão de pulso reduzida
Ascite	*Pulsus alternans*
	Oligúrica e piora da função renal
	Hiperlactatemia
	Saturação venosa (central ou mista) reduzida
	Gradiente de CO^2 aumentado

■ Tabela 5. Classificação baseada na perfusão e sinais de congestão.

		Sinais de congestão	
		Não	Sim
Baixa perfusão no repouso	Não	A (quente e seco)	B (quente e úmido)
	Sim	L (frio e seco)	C (frio e úmido)

◼ Tabela 6. Apresentações clínicas de IC aguda.

Fenótipos de IC	Edema pulmonar agudo cardiogênico	IC crônica descompensada	Choque Cardiogênico
Evolução	Rápida, comumente em poucas horas.	Evolução subaguda	Variável
Quadro clínico	Dramático, paciente agudamente enfermo Quente e congesto.	Dispneia. Congestão severa e derrames cavitários podem causar hipoxemia grave. Quente e congesto ou frio e congesto.	Hipoperfusão sistêmica. Paciente agudamente enfermo.
Fisiopatologia	Pós-carga excessiva, com redistribuição de fluxo para pulmões e edema pulmonar agudo.	Hipervolemia e aumento das pressões intracavitárias	Disfunção sistólica do ventrículo esquerdo.
Anormalidades hemodinâmicas	Aumento da PDFVE e POAP DC normal PA normal ou elevada.	Aumento da PDFVE e POAP DC normal ou reduzido PA normal ou reduzida.	Aumento da PDFVE e POAP DC reduzido PA reduzida.
Terapia principal	Vasodilatadores VNI Diuréticos	Diurético Inotrópico Dispositivos de assistência ventricular.	Agentes inotrópicos/vasopressores Dispositivos de assistência ventricular Terapia renal substitutiva.

DC, débito cardíaco; PA, pressão arterial; PDFVE, pressão diastólica final do ventrículo esquerdo; POAP, pressão de oclusão da artéria pulmonar; VNI, ventilação não invasiva.

A classificação proposta com base nos critérios de perfusão e volemia (Tabela52) é útil e pode guiar a terapia que melhor beneficia cada subtipo de descompensação. Inicialmente, os pacientes devem ser classificados pela presença ou não de congestão e sinais de hipoperfusão tecidual. Pacientes que pertencem ao perfil C (congestos e frios) possuem o pior prognóstico, com elevada mortalidade em 30 dias.

→ EXAMES COMPLEMENTARES NA IC AGUDA

Os exames que devem ser solicitados na admissão incluem: ECG, radiografia de tórax, ultrassom *point-of-care* (POCUS), ecocardiograma transtorácico, peptídeos natriuréticos (BNP e pro-NT-BNP), função renal e eletrólitos, troponina, hemograma completo, TSH, D-dímero, procalcitonina (ou proteína C reativa se suspeita de infecção subjacente), lactato e gasometria. Tais exames buscam auxílio diagnóstico, definir a apresentação clínica e identificar fatores precipitantes reversíveis que tenham deflagrado ou estejam perpetuando a descompensação.

- → **ECG:** apresenta elevado valor preditivo negativo, pois raramente é normal da IC aguda. Fundamental para afastar infarto agudo do miocárdio com supradesnível do segmento ST e identificar arritmias cardíacas.

- → **Peptídeos natriuréticos:** são hormônios secretados em resposta ao estresse na parede ventricular ou atrial. O BNP e pro-NT-BNP são os mais estudados e recomendados para avaliação de pacientes com IC. Valores baixos praticamente excluem a IC como causa de dispneia pelo seu elevado valor preditivo negativo. No estudo *Breathing Not Properly*, valores de BNP acima de 100 pg/mL apresentaram sensibilidade de 90% e especificidade 76% para diagnóstico de IC como causa da dispneia. O ponto de corte recomendado para pacientes com FA foi 200 pg/mL. Para o NT-proBNP, os pontos de corte recomendados variam conforme a idade. Pacientes com menos de 50 anos, entre 50 e 75 anos e com mais de 75 anos apresentaram valores de corte de 450 pg/mL 900 pg/mL e 1800 pg/mL, respectivamente. Valores abaixo de 300 pg/mL afastam IC com valor preditivo negativo de 98% (Tabela 7). Portanto, deve-se ter em mente que valores elevados não necessariamente confirmam a IC como causa do quadro clínico, pois outras condições não cardíacas podem causar elevação.

→ **Cateter de artéria pulmonar:** pode ser considerado em casos específicos, como pacientes listados para transplante, dúvida quanto a etiologia do choque, choque cardiogênico refratário ou indicação de suporte circulatório mecânico.

→ **Ecocardiograma:** deve ser realizado na admissão em caso de instabilidade hemodinâmica e em todos os pacientes em algum momento da internação, principalmente na ausência de função ventricular conhecida. Auxilia na identificação de causas mecânicas para a descompensação através de dados como pressões de enchimento do VE (relação E/e'), função ventricular direita (FAC, TAPSE e diâmetro intracavitário) e esquerda (fração de ejeção, VTI – integral velocidade-tempo), função diastólica (relação E/A), pressões da artéria pulmonar (PSAP – pressão sistólica da artéria pulmonar), presença de derrame pericárdico e valvopatias. Além de diagnóstico, pode auxiliar no seguimento do paciente e na avaliação da resposta terapêutica. As Tabelas 8 e 9 mostram sinais patológicos encontrados no ecocardiograma.

→ **POCUS:** a avaliação pulmonar geralmente mostra o padrão B difuso. Derrames pleurais pequenos podem corroborar com o diagnóstico de IC descompensada. Embora o tamanho e variação da veia cava inferior (VCI) podem ser úteis na predição de pressões de enchimento elevadas nas câmaras direitas, pacientes com edema agudo pulmonar cardiogênico (ou *SCAPE)* podem apresentar colapsibilidade aumentada do vaso, já que podem se apresentar euvolêmicos ou até hipovolêmicos.

■ Tabela 7. Valores de BNP e NT-proBNP para diagnóstico e exclusão de IC.

	BNP	NT-proBNP
Maior probabilidade de exclusão	< 100 pg/mL	< 300 pg/mL
Maior probabilidade de confirmação	> 400 pg/mL	> 900 pg/mL

■ Tabela 8. Sinais ecocardiográficos indicativos ou sugestivos de IC.

IC com disfunção sistólica (FE reduzida ou levemente reduzida)	ICFEP
FEVE < 45%-50%	FEVE > 50%
DDFVE > 55 mm e/ou > 32 mm/m^2	VDFVE < 97 mL/m^2
DSFVE > 45 mm^2 e/ou > 25 mm/m^2	VSFVE < 43 mL/m^2
VDFVE > 97 mL/m^2	Disfunção diastólica e pressões de enchimento elevadas
VSFVE > 43 mL/m^2	Padrão B no POCUS
Anormalidade segmentar	
IM ou IT funcionais	
VTI aórtico < 15 cm^2	
Disfunção diastólica e pressões de enchimento elevadas	
Padrão B no POCUS	

DDFVE, diâmetro diastólico final do ventrículo esquerdo; DSFVE diâmetro sistólico final do ventrículo esquerdo; FEVE, fração de ejeção do ventrículo esquerdo; IM, insuficiência mitral; IT, insuficiência tricúspide; VDFVE, volume diastólico final do ventrículo esquerdo; VSFVE, volume sistólico final do ventrículo esquerdo; VTI, velocidade-tempo integral (adaptada de *The use of echocardiography in acute cardiovascular care*. European Heart Journal – Cardiovascular Imaging, 2014).

■ Tabela 9. Parâmetros objetivos de anormalidades estruturais, funcionais e sorológicas compatíveis com aumento das pressões de enchimento do VE (adaptada de *Guidelines for the diagnosis and treatment of acute and chronic heart failure.*)

Parâmetros	Limites de normalidade
Índice de massa do VE	> 95 g/m² (mulheres) e > 115 g/m² (homens)
Volume indexado do AE	> 34 mL/m²
Relação E/E'	> 9
NT-pro-BNP	> 125 pg/mL (sinusal) ou > 365 pg/mL (FA)
Pressão sistólica na AP	> 35 mmHg
Jato de regurgitação tricúspide	> 2,8 m/s

→ TRATAMENTO

A abordagem inicial objetiva a estabilização clínica e reversão de condições ameaçadoras à vida do paciente, alívio sintomático e tratamento dos motivos que levaram à descompensação do quadro (revascularização miocárdica nos casos de síndrome coronariana aguda, controle da resposta ventricular na FA, tratamento de infecções subjacentes). A intensidade do tratamento varia conforme a apresentação e o perfil clínico na admissão.

Dieta

Restrição de sódio (< 2 gramas por dia) geralmente é recomendada, embora careça de evidências científicas que traduzam benefício clínico. A restrição hídrica (2 litros por dia) pode ser empregada em alguns pacientes, principalmente se houver hiponatremia associada.

Oxigenoterapia e suporte ventilatório

Nos pacientes com hipoxemia ($SpO^2 < 92\%$), deverá ser ofertado oxigênio suplementar. Se não houver dessaturação e necessidade de oxigênio suplementar, este não deve ser oferecido, pois pode provocar piora hemodinâmica através da vasoconstrição pulmonar e lesão induzida por hiperóxia.

Nos pacientes com esforço ventilatório (prensa abdominal e uso de musculatura acessória), a ventilação com pressão positiva não invasiva oferece benefícios pulmonares e hemodinâmicos, com redução da pré-carga do VD e redução da pós-carga do VE, além de redução do trabalho ventilatório. Tanto CPAP quanto BiPAP reduzem as taxas de intubação e mortalidade em comparação com a oxigenoterapia convencional com grau de recomendação IIa e nível B de evidência pelo último *guideline* da Sociedade Europeia de Cardiologia (ESC).

A Tabela 10 resume os efeitos benéficos da ventilação com pressão positiva em paciente com disfunção ventricular esquerda e direita.

Morfina

O uso rotineiro de opioide nesse contexto deve ser evitado e utilizado apenas em casos selecionados como dor forte/intratável e ansiedade. Também auxiliam no alívio da dispneia, porém apresentam como efeitos colaterais: náuseas, bradicardia, hipotensão e depressão respiratória (efeitos dose-dependentes). Conforme dados do estudo ADHERE, aumenta o risco de intubação e mortalidade.

◼ Tabela 10. Efeitos benéficos da ventilação com pressão positiva em paciente com disfunção ventricular esquerda e direita (adaptada de *JACC: Positive Pressure Ventilation In The Cardiac Intensive Care* Unit).

	Mecanismo	**Efeito**
Efeitos diretos da PEEP	↓ pós-carga do VE ↓ diâmetro do VE, com redução de IM ↑ pressão transmural do VE ↑ Palv no final da expiração	↓ do trabalho cardíaco ↑ do DC Prevenção de colapso alveolar
Efeitos na troca gasosa	Reversão da vasoconstrição hipóxica ↓ pré-carga do VE Melhora da relação V/Q	↓ pós-carga do VD Melhora da congestão pulmonar Melhora da oxigenação
Efeitos do suporte ventilatório	Reduz o trabalho ventilatório Melhora da acidose e hipercapnia	Melhora da perfusão sistêmica ↓ demanda miocárdica de oxigênio ↓ da pós-carga do VD
Efeitos sistêmicos	Otimização da troca gasosa, oxigenação e perfusão tissular	Melhora da demanda metabólica e perfusão sistêmica

Diuréticos

Os diuréticos de alça constituem a pedra angular do tratamento da IC descompensada com congestão associada. Pacientes não congestos não se beneficiam dessa intervenção e doses excessivas são associadas a efeitos colaterais significativos, com ativação do sistema renina-angiotensina, aumento da frequência cardíaca e resistência vascular periférica, além de redução do débito cardíaco. Além disso, não há evidência de que diuréticos aumentem o volume sistólico e DC em pacientes com IC descompensada. Entretanto, diuréticos podem melhorar a função renal de pacientes hipervolêmicos e portadores de síndrome cardiorrenal através da redução da pressão venosa central (PVC), edema intersticial renal e consequente melhora da perfusão renal.

A dose inicial recomendada de furosemida é 20-40 mg IV em pacientes virgens de diuréticos ou 1-2 vezes a dose diária que o paciente usava. Doses isoladas em bolus não são recomendadas pelo efeito rebote potencial de retenção hidrossalina. Ainda, baseado nos resultados do estudo DOSE AHF, não há benefício estabelecido de infusão contínua de furosemida em relação a doses intermitentes.

A resposta diurética deve ser avaliada logo após a infusão. Uma resposta satisfatória é definida como débito urinário de 100-150 mL/h nas 6 horas subsequentes à administração ou um sódio urinário > 50-70 mEq/L após 2 horas (Figura 2). Se estes objetivos não forem atingidos, a dose do diurético de alça pode ser dobrada, ou podem ser adicionados diuréticos com mecanismos de ação diferentes, como tiazídicos, acetazolamida ou espironolactona (Tabela 11).

Após a publicação do estudo CARRESS-HF, houve menor interesse pela ultrafiltração (UF) de rotina. Este estudo mostrou que uma abordagem convencional de escalonamento da terapia diurética foi superior à UF na preservação da função renal em 96 horas.

◼ Tabela 11. Farmacologia dos diuréticos.

	Diuréticos de alça (Furosemida)	Tiazídicos	Antagonista Mineralo-corticoide
Local de ação	Segmento ascendente alça de Henle	Túbulo contorcido distal	Túbulo distal
Dose inicial recomendada Dose diária máxima	IV 20-40 mg IV 400-600 mg	HCTZ 25 mg Clortalidona 25 mg HCTZ 200 mg Clortalidona 100 mg	Espironolactona 25 mg Espironolactona 50-100 mg **
Meia-vida	1,5-3,0h	HCTZ 6-15h Clortalidona 45-60h	
Início de ação	IV: 5-10 min VO: 0,5-1h	1-2,5h	48-72h
Biodisponibilidade enteral	10-100%	HCTZ 65%-75%	90%
Potência (FENa%)	20%-25%	5%-8%	2%

IV, intravenoso; VO, via oral; HCTZ, hidroclorotiazida.

** Doses de até 400 mg são usadas em hepatologia

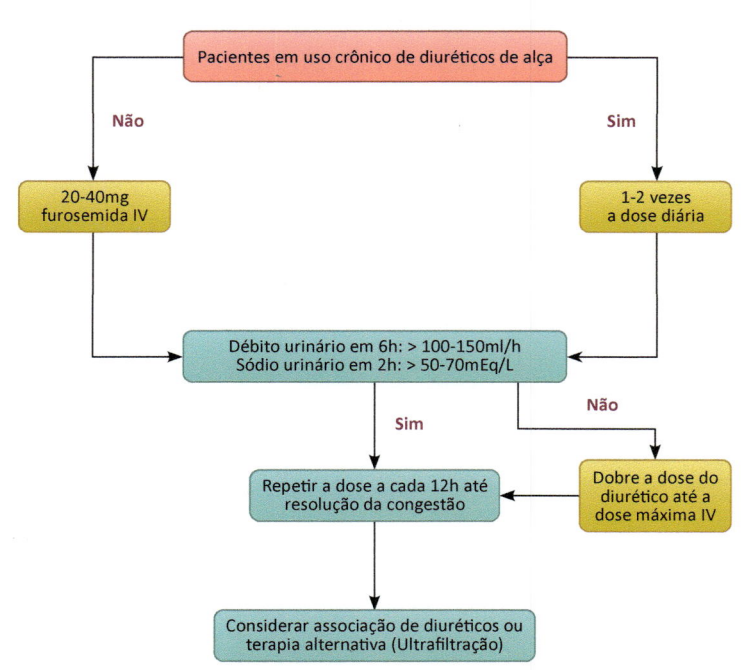

■ Figura 2. Algoritmo para uso de diuréticos na IC descompensada.

```
              Pacientes em uso crônico de diuréticos de alça
         Não                                              Sim

  20-40mg                                          1-2 vezes
 furosemida IV                                    a dose diária


              Débito urinário em 6h: > 100-150ml/h
              Sódio urinário em 2h: > 50-70mEq/L

                     Sim                    Não

         Repetir a dose a cada 12h até    Dobre a dose do
           resolução da congestão         diurético até a
                                          dose máxima IV


            Considerar associação de diuréticos ou
             terapia alternativa (Ultrafiltração)
```

Vasodilatadores

Vasodilatadores intravenosos diminuem o retorno venoso através da dilatação venosa e arterial (reduzindo assim a pré e pós-carga), aumentam o volume sistólico e reduzem a congestão, com consequente alívio dos sintomas. Na ausência de hipotensão, devem ser considerados em conjunto com terapia diurética. Como colocado anteriormente, pacientes com edema pulmonar cardiogênico hipertensivo apresentam benefício marcado, com drástica melhora hemodinâmica e sintomática.

Não há dados prospectivos que comprovem redução de mortalidade com vasodilatadores na IC aguda, e todos podem provocar hipotensão. Entretanto, no registro ALARM-HF, pacientes que utilizaram vasodilatadores em associação com diuréticos apresentaram menor mortalidade intra-hospitalar em comparação com uso isolado de diuréticos.

Seu uso deve ser considerado quando a pressão arterial sistólica estiver maior que 110 mmHg. Deve ser iniciado em dose baixa e titulado conforme tolerância do paciente, monitorando pressão arterial e melhora dos sintomas.

Os vasodilatadores mais comumente empregados incluem os nitratos orgânicos (nitroglicerina e nitroprussiato de sódio), ambos com atuação mediada pela guanilato ciclase, com aumento do GMPc e relaxamento da musculatura lisa vascular, e a nesiritida.

A nitroglicerina intravenosa é um vasodilatador extremamente útil na IC aguda, especialmente em pacientes com cardiopatia isquêmica, pelo potencial de vasodilatação coronariana e melhora do fluxo sanguíneo miocárdico. Em doses baixas, promove principalmente vasodilatação de vasos venosos periféricos, com redução da pré-carga do VE e VD. Com doses maiores, provoca vasodilatação arteriolar, com potencial aumento do DC e redução do jato regurgitante na insuficiência mitral funcional. Uma desvantagem é a rápida tolerância com uso contínuo, com redução de efeito após cerca de 16 a 24 horas de uso.

O nitroprussiato de sódio possui maior potencial hipotensor através da vasodilatação predominante arterial, com redução imediata da pós-carga das câmaras ventriculares, e, portanto, com maior efeito rebote após sua suspensão. Ainda, deve-se ter cuidado com nitroprussiato em uso prolongado devido ao risco de intoxicação por cianeto e dano neurológico agudo.

Nesiritida é um BNP recombinante com efeito vasodilatador venoso, arterial e coronário. Foi testado em ensaio clínico randomizado, sem redução de mortalidade, re-hospitalização ou dispneia.

As Tabelas 12 e 13 resumem as doses e efeitos dos principais vasodilatadores.

■ Tabela 12. Vasodilatadores para uso parenteral.

Vasodilatador	Dose	Ajuste
Nitroglicerina	Início 10 - 20 mcg/min	A cada 15 min
	Máximo 200 mcg/min	Aumento 10-20 mcg/min
Nitroprussiato de sódio	Início 0,3 mcg/Kg/min	A cada 15 min
	Máximo 5 mcg/Kg/min	Aumento 0,3-0,5 mcg/Kg/min

■ Tabela 13. Efeitos hemodinâmicos dos vasodilatadores.

	POAP	RVS	DC
Nitroprussiato	↓↓	↓↓	↑
Nitroglicerina	↓↓	⇄↓	↑⇄↓
Inibidores PDE III	↓↓	↓↓	↑↑

DC, débito cardíaco; PDE, fosfodiesterase; POAP, pressão de oclusão da artéria pulmonar; RVS, resistência vascular sistêmica.

Inotrópicos

O suporte farmacológico com esses agentes está indicado na presença de hipoperfusão orgânica secundária a baixo débito cardíaco. Seu uso deve ser iniciado em doses baixas e seu aumento titulado por monitorização de perto, incluindo DC de forma invasiva ou não invasiva, além de parâmetros de perfusão e microcirculação (lactato, gradiente de CO^2 e saturação venosa). Pelo efeito vasodilatador destas drogas, pode ser necessário uso transitório de algum vasopressor para evitar hipotensão.

A dobutamina é o agente mais utilizado e pode ter papel no recrutamento de miocárdio hibernante na disfunção ventricular aguda por isquemia miocárdica. É provável que os pacientes com IC aguda tenham maior benefício do que aqueles com IC crônica descompensada perfil C, já que este último se caracteriza por hiperativação simpática e *down regulation* de receptores adrenérgicos. Uma limitação para seu uso é o potencial arritmogênico, com arritmias supra e ventriculares.

Milrinone é um inibidor da fosfodiesterase III e atua aumentando a concentração de AMP cíclico no citosol, com melhora do inotropismo. Possui potente ação vasodilatadora sistêmica e pulmonar. Tem a possibilidade de ser utilizada em pacientes em uso prévio de betabloqueadores, mas apresenta potencial arritmogênico principalmente em pacientes isquêmicos. Sua dose deve ser titulada em intervalos não menores que 4-6 horas. A dose inicial em bolus é geralmente omitida pelo risco de hipotensão.

Levosimendan é um agente sensibilizador de cálcio, com potencial para aumentar a contratilidade miocárdica e vasodilatação periférica. Em estudos experimentais, provocou aumento do DC, redução das pressões de enchimento e alívio da dispneia. Seu metabólito ativo possui meia-vida de cerca de 80 horas, o que mantém seus efeitos hemodinâmicos mesmo após descontinuação da droga.

A Tabela 14 mostra as doses das medicações.

Vasopressores

O objetivo do uso destas drogas é aumentar a pressão de perfusão, às custas de piora da performance ventricular pelo aumento da pós-carga (vasoconstrição). Seu uso deve ser transitório, pelo menor tempo possível. Evidência científica de qualidade limitada sugere o uso da noradrenalina como primeira droga.

Tabela 14. Inotrópicos e vasopressores.

Medicação	Dose
Dobutamina	2-20 mcg/Kg/min (beta +)
Dopamina	3-5 mcg/kg/min (inotrópico - beta+)
Milrinone	0,375-0,75 mcg/Kg/min
Epinefrina	0,05-0,5 mcg/Kg/min
Norepinefrina	0,2-3,0 mcg/Kg/min
Levosimendan	0,1 mcg/Kg/min

Digoxina

Pode ser útil no controle da resposta ventricular em caso de arritmias supraventriculares, mas raramente é usada pelo seu efeito inotrópico. Alterações de função renal e distúrbios hidroeletrolíticos aumentam o risco de intoxicação digitálica.

→ IC AVANÇADA

Caracteriza-se pela persistência dos sintomas de IC apesar da terapia otimizada (Tabela 15). A mortalidade desta condição pode chegar a 75% em 1 ano. A classificação INTERMACS

(*Interagency for Mechanically Assisted Circulatory Support*), descrita na Tabela 16, é útil para acompanhar os pacientes com ICFER avançada que sejam candidatos ao suporte circulatório mecânico (DAV – dispositivos de assistência ventricular), em especial aqueles de longa permanência, para uso ambulatorial, e o desfecho após o implante.

Tabela 15. Critérios para definição de IC avançada.

Todos os critérios seguintes devem estar presentes:
Sintomas severos e persistentes de IC (NYHA III ou IV)
Evidência de disfunção cardíaca, definida pela presença de pelo menos um dos seguintes critérios: • FE < 30% • Falência ventricular direita • Anormalidade valvar não corrigível • Anormalidade congênita não corrigível • Peptídeos natriuréticos persistentemente elevados e disfunção diastólica severa.
Episódios de congestão pulmonar ou sistêmica que requerem altas doses de diurético endovenoso (ou combinação de diuréticos) ou episódios de baixo débito que requerem uso de inotrópicos ou fármacos vasoativos ou arritmias malignas que causem mais que uma visita não planejada à emergência ou hospitalização nos últimos 12 meses.
Capacidade para o exercício gravemente reduzida, com inabilidade para o exercício ou baixa capacidade no teste de caminhada de 6 minutos (TC 6 min < 300 metros) ou VO2 pico (< 12-14 mL.Kg-1.min-1), estimado de origem cardíaca.

IC, insuficiência cardíaca; TC6M, teste de caminhada de 6 minutos; NYHA, New York Heart Association.

◼ **Tabela 16. Classificação INTERMACS.**

Perfil	Descrição	Condição hemodinâmica	Urgência da intervenção
Perfil 1	Choque cardiogênico grave	Hipotensão persistente, disfunção orgânica progressiva, mesmo com uso de inotrópicos e dispositivos temporários como BIA.	Horas
Perfil 2	Declínio progressivo a despeito de inotrópico	Disfunção orgânica progressiva (renal, hepática, lactato e/ou nutricional/caquexia) a despeito de doses otimizadas do inotrópico.	Dias
Perfil 3	Estável, mas às custas de inotrópicos	Consegue estabilizar com inotrópico, mas piora se tentar desmame da amina, com hipotensão sintomática e/ou azotemia.	Semanas a meses
Perfil 4	Sintomático em repouso e internações frequentes (*frequent flyer* – FF)*	NYHA IV e congestão persistentes, com múltiplas admissões hospitalares e atendimentos de emergência.	Semanas a meses
Perfil 5	Em casa, mas intolerante aos esforços	Limitação marcante aos esforços, presença de congestão, mas confortável em repouso.	Variável
Perfil 6	Limitação aos esforços	Limitações moderadas aos esforços, ausência de congestão relevante, confortável em repouso.	Variável
Perfil 7	NYHA III	Estabilidade hemodinâmica, assintomático em repouso, ausência congestão relevante.	Variável

BIA, balão intra-aórtico; NYHA, New York Heart Association.

→ AJUSTE FARMACOLÓGICO APÓS A FASE AGUDA

Esta fase consiste na transição das terapias parenterais para os fármacos que comprovadamente oferecem benefício na sobrevida dos pacientes com disfunção ventricular – betabloqueadores, inibidores da enzima conversora de angiotensina, bloqueadores dos receptores da angiotensina II, inibidor do receptor da angiotensina e neprilisina, antagonista dos mineralocorticoides, inibidores do transportador de sódio-glicose II.

BIBLIOGRAFIA RECOMENDADA

1. Zipes DP, Libby P, Bonow RO, Mann DL. Braunwald Tratado de Doenças Cardiovasculares. 10ª edição. Rio de Janeiro: GEN Guanabara Koogan. 2017

2. McDonagh TA, Metra M, Adamo M, Gardner RS, Baumbach A, Böhm M, et al. 2021 ESC Guidelines for the diagnosis and treatment of acute and chronic heart failure. Eur Heart J. 21 de setembro de 2021;42(36):3599–726.

3. Masip J, Peacock WF, Price S, Cullen L, Martin-Sanchez FJ, Seferovic P, et al. Indications and practical approach to non-invasive ventilation in acute heart failure. Eur Heart J. 1º de janeiro de 2018;39(1):17–25.

4. Lancellotti P, Price S, Edvardsen T, Cosyns B, Neskovic AN, Dulgheru R, et al. The use of echocardiography in acute cardiovascular care: recommendations of the European Association of Cardiovascular Imaging and the Acute Cardiovascular Care Association. Eur Heart J Acute Cardiovasc Care. fevereiro de 2015;4(1):3–5.

5. Mentz RJ, O'Connor CM. Pathophysiology and clinical evaluation of acute heart failure. Nat Rev Cardiol. janeiro de 2016;13(1):28–35.

6. Rangaswami J, Bhalla V, Blair JEA, Chang TI, Costa S, Lentine KL, et al. Cardiorenal Syndrome: Classification, Pathophysiology, Diagnosis, and Treatment Strategies: A Scientific Statement From the American Heart Association. Circulation. 16 de abril de 2019;139(16):e840–78.

7. Yancy CW, Jessup M, Bozkurt B, Butler J, Casey DE, Colvin MM, et al. 2017 ACC/AHA/HFSA Focused Update of the 2013 ACCF/AHA Guideline for the Management of Heart Failure: A Report of the American College of Cardiology/American Heart Association Task Force on Clinical Practice Guidelines and the Heart Failure Society of America. Vol. 136, Circulation. 2017.

8. Bart BA, Goldsmith SR, Lee KL, Givertz MM, O'Connor CM, Bull DA, et al. Ultrafiltration in decompensated heart failure with cardiorenal syndrome. N Engl J Med. 13 de dezembro de 2012;367(24):2296–304.

9. Aliti GB, Rabelo ER, Clausell N, Rohde LE, Biolo A, Beck-da-Silva L. Aggressive Fluid and Sodium Restriction in Acute Decompensated Heart Failure. Vol. 173, JAMA Internal Medicine. 2013. p. 1058.

10. Brown DL. Intensive Cardiac Care. Third edition. Philadelphia: Elsevier. 2019.

11. Alviar CL, Elliott Miller P, McAreavey D, Katz JN, Lee B, Moriyama B, et al. Positive Pressure Ventilation in the Cardiac Intensive Care Unit [Internet]. Vol. 72, Journal of the American College of Cardiology. 2018. p. 1532–53.

12. Nohria A, Tsang SW, Fang JC, Lewis EF, Jarcho JA, Mudge GH, et al. Clinical assessment identifies hemodynamic profiles that predict outcomes in patients admitted with heart failure. J Am Coll Cardiol. 21 de maio de 2003;41(10):1797–804.

13. Felker GM, Lee KL, Bull DA, Redfield MM, Stevenson LW, Goldsmith SR, et al. Diuretic strategies in patients with acute decompensated heart failure. N Engl J Med. 3 de março de 2011;364(9):797–805.

EDEMA AGUDO DE PULMÃO

Carolina Oliva Santos ▪ Anuar Saleh Hatoum ▪ Mariana Zalla Ozório de Oliveira

DEFINIÇÃO

O edema agudo de pulmão (EAP) é uma condição clínica caracterizada por congestão pulmonar secundária a inundação de espaços alveolares devido à transposição do limiar adaptativo do sistema linfático levando à congestão venocapilar seguida de extravasamento de fluído para o espaço vascular com edema intersticial e alveolar.

INTRODUÇÃO

O EAP está associado a alta taxa de mortalidade, podendo alcançar até 40% em um ano.

Pode ser classificado, de forma acadêmica, de acordo com sua etiologia em cardiogênico e não cardiogênico, que serão descritos com maiores detalhes neste capítulo.

Independentemente do fator desencadeante a congestão pulmonar prejudica a troca gasosa levando à hipoxemia que se manifesta clinicamente através de desconforto respiratório agudo. A perda da capacidade ventilatória adequada ou do fornecimento de oxigênio aos tecidos é um potencial risco para disfunções orgânicas e se trata de situação ameaçadora à vida. Portanto os pacientes com essas condições devem receber um diagnóstico rápido e preciso com indicação de intervenção imediata.

ETIOLOGIAS

O EAP ocorre devido à ocupação do espaço alveolar por fluídos, situação que pode acontecer devido à sobrecarga cardíaca por hipervolemia e, neste caso, o classificamos como cardiogênico, ou ainda por alterações na permeabilidade capilar pulmonar que permitem o deslocamento de fluídos para o espaço alveolar independentemente da sobrecarga volêmica intravascular e, portanto, de etiologia não cardiogênica.

Na primeira situação o quadro se instala em decorrência de uma rápida elevação da pressão hidrostática nos capilares pulmonares com consequente aumento da filtração de fluido que, ao ultrapassar a capacidade adaptativa do sistema linfático, leva a edema intersticial. O aumento da pressão hidrostática pulmonar ocorre devido à elevação da pressão diastólica final do ventrículo esquerdo (VE) e consequentemente do átrio esquerdo (AE) que quando ultrapassa 25 mmHg leva a uma ruptura do epitélio pulmonar pelo excesso de fluído, bem como do aumento do tônus simpático causando venoconstrição reflexa gerando desacoplamento entre o volume sistólico do ventrículo direito (VD) e VE, inundando os alvéolos de fluido. As causas mais comumente envolvidas nesse cenário são: insuficiência cardíaca aguda, isquemia miocárdica (com ou sem infarto), hipertensão arterial, valvopatias e arritmias, e entre etiologias menos frequentes estão:

embolia pulmonar, anemia, estenose de artérias renais, toxicidade, entre outras ainda mais raras.

O EAP não cardiogênico, por sua vez, ocorre em consequência de uma alteração na permeabilidade vascular pulmonar de forma independente da elevação das pressões, resultando em aumento do fluxo de fluidos e proteínas para o interstício e alvéolos. Geralmente essas condições estão associadas a estados inflamatórios como pneumonias, neoplasias ou doenças inflamatórias sistêmicas.

A seguir elucidamos o mecanismo fisiopatológico das principais etiologias do EAP.

➡ HIPERTENSIVA

O edema agudo de pulmão está entre as duas principais manifestações clínicas das emergências hipertensivas. Embora não haja definição de um limite numérico preciso, a maioria dos danos teciduais acontece em vigência de uma pressão arterial diastólica acima de 120 mmHg. De forma geral, as consequências são mais associadas à magnitude da elevação pressórica do que ao seu valor absoluto.

A descompensação do quadro é secundária ao desbalanço entre o débito cardíaco e a resistência vascular periférica. Nesse contexto há uma maior vasorreatividade decorrente de elevação súbita na produção de catecolaminas, angiotensina II, vasopressina, aldosterona, tromboxano A2 e endotelina, ou ainda, redução na produção de vasodilatadores endógenos como óxido nítrico e prostaciclinas. Assim, há comprometimento da capacidade autorregulatória, particularmente no leito vascular cerebral e renal, resultando em isquemia local, o que desencadeia a liberação de substâncias vasoativas, corroborando para perpetuação de um ciclo de vasoconstrição, proliferação miointimal e isquemia de órgãos alvo.

→ INSUFICIÊNCIA CARDÍACA

Na insuficiência cardíaca há uma desregulação neuro-hormonal determinante de um status de vasoconstrição periférica que, por sua vez, corrobora com redistribuição volêmica de predomínio central. A vasoconstrição aumenta a pós-carga com elevação das pressões de enchimento do VE e, consequentemente, as pressões venosas pulmonares pós-capilares levando à congestão venosa e edema pulmonar. Além disso, o aumento da pós-carga proporciona maior estresse parietal ventricular responsável por isquemia miocárdica e maior probabilidade de arritmias associadas.

→ ARRITMIAS

As arritmias são causa comum de EAP, o qual por sua vez, é uma manifestação clínica indicativa de instabilidade hemodinâmica nesse contexto e, portanto, exige intervenção imediata.

Nas taquiarritmias, o menor intervalo entre ciclos secundário ao aumento da frequência cardíaca faz com que o tempo diastólico seja reduzido, prejudicando o enchimento ventricular e resultando em aumento pressórico do átrio esquerdo com as consequências já descritas anteriormente.

→ VALVOPATIAS ESQUERDAS

As valvopatias do lado esquerdo, tanto estenóticas como insuficientes, aórticas e/ou mitrais, podem levar a um quadro de EAP como decorrência do resultado de aumento pressórico em átrio esquerdo. Dentre todas, a que está mais frequentemente associada ao EAP é a estenose mitral, que está relacionada aos maiores aumentos cavitários e consequentemente às maiores pressões intracavitárias.

No Brasil, a principal etiologia associada a essa valvopatia é a febre reumática, geralmente apresentando suas primeiras manifestações clínicas ainda na juventude. A segunda causa mais comum é a calcificação do anel mitral que acomete principalmente a população idosa. Essa etiologia vem se tornando cada vez mais prevalente justificada por aumento da sobrevida global, bem como por maior capacidade diagnóstica associada à evolução de métodos de imagem.

A insuficiência mitral costuma estar mais frequentemente associada ao EAP em contextos de instalação súbita, como por exemplo, rotura de cordoalha secundária a evento isquêmico agudo.

ISQUEMIA

A isquemia aguda pode levar ao EAP por diversos mecanismos já elucidados previamente, incluindo taquicardia, arritmias, elevações pressóricas ou ainda, em casos mais graves, complicações mecânicas agudas como insuficiência mitral secundária a disfunção, rotura de músculo papilar ou comunicação interventricular.

DIAGNÓSTICO

A manifestação clínica clássica do EAP se dá através de dispneia e/ou taquipneia de início súbito ou rapidamente progressiva, podendo haver hipoxemia e queda da saturação de oxigênio associadas a depender da gravidade do quadro. Sudorese, palidez cutânea, tosse e expectoração de secreção rósea secundária ao extravasamento de fluídos podem estar presentes.

A história clínica e antecedentes patológicos auxiliam na hipótese diagnóstica e podem sugerir a etiologia responsável pela descompensação. Uma história de ortopneia e dispneia paroxística noturna associada à terceira bulha ou sopros cardíacos, por exemplo, são altamente sugestivos de etiologia cardiogênica. Por outro lado, pacientes sépticos com diagnóstico de pneumonia ou história de broncoaspiração nos fazem pensar em etiologia não cardiogênica. Porém, nem sempre a distinção é fácil visto a possibilidade de sobreposição diagnóstica.

Ao exame físico comumente encontram-se estertores pulmonares crepitantes associados a taquipneia e dispneia com sinais de desconforto respiratório. A pressão arterial habitualmente está elevada nesse cenário, podendo ser causa, como citado previamente, ou consequência do status adrenérgico.

Alguns exames complementares podem auxiliar no manejo desses pacientes e serão descritos a seguir.

Radiografia de tórax

A radiografia do tórax pode trazer alterações que colaboram com o diagnóstico. O achado comum é de um padrão intersticial difuso, porém algumas peculiaridades podem auxiliar na distinção etiológica. É fundamental uma técnica adequada para a correta interpretação do exame.

Em casos de EAP cardiogênico geralmente há aumento de área cardíaca, alargamento do hilo pulmonar com edema peri-hilar e diversão cranial em aclive da circulação pulmonar, comprometimento do interstício linfatífero e, possivelmente, derrame pleural (Figura 1). Enquanto em etiologias não cardiogênicas habitualmente a área cardíaca é preservada com distribuição normal de trama vascular, podendo haver condensações, massas ou broncogramas aéreos sugestivos de processo inflamatório.

EDEMA AGUDO DE PULMÃO 165

◼ Figura 1. Radiografia de tórax evidenciando edema peri-hilar e cefalização de trama vascular sugerindo congestão pulmonar.

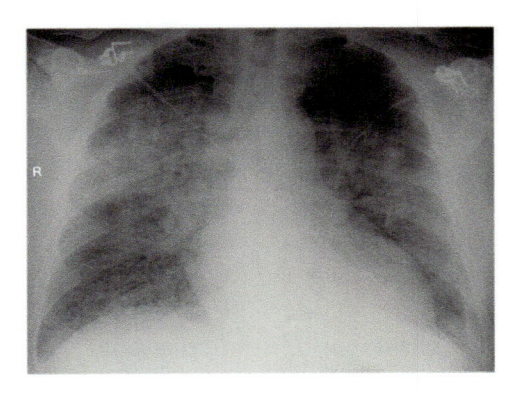

Eletrocardiograma (ECG)

O ECG de 12 derivações pode evidenciar alterações fundamentais na avaliação do paciente em edema agudo pulmonar. Através deste método, é possível deflagrar alguma arritmia não detectada de imediato à monitorização, alterações sugestivas de sobrecargas de câmaras cardíacas e/ou sinais de isquemia miocárdica aguda (Figura 2).

◼ Figura 2. Eletrocardiograma com sobrecarga de câmaras esquerdas inferindo alteração cardíaca estrutural prévia ao EAP.

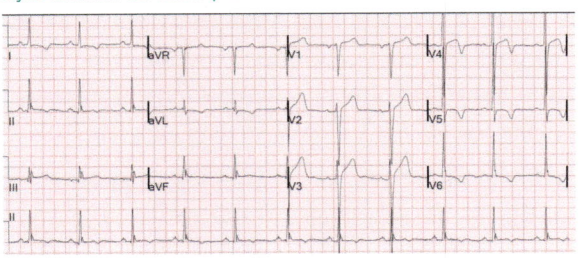

Marcadores de lesão miocárdica

A troponina é um marcador de lesão miocárdica, porém sua positividade de forma isolada neste cenário não é um bom indicador de isquemia visto que a maioria dos pacientes em contexto de edema agudo de pulmão apresenta algum grau de injúria miocárdica. Desta forma, o uso da troponina no auxílio diagnóstico deve ser valorizado através de medidas seriadas em associação a uma história clínica sugestiva e associada a outros exames complementares que corroborem com a suspeita de isquemia aguda.

Ultrassonografia pulmonar

O ultrassom beira leito é um exame que vem ganhando espaço no contexto emergencial e se trata de uma boa ferramenta na avaliação complementar da dispneia na sala de emergência por se tratar de exame simples, não invasivo e facilmente reprodutível à beira leito por profissional capacitado.

A técnica consiste na avaliação dos campos pulmonares em busca das chamadas linhas "B", linhas hiperecogênicas que se estendem a partir da pleura e movimentam-se sincronicamente aos ciclos respiratórios, sendo que em um cenário fisiológico, geralmente, não costumam ser visíveis, podendo considerar o achado de até 2 linhas por campo compatível com a normalidade. Em vigência de congestão, situação na qual há inundação intersticial pulmonar, encontram-se 3 ou mais linhas B por campo, além de surgirem imagens de raias verticais conhecidas como "cauda de cometa" (Figura 3).

É importante ressaltar que a sensibilidade do exame aumenta proporcionalmente de acordo com sua associação a um quadro clínico sugestivo. Em casos em que a presença de linhas B não apresenta correlação clínica, outros diagnósticos devem ser considerados.

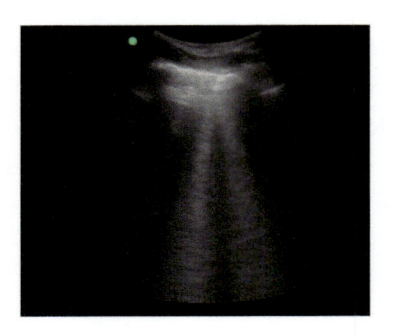

Figura 3. Imagem de ultrassom pulmonar evidenciando presença de linhas B.

Ecocardiograma transtorácico

O ecocardiograma beira leito é outro exame de grande valia, podendo auxiliar através da avaliação de diversos parâmetros, como: função ventricular, alterações segmentares, funções valvares e medidas hemodinâmicas incluindo estimativas das pressões de enchimento, débito cardíaco e pressão de artéria pulmonar.

É demonstrado que a razão E/Ea (entenda-se razão de Doppler tecidual entre o pico da velocidade precoce de fluxo sanguíneo transmitral diastólico (E) e o pico da velocidade precoce de tecido anular mitral diastólico (Ea)) é aditiva com as medições de BNP no diagnóstico de pacientes com IC aguda que se apresentam com dispneia, sendo que uma razão E/Ea > 15 é indicativa de pressão de oclusão de artéria pulmonar (POAP) superior a 15 mmHg e mostrou ser uma avaliação precisa em contextos de pronto-socorro e terapia intensiva.

➡ PEPTÍDEO NATRIURÉTICO CEREBRAL (BNP)

O BNP é um neuro-hormônio secretado principalmente pelos ventrículos em resposta ao estresse de parede e aumento das pressões de enchimento e é frequentemente utilizado no diagnóstico diferencial de dispneia. Valores acima de 400 pg/mL indicam alta probabilidade de insuficiência cardíaca, enquanto níveis abaixo de 100 pg/mL tornam esse diagnóstico pouco provável.

O NT-proBNP é um peptídeo inativo formado pela porção N-terminal do pró-hormônio proBNP, que dá origem ao BNP. Este apresenta variação na interpretação do resultado de acordo com a idade, sendo que para ser indicativo de IC aguda deve apresentar-se > 450 pg/mL em pacientes abaixo de 50 anos, > 900 pg/mL entre 50 e 75 anos e > 1.800 pg/mL em idosos acima de 75 anos. Caso esteja abaixo de 300 pg/mL o diagnóstico de IC é improvável e outra etiologia para dispneia deve ser considerada.

→ CATETERIZAÇÃO DE ARTÉRIA PULMONAR

A cateterização da artéria pulmonar tem como objetivo avaliar a pressão de oclusão da artéria pulmonar (POAP) e é o padrão-áureo para o diagnóstico etiológico do edema agudo de pulmão. Uma POAP > 18 mm Hg indica EAP de etiologia cardiogênica ou por sobrecarga volêmica, enquanto um aumento da pressão venosa central na ausência de elevações pressóricas do átrio esquerdo sugere hipertensão arterial pulmonar e sobrecarga ventricular direita.

O procedimento permite também a avaliação das pressões cardíacas, desempenho cardíaco e resistência vascular, auxiliando no manejo clínico global do paciente. Porém por tratar-se de exame invasivo, de maior custo, muitas vezes indisponível e com dificuldades técnicas associadas que podem atrasar diagnóstico e conduta, torna-se um exame pouco utilizado neste cenário.

EDEMA AGUDO DE PULMÃO

➡ FLUXOGRAMA DIAGNÓSTICO

▣ Figura 4. Sugestão de sequência de raciocínio clínico e exames complementares na investigação diagnóstica do EAP.

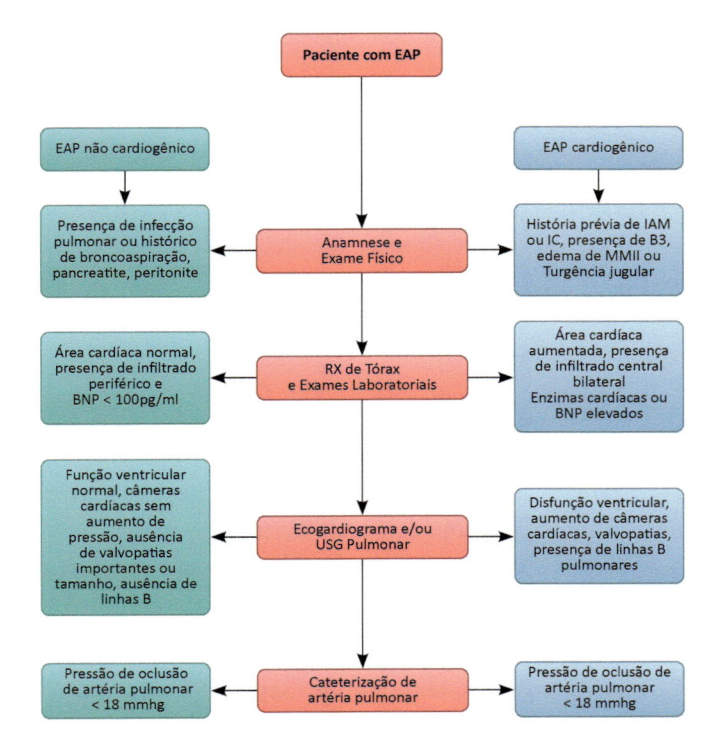

```
                        Paciente com EAP
                               │
              ┌────────────────┴────────────────┐
      EAP não cardiogênico              EAP cardiogênico
              │                                 │
    Presença de infecção                História prévia de IAM
    pulmonar ou histórico  ← Anamnese → ou IC, presença de B3,
    de broncoaspiração,      Exame Físico  edema de MMII ou
    pancreatite, peritonite                 Turgência jugular

    Área cardíaca normal,                 Área cardíaca
    presença de infiltrado                aumentada, presença
    periférico e          ← RX de Tórax → de infiltrado central
    BNP < 100pg/ml          e Exames       bilateral
                            Laboratoriais  Enzimas cardíacas ou
                                           BNP elevados

    Função ventricular                    Disfunção ventricular,
    normal, câmaras                       aumento de câmaras
    cardíacas sem        ← Ecogardiograma → cardíacas, valvopatias,
    aumento de             e/ou              presença de linhas B
    pressão, ausência      USG Pulmonar      pulmonares
    de valvopatias
    importantes ou
    tamanho, ausência de
    linhas B

    Pressão de oclusão    ← Cateterização → Pressão de oclusão de
    de artéria pulmonar     de artéria       artéria pulmonar
    < 18 mmhg               pulmonar         < 18 mmhg
```

➡ TRATAMENTO

Após estabelecimento de diagnóstico precoce, os objetivos iniciais do tratamento incluem intervenção imediata em condições potencialmente fatais, terapias para alívio de sintomas de forma breve e eficaz, identificação e reversão de fatores precipitantes quando possível.

O paciente em edema agudo de pulmão deve ficar sob monitoração contínua com controle de pressão arterial, frequência e ritmo cardíacos e respiratório, bem como oximetria de pulso. A quantificação de diurese e balanço hídrico são fundamentais e auxiliam na avaliação à resposta terapêutica.

Medidas que contribuem para o conforto do paciente devem ser tomadas, incluindo elevação de decúbito para controle da ortopneia.

→ DIURÉTICOS

Os diuréticos de alça são os agentes farmacológicos mais utilizados nesse contexto. Embora alguns pacientes com redistribuição volêmica possam se beneficiar exclusivamente de vasodilatadores, pacientes sintomáticos com evidência objetiva de congestão devem receber diurético de forma precoce. Além do efeito diurético, a furosemida também reduz a responsividade às catecolaminas tendo algum efeito vasodilatador no EAP.

A terapia inicial consiste na administração de Furosemida endovenosa em bolus na dose de 0,5 a 1mg/Kg, ou então para usuários crônicos de diurético, 1 a 2,5 vezes a dose oral habitual. Porém, deve ser individualizada e titulada de acordo com o status clínico do paciente.

O início breve de um regime diurético intravenoso é fundamental no controle da dispneia e outros sintomas relacionados à sobrecarga de fluidos, além de estar associado a melhora dos desfechos intra-hospitalares. Matsue e colaboradores apresentaram os resultados de uma coorte observacional prospectiva com 1.291 pacientes admitidos em unidade de emergência por IC aguda, avaliando a associação entre o "tempo porta-furosemida" (TPF) e desfechos clínicos. O TPF precoce foi preditor de sobrevivência intra-hospitalar. A mortalidade foi progressivamente maior à medida que o TPF foi atrasado, com piores resultados em torno de 100 minutos. Esse achado corrobora com a recomendação de uma janela de 30 a 60 minutos da admissão na unidade de pronto-atendimento até a administração da primeira dose de diurético. Segundo registros do estudo ADHERE o intervalo médio de tempo em relação à primeira administração intravenosa é de 2,2 horas.

➡ VASODILATADORES

Os vasodilatadores desempenham papel importante na terapia inicial de pacientes com edema pulmonar e estão indicados na ausência de hipotensão. Eles atuam no ajuste pressórico com redução da pós-carga e das pressões de enchimento.

A escolha do vasodilatador depende do status clínico, hemodinâmico e etiológico. O nitroprussiato de sódio reduz o tônus arterial através de vasodilatação arteriolar, com controle pressórico e alívio da pós-carga, porém deve ser evitado em pacientes com suspeita de isquemia aguda pelo fenômeno descrito de roubo de fluxo coronariano. Neste contexto, pode-se utilizar a nitroglicerina, a qual possui ação principalmente sob tônus venoso, com relaxamento da musculatura lisa, proporcionando venodilatação e redução da pré-carga, agindo de forma adjuvante à terapia diurética.

◼ Tabela 1. Nitroprussiato de Sódio.

Mecanismo de ação	Vasodilatador arterial e venoso de ação direta por liberação de óxido nítrico.
Indicação	Principal droga nas emergências hipertensivas.
Apresentação	Ampola com 50 mg em 2 mL (25 mg/mL)
Posologia	0,25 a 10 mcg/Kg/min
Diluição	**Padrão**: 1 ampola em 248 mL de SG 5% Concentração final = 200 mcg/mL **Concentrada:** 2 ampolas em 246 mL SG 5% Concentração final = 400 mcg

◼ Tabela 2. Infusão contínua → concentração 200 mcg/mL
Dose (mcg/Kg/min) = [Velocidade (mL/h) / Peso (Kg)] x 3,34.

Infusão contínua de Nitroprussiato de Sódio					
Dose (mcg/Kg/min)	**0,25**	**0,5**	**1**	**2**	**5**
50 Kg	3,8 mL/h	7,5 mL/h	15 mL/h	30 mL/h	75 mL/h
60 Kg	4,5 mL/h	9 mL/h	18 mL/h	36 mL/h	90 mL/h
70 Kg	5,2 mL/h	10,5 mL/h	21 mL/h	42 mL/h	105 mL/h
80 Kg	6 mL/h	12 mL/h	24 mL/h	48 mL/h	120 mL/h

Edema Agudo de Pulmão

◼ Tabela 3. Nitroglicerina.

Mecanismo de ação	Vasodilatador com ação predominantemente venosa por aumento de óxido nítrico com ativação de GMP cíclico.
Indicação	Síndromes coronarianas agudas IC descompensada
Apresentação	Ampola com 50 mg em 10 mL (5 mg/mL)
Posologia	5 a 200 mcg/min
Diluição	Padrão: 1 ampola em 490 mL de SG 5% Concentração final: 100 mcg/mL Concentrada: 1 ampola em 240 mL SG 5% Concentração final: 200 mcg/mL

◼ Tabela 4. Infusão contínua de Nitroglicerina.

Dose (mcg/min)	5	10	20	50	100
100 mcg/mL	3 mL/h	6 mL/h	12 mL/h	30 mL/h	60 mL/h
200 mcg/mL	1,5 mL/h	3 mL/h	6 mL/h	15 mL/h	30 mL/h

→ SUPORTE DE OXIGÊNIO E VENTILAÇÃO NÃO INVASIVA

A oxigenoterapia suplementar e a ventilação assistida devem ser fornecidas no contexto de hipoxemia. Pacientes que apresentam saturação de oxigênio < 90% à admissão tem indicação de suporte complementar. Embora a saturação de oxigênio seja inversamente relacionada à mortalidade em curto prazo, o oxigênio inalado pode causar efeitos hemodinâmicos deletérios como vasoconstrição induzida por hiperóxia com redução do débito cardíaco, motivo pelo qual não é recomendado como terapia de rotina. Pacientes portadores de doença pulmonar obstrutiva crônica também devem ter um suporte de oxigênio limitado visando evitar agravamento da hipercapnia e risco de depressão respiratória.

O suporte pode ser iniciado através de máscara facial não reinalante, fornecendo 100% de oxigênio em alto fluxo. Caso o paciente apresente acidose respiratória e/ou hipóxia apesar do suporte suplementar de oxigênio está recomendada a instalação de ventilação não invasiva (VNI), desde que não haja contraindicações para seu uso, tais como instabilidade hemodinâmica, alteração neurológica e/ou rebaixamento do nível de consciência, trauma de face, obstrução e/ou incapacidade de proteção de via aérea.

O ensaio Three Interventions in Cardiogenic Pulmonary Oedema (3CPO) randomizou 1.069 pacientes com edema pulmonar para receber terapia padrão com oxigênio ou VNI (CPAP ou BiLevel). Neste estudo VNI proporcionou melhora de parâmetros respiratórios como dispneia, hipercapnia, acidose e frequência cardíaca após 1 hora de terapia e pode ser particularmente benéfica em pacientes com hipercapnia, porém não houve diferenças na mortalidade em 30 dias entre os dois grupos. Também não houve diferença significativa entre CPAP e BiLevel. Algumas metanálises sugerem redução na necessidade de entubação com uso da VNI, porém com resultados conflitantes.

A CPAP pode ser iniciada com uma pressão expiratória final positiva (PEEP) de 5 a 7,5 cm H_2O e titulada para 10 cm H_2O, como requerido para o alívio da dispneia, volume corrente protetor e melhora da saturação de O_2. Quando a modalidade BiLevel for utilizada normalmente os ajustes de IPAP (pressão inspiratória positiva) ficam entre 10 a 20 cmH_2O e de EPAP (pressão expiratória positiva) entre 5 a 8 cmH_2O, tendo como meta um volume corrente protetor de 6 mL/Kg de peso predito. A máscara mais adequada para ser utilizada é a que deixe o paciente mais confortável, mantendo as condições adequadas para proporcionar benefício, ou seja, deve estar bem acoplada na face e abranger a cobertura completa de boca e nariz, não podendo haver escape aéreo. A máscara nasal costuma ser mais bem tolerada, porém a resistência das narinas ao fluxo de ar e o vazamento de ar pela boca podem limitar seu uso em alguns pacientes. A facial ou oronasal é a interface mais utilizada para pacientes com insuficiência respiratória aguda, pois proporciona um maior volume corrente e, portanto, uma correção mais eficaz das trocas gasosas. Apesar dessas vantagens teóricas, não existem evidências suficientes para recomendar o uso da máscara oronasal ao invés da nasal para pacientes com insuficiência respiratória aguda.

Caso, apesar da terapêutica instituída, o paciente apresente piora clínica, instabilidade hemodinâmica, hipoxemia persistente, falha de manutenção da perviedade das vias aéreas ou incapacidade de manter *drive* respiratório, a intubação orotraqueal emergencial está indicada.

→ TERAPIAS ADJUVANTES

A morfina pode ser um excelente adjuvante no contexto de edema pulmonar visto seu efeito ansiolítico e venodilatador, porém deve ser usada com cautela em decorrência de seus efeitos colaterais potencialmente deletérios, como: hipotensão, bradicardia, bloqueio atrioventricular avançado e retenção de CO_2. Deve ser administrada em baixas doses com repetição conforme necessidade; recomenda-se 2-4 mg a cada 5 a 30 minutos.

Algumas análises retrospectivas mostraram que o uso de morfina foi associado a uma maior probabilidade de ventilação mecânica, necessidade de internação em unidade de terapia intensiva (UTI), estadia hospitalar prolongada e mortalidade.

EDEMA AGUDO DE PULMÃO 177

Algoritmo de tratamento

Figura 5. Algoritmo de tratamento a partir da suspeita clínica.

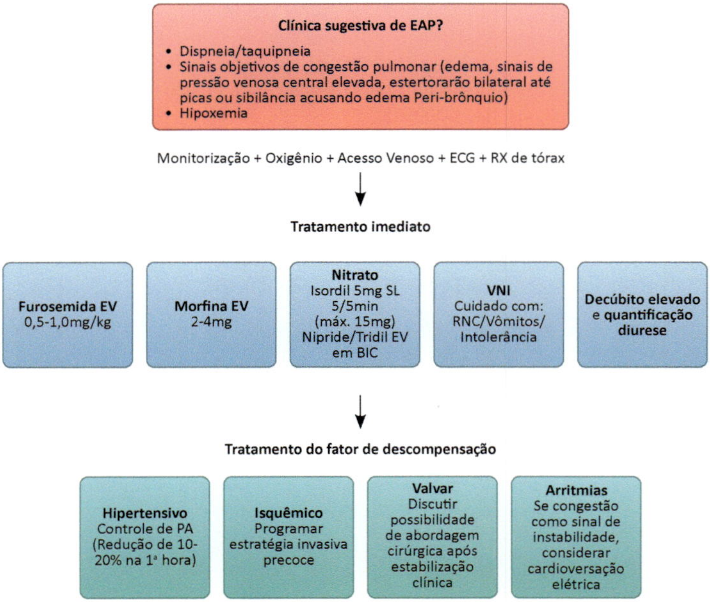

Clínica sugestiva de EAP?
- Dispneia/taquipneia
- Sinais objetivos de congestão pulmonar (edema, sinais de pressão venosa central elevada, estertorarão bilateral até picas ou sibilância acusando edema Peri-brônquio)
- Hipoxemia

Monitorização + Oxigênio + Acesso Venoso + ECG + RX de tórax

Tratamento imediato

- **Furosemida EV** 0,5-1,0mg/kg
- **Morfina EV** 2-4mg
- **Nitrato** Isordil 5mg SL 5/5min (máx. 15mg) Nipride/Tridil EV em BIC
- **VNI** Cuidado com: RNC/Vômitos/ Intolerância
- **Decúbito elevado e quantificação diurese**

Tratamento do fator de descompensação

- **Hipertensivo** Controle de PA (Redução de 10-20% na 1ª hora)
- **Isquêmico** Programar estratégia invasiva precoce
- **Valvar** Discutir possibilidade de abordagem cirúrgica após estabilização clínica
- **Arritmias** Se congestão como sinal de instabilidade, considerar cardioversação elétrica

BIBLIOGRAFIA RECOMENDADA

1. Gray A, Goodacre S, Newby DE, Sampson F, Masson M, et al. Noninvasive Ventilation in Acute Cardiogenic Pulmonary Edema. N Engl J Med 2008;359:142-51

2. Berbenetz N, Wang Y, Brown J, Godfrey C, et al. Non-invasive positive pressure ventilation (CPAP or bilevel NPPV) for cardiogenic pulmonary oedema. Cochrane Database of Systematic Reviews 2019, Issue 4. Art. No.: CD005351.

3. Gray AJ, Goodacre S, Newby DE, Masson MA, Sampson F, Dixon S, et al. A multicentre randomised controlled trial of the use of continuous positive airway pressure and non-invasive positive pressure ventilation in the early treatment of patients presenting to the emergency department with severe acute cardiogenic pulmonary oedema: the 3CPO trial. Health Technol Assess 2009;13(33).

4. Ware LB, Matthay MA. Acute Pulmonary Edema. N Engl J Med 2005;353:2788-96.

5. Oremus M, McKelvie R, Don Wauchope A, Ali U, Balion C, et al. A systematic review of BNP and NT-proBNP in the management of heart failure: overview and methods.

6. Purvey M, Allen G. Managing acute pulmonary oedema. Australian Prescriber 2017;40:59–63.

10

URGÊNCIA E EMERGÊNCIA HIPERTENSIVA

Tchaiana Balestrerri • Bruno Bressan Júnior • Sérgio de Vasconcellos Baldisserotto

⇨ DEFINIÇÃO

*E*mergência hipertensiva faz parte de um grupo nosológico maior denominado Crise Hipertensiva, a qual é definida por PAS ≥ 180 mmHg e/ou PAD ≥ 120 mmHg. Pode-se dividir a crise hipertensiva em duas entidades distintas: Urgência Hipertensiva e Emergência Hipertensiva. A grande diferenciação entre as duas se dá pelo acometimento de órgãos-alvo (LOA) nos casos de emergência hipertensiva, sendo necessária agilidade no diagnóstico e conduta por se tratar de uma condição potencialmente fatal.

Casos de urgência hipertensiva, onde os pacientes se apresentam com aumento dos níveis pressóricos, mas sem acometimento de órgãos-alvo, estão frequentemente associados à descontinuação ou redução do tratamento anti-hipertensivo prévio, além de apresentarem uma associação estreita com a presença de crises de ansiedade; nestes casos não se faz necessário tratamento endovenoso e/ou monitoração em leito de cuidados intensivos, apenas otimização do tratamento medicamentoso oral, bem como identificação e tratamento dos fatores desencadeantes.

O limiar pressórico previamente apresentado tem a função arbitrária de alerta e triagem, no entanto, ao se tratar de uma emergência hipertensiva, mais importante do que o valor numérico, é o *status* clínico do paciente associado ao acometimento rápido e progressivo de órgãos-alvo (SNC, sistema cardiovascular, rins, retina ou envolvimento de múltiplos órgãos).

Há poucos dados para estimar a real incidência dos casos de emergências hipertensivas, no entanto, acredita-se ser muito maior do que o relatado, visto a grande prevalência de pacientes hipertensos no nosso meio.

Os sintomas apresentados são muito variáveis e dependem do órgão-alvo acometido, portanto há um grande espectro de apresentação clínica, tornando o diagnóstico correto um desafio.

Didaticamente, pode-se classificar em diferentes apresentações clínicas conforme o sistema acometido:

1. **Hipertensão acelerada/maligna:** Hipertensão associada à retinopatia bilateral avançada (fundo de olho revela hemorragias, manchas algodonosas e papiledema);

2. **Encefalopatia Hipertensiva:** Hipertensão associada a sintomas neurológicos graves como convulsões e até mesmo coma, sem outras causas possíveis;

3. **Microangiopatia trombótica hipertensiva:** Hipertensão associada à hemólise e trombocitopenia sem outro fator causal;

4. **Outras apresentações clínicas:** edema agudo de pulmão, acidente vascular cerebral (AVC), síndrome coronariana

aguda (SCA), síndromes aórticas agudas (SAA) e pré-eclampsia/eclampsia.

ETIOLOGIA

Apesar da fisiopatologia dessa condição não ser completamente elucidada, sabe-se que há um desequilíbrio no sistema de autorregulação do leito vascular assim como ativação excessiva do sistema renina-angiotensina-aldosterona gerando uma vasoconstricção excessiva; estes mecanismos, associados ou não com aumento do volume intravascular, são capazes de gerar aumento abrupto da pressão arterial sistêmica, iniciando um círculo vicioso de lesão endotelial, ativação plaquetária e dos sistemas de coagulação, resposta imunológica, proliferação miointimal e, finalmente, necrose fibrinoide de arteríolas e pequenas artérias, resultando em isquemia de órgãos-alvo.

Nos pacientes hipertensos crônicos, para que ocorram tais alterações, fazem-se necessários aumentos rápidos e exorbitantes dos níveis pressóricos. Portanto, o inverso também é verdadeiro: reduções de pressão arterial excessivamente rápidas podem gerar isquemia de órgãos-alvo, especialmente no território cerebral.

Para melhor entendimento desta condição, é importante o conhecimento do mecanismo de autorregulação do fluxo sanguíneo cerebral (FSC), que é mantido através da íntima relação entre pressão perfusão cerebral (resultante da pressão arterial média menos a pressão intracraniana – PPC = PAM – PIC) e a resistência cerebral vascular. Em indivíduos normotensos, a faixa pressórica na qual o fluxo cerebral é mantido constante é ampla (60-150 mmHg). Em caso de incrementos na PPC, ocorre aumento concomitante da RCV (resistência cerebral vascular) a fim de evitar hiperfluxo e edema cerebral e, em casos de redução da PPC, observamos vasodilatação e redução de RCV para evitar isquemia.

No entanto, em pacientes previamente hipertensos, o limite inferior da autorregulação é maior, fazendo com que não ocorra proteção cerebral em situações de hipotensão abrupta, gerando assim, isquemia de órgão-alvo.

→ DIAGNÓSTICO

O diagnóstico dessa condição, por vezes, torna-se difícil pela grande variação de apresentações clínicas possíveis já que não se trata de uma condição restrita a um órgão ou sistema, mas sim de uma patologia multissistêmica e potencialmente fatal.

O primeiro desafio é a identificação dos pacientes que se encontram em crise hipertensiva; para isso, faz-se necessária a correta aferição da pressão arterial: deve ser realizada nos dois membros superiores e por 3 vezes, em um local preferencialmente tranquilo. A etapa seguinte consiste na identificação daqueles que apresentam algum sinal de alerta compatível com acometimento de órgãos-alvo, sendo esses pacientes direcionados à sala de monitoração.

Uma anamnese breve e direcionada deve ser realizada, englobando perguntas-chave para elucidação do quadro: fatores desencadeantes da crise hipertensiva, histórico de hipertensão arterial crônica, uso de medicações anti-hipertensivas bem como descontinuação do tratamento (atenção para interrupção abrupta de inibidores adrenérgicos como clonidina, metildopa, minoxidil e betabloqueadores), consumo de álcool ou drogas ilícitas, especialmente cocaína, crack e LSD e, por último, mas não menos importante, certificar-se de que não se trata de uma gestante.

A elucidação diagnóstica é guiada pelas manifestações, portanto, uma boa análise clínica é fundamental para solicitação dos exames laboratoriais e de imagem necessários para cada situação específica.

Todos os pacientes devem realizar um painel básico de exames laboratoriais incluindo hemograma, plaquetas, bioquímica, coagulação e perfil lipídico. Investigação adicional deve ser direcionada para cada situação específica.

Pacientes portadores de alterações neurológicas como cefaleia, alterações visuais, tonturas, distúrbios do movimento, rebaixamento de sensório, sinais focais ou até mesmo coma devem realizar algum exame de imagem cerebral; na grande maioria das vezes, opta-se pela tomografia computadorizada de crânio por ser um exame amplamente disponível e de rápida obtenção. Em alguns casos selecionados podemos lançar mão da ressonância magnética de encéfalo ou até mesmo de uma punção lombar.

Com essa análise inicial, se faz possível distinguir os casos de:

1. Encefalopatia hipertensiva: cursa com edema cerebral secundário à elevação da pressão arterial. Geralmente ocorre em pacientes portadores de HAS crônica que desenvolvem hipertensão acelerada maligna ou em normotensos que apresentem súbito aumento de pressão arterial com perda dos mecanismos de autorregulação cerebral;
2. Acidente vascular cerebral isquêmico;
3. Acidente vascular cerebral hemorrágico.

Pacientes que apresentam alterações cardiovasculares como alterações de ritmo cardíaco, sopro carotídeo, dor precordial, em dorso ou abdome devem realizar com brevidade um eletrocardiograma para excluir casos de SCACSST e a necessidade imediata de revascularização miocárdica, seja através de angioplastia coronariana percutânea, seja por meio de trombólise. Outros exames que devem ser realizados incluem radiografia de tórax, ecocardiograma e dosagem de marcadores de necrose miocárdica.

Na emergência hipertensiva a elucidação da causa da precordialgia não é tão simples e intuitiva como parece, pois casos de síndromes aórticas (dissecção aórtica, úlceras de parede aórtica e hematomas intramurais) são possíveis e trazem alta taxa de mortalidade. Atentar para sinais semiológicos de dissecção aórtica pois o manejo clínico é diferenciado nesta condição em relação às demais apresentadas. Faz-se necessária realização de angiotomografia de tórax para o diagnóstico.

Em casos de falência aguda do ventrículo esquerdo ou insuficiência cardíaca esquerda manifesta por edema agudo de pulmão a clínica geralmente é mais dramática e requer um estudo de imagem, seja pela radiografia de tórax ou, atualmente mais disponível e utilizado, uma ecografia pulmonar somada à ecocardiografia. A identificação dessa condição baseia-se na apresentação clínica exuberante e o tratamento deve ser fornecido prontamente pois, na maioria das vezes, estaremos diante de um caso de insuficiência respiratória aguda.

Casos de acometimento do sistema renal devem ser suspeitados quando estamos frente à uma história clínica de redução de volume/frequência urinária, edema de membros inferiores ou hematúria. Porém, nessa condição, até mais do que nas descritas anteriormente, faz-se necessário a realização de um painel laboratorial direcionado: exame qualitativo de urina, ureia, creatinina, eletrólitos e gasometria. A realização de ultrassom de vias urinárias também se torna interessante, ajudando a identificar pacientes portadores de doença renal crônica e excluir fatores obstrutivos.

A análise de fundo de olho é de extrema importância e pouco realizada. Alterações como vasoespasmo, cruzamentos arteriovenosos, espessamento na parede arterial, exsudatos duros e moles, hemorragias e papiledema devem ser pesquisados. A fundoscopia é importante pois nos direciona para os casos de hipertensão acelerada/maligna que se caracteriza pela hipertensão grave associada à retinopatia com papiledema nos casos de maligna; e sem papiledema nos casos de acelerada; hoje esses termos são intercambiáveis. Caracterizam-se pela evolução rapidamente progressiva e potencialmente fatal e podem ou não estar associados a acometimento de demais órgãos-alvo, especialmente os rins e sistema cardiovascular.

Nos setores de emergência é muito comum encontrar pacientes usuários de drogas ilícitas; suspeita-se dessa condição quando nos deparamos com casos de crise hipertensiva e hiperatividade simpática. A droga mais comum com potencial de causar danos graves é a cocaína, que tem por mecanismo de ação o bloqueio da recaptação da norepinefrina e dopamina, além da redução da biodisponibilidade do óxido nítrico sendo assim um poderoso agente simpaticomimético causando, de forma dose-dependente, aumento de frequência cardíaca, hipertensão arterial e vasoconstrição coronariana. Tais efeitos são potencializados pelo abuso concomitante de álcool. Fármacos como os inibidores da monoaminoxidase, inibidores da recaptação da serotonina, anfetamina e LSD, quando utilizados em excesso, também podem gerar essa apresentação.

Gestantes que já apresentem algum estado hipertensivo ou que desenvolvam hipertensão arterial (PAS ≥ 140 ou PAD ≥ 90 mmHg) após a 20ª semana de gestação associado à proteinúria (relação proteinúria/creatininúria > 0,3) ou a alterações renais, hepáticas, neurológicas ou hematológicas são portadoras de um quadro de pré-eclâmpsia (PE). Sinais de alerta incluem cefaleia, distúrbios visuais, dor abdominal, dor torácica e edema pulmonar, além de alterações laboratoriais como plaquetopenia < 100.000/mm³, elevação das aminotransferases (TGO/TGP 2x valor basal) e creatinina sérica > 1,1 mg/dL. Já a eclampsia é marcada pela ocorrência de convulsões motoras generalizadas (tipo grande mal) em gestante com PE.

Mais raro, mas não impossível, é a elevação da pressão arterial secundária a casos de emergência adrenérgica por presença de tumores neuroendócrinos, especialmente o feocromocitoma, capaz de secretar catecolaminas e por consequência elevar a pressão arterial, frequência cardíaca e provocar cefaleia. A elevação pressórica pode ser sustentada ou paradoxal e nesses casos o aumento acentuado da pressão arterial pode gerar emergência hipertensiva com acometimento de órgão-alvo. O diagnóstico de feocromocitoma se dá pela dosagem de catecolaminas e seus metabólitos no sangue e na urina, além de exames de imagem como tomografia computadorizada, ressonância magnética ou até mesmo cintilografia para pesquisa desses tumores.

Para todas as condições descritas previamente, o pilar do manejo clínico é a redução da pressão arterial de modo lento e progressivo, exceto nos casos de dissecção aórtica e pré-eclampsia/eclampsia onde se faz necessária uma redução mais rápida. Em todos os casos devem ser excluídos fatores capazes de perpetuar e agravar a condição clínica de base como por exemplo a associação do edema agudo de pulmão hipertensivo ao infarto agudo do miocárdio – além da redução pressórica, faz-se necessária a pronta revascularização miocárdica.

➡ TRATAMENTO

Pacientes portadores de Emergências Hipertensivas devem receber manejo clínico em leito de UTI com medicações por via parenteral e com monitoração contínua adequada. O tratamento consiste em evitar a progressão da lesão no órgão-alvo acometido e, por isso, a identificação do sistema envolvido se faz fundamental.

A droga de escolha deve preencher alguns pré-requisitos básicos: ser facilmente titulável, ter mecanismo de ação conhecido e condizente com a fisiopatologia da lesão envolvida além de apresentar curva dose-resposta previsível a fim de evitar hipotensão severa.

A meta de redução, como regra geral é a seguinte:

→ ↓ PA entre 10% e 20% na primeira hora (normalmente resultando em PA < 180/< 120 mmHg);

→ ↓ PA 5% a 15% nas próximas 23 horas (normalmente resultando em PA < 160/ < 110 mmHg).

Existem exceções à regra citada acima: na fase aguda do AVC isquêmico admite-se a hipertensão permissiva até valores de 220/120 mmHg naqueles pacientes que não serão submetidos a terapias de reperfusão a fim de preservar o fluxo para a área de penumbra. Pacientes candidatos à trombólise devem ter seus níveis pressóricos reduzidos para valores abaixo de 185/110 mmHg pelo risco de transformação hemorrágica.

→ Já nos casos de AVC hemorrágico leve a moderado em sua fase aguda, conforme as diretrizes publicadas em 2022 pela American Heart Association/American Stroke Association, tem-se uma meta de pressão arterial sistólica (PAS) de 130 a 150 mmHg. Já nos casos graves ou que necessitem drenagem cirúrgica, a meta pressórica não está bem estabelecida.

Outra situação especial são os casos de dissecção aórtica aguda, onde a redução não somente da pressão arterial, mas também da frequência cardíaca de modo rápido e sustentado, se faz fundamental.

O alvo buscado de PAS gira em torno 100-120 mmHg e o de frequência cardíaca em torno de 60 bpm. O emprego de betabloqueadores de administração parenteral (esmolol, metoprolol, labetalol) tem maior espaço nessa condição pois são capazes de reduzir a tensão de cisalhamento na parede da aorta. O uso isolado de nitroprussiato de sódio ou outros vasodilatadores deve ser desencorajado pelo potencial de taquicardia reflexa. Por ser uma condição muito dolorosa, o controle álgico também é pilar do tratamento.

Importante ressaltar que nos casos de acometimento neurológico acompanhado por hipertensão em pacientes que sofreram traumatismo craniano ou em portadores de hemorragia subaracnoide/pós-operatório neurocirurgia, mais do que guiar-se por valores absolutos de pressão arterial, é importante, se disponível, a monitoração da PIC, para que a pressão de perfusão cerebral seja aferida e sirva como guia para o adequado ajuste dos níveis tensionais (evitando-se hiperemia ou isquemia em leito cerebral).

Casos de encefalopatia hipertensiva muitas vezes só serão identificados como diagnóstico de exclusão após melhora dos sintomas com a redução eficaz da pressão arterial respeitando o intervalo de autorregulação cerebral. Nessa situação a redução de pressão arterial deve seguir a regra descrita acima.

Nos casos de insuficiência cardíaca aguda manifestos como edema agudo de pulmão, o tripé fundamental do tratamento se dá pelo uso concomitante de diuréticos de alça, vasodilatadores endovenosos para redução da pré e pós-carga (NTG ou NPS) e ventilação mecânica não invasiva. Medicações que aumentam o trabalho cardíaco ou reduzam contratilidade (como hidralazina e betabloqueadores) devem ser evitadas.

Nos casos de EH que cursam com SCA, a identificação dos pacientes com indicação de revascularização de urgência do vaso acometido deve ser buscada sistematicamente e a terapia medicamentosa associada visa redução da PA com vasodilatador endovenoso (NTG) e/ou betabloqueador quando houver taquicardia associada buscando redução do consumo de oxigênio pelo miocárdio com insulto agudo. Atentar para casos de envolvimento de ventrículo direito, onde essas medicações não têm espaço e podem piorar o quadro clínico.

Nos pacientes com clínica de hiperatividade simpática, elucidar se houve pausa abrupta de anti-hipertensivos de ação curta como clonidina; caso sim, normalmente a restituição da medicação descontinuada é capaz de reduzir a pressão arterial.

Nos pacientes com histórico de abuso de drogas simpaticomiméticas como cocaína ou anfetaminas o uso de benzodiazepínicos em associação com algum fármaco alfabloqueador competitivo (fentolamina) é indicado. Nicardipina, NPS ou clonidina podem ser considerados, já os betabloqueadores são contraindicados pois não reduzem a vasoconstrição coronariana.

Durante a gestação, a meta do tratamento inclui estabilização da mãe com anti-hipertensivos seguros e o bem-estar fetal. O tratamento medicamentoso urgente é indicado com os níveis de PAS ≥ 155 mmHg associado a sinais premonitórios. As opções medicamentosas de urgência incluem a hidralazina, NPS, labetalol, fenoldopam e nicardipina. O uso de sulfato de magnésio deve ser preconizado como prevenção bem como para tratamento das crises convulsivas durante a eclampsia. Importante realizar a monitoração contínua da frequência respiratória, dos reflexos patelares, do débito urinário e da oxigenação. Os níveis de sulfato de magnésio devem permanecer entre 4-7 mEq/L e, em caso de intoxicação, o gluconato de cálcio pode ser administrado.

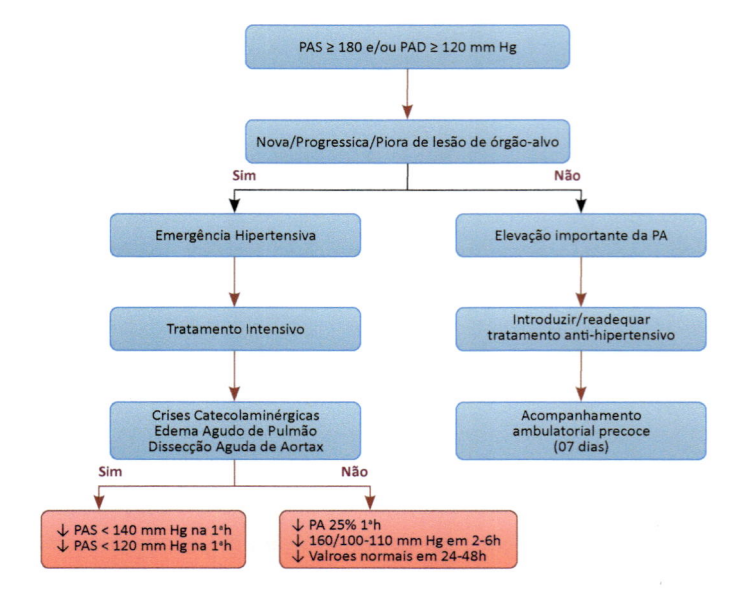

Tabela 1. Urgências X Emergências Hipertensivas.

Urgências	Emergências
Nível pressórico elevado acentuado	Nível pressórico elevado acentuado
Sem LOA aguda ou progressiva	LOA aguda e progressiva
Combinação medicamentosa por via oral	Fármaco parenteral
Sem risco iminente de morte	Risco iminente de morte
Acompanhamento ambulatorial	Internação em UTI

LOA: Lesão em órgão-alvo; UTI: unidade de terapia intensiva (adaptada da *Diretriz brasileira de hipertensão arterial* – 2020. Barroso, *et al*).

Figura 1. Fluxograma de atendimento de crise hipertensiva (adaptada da *Diretriz brasileira de hipertensão arterial* – 2020. Barroso, et al).

PAS ≥ 180 e/ou PAD ≥ 120 mm Hg
↓
Nova/Progressica/Piora de lesão de órgão-alvo

Sim:
- Emergência Hipertensiva
- Tratamento Intensivo
- Crises Catecolaminérgicas / Edema Agudo de Pulmão / Dissecção Aguda de Aortax
  - **Sim:** ↓ PAS < 140 mm Hg na 1ªh; ↓ PAS < 120 mm Hg na 1ªh
  - **Não:** ↓ PA 25% 1ªh; ↓ 160/100-110 mm Hg em 2-6h; ↓ Valroes normais em 24-48h

Não:
- Elevação importante da PA
- Introduzir/readequar tratamento anti-hipertensivo
- Acompanhamento ambulatorial precoce (07 dias)

URGÊNCIA E EMERGÊNCIA HIPERTENSIVA

■ Tabela 2. Principais fármacos no tratamento de Emergências Hipertensivas.

Fármaco	Modo de administração e dosagem	Início	Duração	Indicações	Eventos adversos e precauções
Nitroprussiato de sódio (vasodilatador arterial e venoso)	Infusão contínua 0,25-10 mg/kg/min IV	Imediato	1-2 min	Maioria das emergências hipertensivas	Intoxicação por cianeto, hipotensão grave, náuseas, vômitos. Cuidado na insuficiência renal e hepática e pressão intracraniana alta.
Nitroglicerina (vasodilatador arterial e venoso)	Infusão contínua IV 5-15mg/h	2-5min	3-5 min	Insuficiência coronariana, Insuficiência ventricular esquerda com EAP	Cefaleia, taquicardia reflexa, taquifilaxia, *flushing.*
Metoprolol (bloqueador beta-adrenérgico seletivo)	5 mg IV (repetir 10/10 min, se necessário até 20 mg)	5-10min	3-4h	Insuficiência coronariana Dissecção aguda de aorta (em combinação com NPS)	Bradicardia, BAV avançado, insuficiência cardíaca, broncoespasmo. Contradicação nos casos de abuso de drogas simpaticomiméticas.
Esmolol (bloqueador beta-adrenérgico seletivo de ação ultrarrápida)	Ataque: 500 µg/kg Infusão intermitente IV 25-50 µg/kg/min ↑ 25 µg/kg/min cada 10- 20 min. Máximo 300 µg/kg/min	1-2 min	1-20 min	Dissecção Aguda de Aorta (em combinação com NPS)	Náuseas, vômitos, BAV 1º grau, broncoespasmo, hipotensão. Contradicação nos casos de abuso de drogas simpaticomiméticas.

* Fentolamina (bloqueador α-adrenérgico)	Infusão contínua IV: 1-5 mg. Máximo 15 mg	1-2 min	3-5 min	Excesso de catecolaminas (feocromocitoma, excesso de drogas – cocaína, anfetaminas, retirada de clonidina)	Taquicardia reflexa, flushing, tontura, náuseas, vômitos.
* Trimetafan (bloqueador ganglionar do SNS e SNPS)	Infusão contínua IV: 0,5-1,0 mg/min. ↑ 0,5 mg/min até o máximo de 15 mg/min	1-5 min	10 min	Excesso de catecolaminas Dissecção aguda de aorta	Taquifilaxia
Hidralazina (vasodilatador de ação direta)	10-20 mg IV ou 10-40 mg IM 6/6 h	10-30 min	10-12h	Eclâmpsia	Taquicardia, cefaleia, vômitos. Piora da angina e do infarto. Cuidado com pressão intracraniana elevada.
Diazóxido (vasodilatador da musculatura lisa arteriolar)	Infusão IV 10-15 min 1-3 mg/kg Máximo 150 mg	1-10 min	3-18h	Encefalopatia hipertensiva	Retenção de sódio, água, hiperglicemia e hiperuricemia.
* Fenoldopam (agonista seletivo dopaminérgico)	Infusão contínua IV 0,1-1,6 µg/kg/min	5-10 min	10-15min	Insuficiencia renal aguda	Cefaleia, náuseas, rubor. Contraindicado para pacientes com aumento pressão intraocular e/ou intracraniana.

* Nicardipina (bloqueador dos canais de cálcio)	Infusão contínua IV 5-15 mg/h	5-10 min	1-4h	Acidente vascular encefálico Encefalopatia hipertensiva Insuficiência ventricular esquerda com EAP	Taquicardia reflexa, flebite evitar em pacientes com insuficiência cardíaca ou isquemia miocárdica.
* Labetalol (bloqueador alfa/beta--adrenérgico)	Ataque: 20-80 mg 10-10 min IV Infusão contínua IV 2 mg/min (máximo 300 mg/24h)	5-10 min	2-6h	Acidente vascular encefálico Dissecção aguda de aorta (em combinação com NPS)	Náuseas, vômitos, BAV, broncoespasmo, hipotensão ortostática.

* Não disponíveis no Brasil. NPS = nitroprussiato de sódio; IV = intravenoso; EAP = edema agudo de pulmão; BAV = bloqueio atrioventricular; SNS = sistema nervoso simpático; SNPS = sistema nervoso parassimpático (adaptada de *High Blood Pressure Clinical Practice Guideline* – 2017. Whelton, et al.).

BIBLIOGRAFIA RECOMENDADA

1. Vilela-Martin JF, Yugar-Toledo JC, Rodrigues MC, Barroso WKS, Carvalho LCBS, González FJT, et al. Posicionamento Luso-Brasileiro de Emergências Hipertensivas – 2020. Arq Bras Cardiol. 2020; 114(4)736-751;

2. Rabi, et al. Hypertension Canada's 2020 Comprehensive Guidelines for the Prevention, Diagnosis, Risk Assessment, and Treatment of Hypertension in Adults and Children. Canadian Journal of Cardiology, 2020; 596-624.

3. Unger T, et al. 2020 International Society of Hypertension Global Hypertension Practice Guidelines. Journal of Hypertension, 2020; 75:00-00.

4. Barroso WKS, Rodrigues CIS, Bortolotto LA, Mota-Gomes MA, Brandão AA, Feitosa ADM, et al. Diretrizes Brasileiras de Hipertensão Arterial – 2020. Arq Bras Cardiol. 2021; 116(3):516-658

5. Whelton PK, Carey RM, Aronow WS, Casey DE Jr, Collins KJ,

6. Dennison HC, DePalma SM, Gidding S, Jamerson KA, Jones DW, MacLaughlin EJ, et al. 2017 ACC/AHA/AAPA/ABC/ACPM/AGS/APhA/ASH/ASPC/NMA/PCNA guideline for the prevention, detection, evaluation, and management of hig blood pressure in adults: a report of the American College of Cardiology/American Heart Association Task Force on Clinical Practice Guidelines. J Am Coll Cardiol 2018;71:e127–248.

7. Heath I, et al. Hypertensive Urgency—Is This a Useful Diagnosis?. JAMA Internal Medicine. 2016; 2016.1498.

8. Stergio GS, et al. 2021European Society of Hypertension practice guidelines for office and out-of-office blood pressure measurement. J Hypertens 39: 2021; 1293–1302.

9. Greenberg SM, Ziai WC, Cordonnier C, Dowlatshahi D, Francis B, Goldstein JN, Hemphill JC 3rd, Johnson R, Keigher KM, Mack WJ, Mocco J, Newton EJ, Ruff IM, Sansing LH, Schulman S, Selim MH, Sheth KN, Sprigg N, Sunnerhagen KS; American Heart Association/American Stroke Association. 2022 Guideline for the Management of Patients With Spontaneous Intracerebral Hemorrhage: A Guideline From the American Heart Association/American Stroke Association. Stroke. 2022 Jul;53(7):e282-e361. doi: 10.1161/STR.0000000000000407. Epub 2022 May 17. PMID: 35579034.

11

ECOCARDIOGRAFIA BEIRA LEITO

Amadeu Antonio Bertuol Filho ▪ *Marina Mendes Felisberto*

➡ INTRODUÇÃO

O aprendizado da ecografia à beira do leito vem em constante disseminação e se tornou parte da rotina em cuidados clínicos e intensivos. Essa disciplina já integra a grade curricular de algumas faculdades de medicina.

Na atual prática dos grandes e médios centros do país a ecografia está difundida por ter grande aplicação em procedimentos e facilitar a avaliação do paciente.

O exame de ecografia é intuitivo: após aprender a manusear o transdutor (*probe*), o conhecimento prévio de anatomia e fisiologia facilita a execução do exame. Tanto é verdade que a curva de aprendizado para a adequação básica não demanda treinamento extenso.

O ecocardiograma formal é um exame consolidado que demanda aparelhagem adequada e treinamento prolongado trazendo muitas informações estruturais e funcionais do paciente agudo. No entanto, é possível realizar avaliações sumárias com aparelhos beira leito para nortear condutas diagnosticando síndromes clínicas.

Podemos dizer que o ecógrafo ganhou as mãos dos não especialistas após alguns estudos: os protocolos de avaliação de trauma (ex.: FAST) para avaliação de líquido livre iniciaram a difusão da ecografia beira leito.

Posteriormente organizaram-se protocolos de avaliação de choque e dispneia. O protocolo BLUE de 2008 estudou a ecografia para diferenciar dispneia cardiogênica de outras causas e demonstrou bom valor preditivo negativo: 95%-99%.

Para diferenciação dos tipos de choque, o protocolo RUSH avalia a função cardíaca, o aspecto dos grandes vasos os espaços serosos para diferenciar adequadamente o choque. A meta-análise de estudos usando RUSH demonstra sensibilidade e especificidade diagnósticas acima de 88%.

Evidências apontam que a ecografia reduz o tempo para diagnóstico diferencial de dispneia na UTI (POCUS: 24 +/- 10 min *versus* avaliação radiográfica/clínica/tomográfica: 186 +/- 72 min).

O objetivo do capítulo é mostrar como realizar as principais janelas ecográficas, como utilizar as ferramentas do ecógrafo e identificar os achados das principais síndromes clínicas.

→ DO APARELHO

Há três grandes grupos de aparelhos disponíveis

1. Aparelhos de ecografia "tradicionais": São os aparelhos de maior tamanho, habituais de serviços de imagem. Sua maioria é de tamanho inapropriado para o transporte, contudo alguns são compactos a ponto de serem úteis para o uso à

beira do leito. Possuem melhor capacidade de resolução de imagem e ferramentas de *doppler*.

2. Aparelhos de ecografia à beira de leito (POCUS): Estão difundidos nas UTIs e emergências. A qualidade da imagem em geral é boa, porém sofre impacto naqueles com janelas acústicas desfavoráveis e tem limitada definição para tecidos complexos como as válvulas. Alguns não possuem funções de doppler, somente a imagem dinâmica (2D)

3. Aparelhos tipo *hand-held*: Tecnologia nova e promissora. Possuem variabilidade quanto à qualidade de imagem. A resolução temporal é limitada, o que prejudica o exame de estruturas móveis, tal como no ecocardiograma. A maioria não possui capacidade de realizar doppler adequadamente e podem ser influenciados por ruídos e sons externos. Sua vantagem consiste em serem extremamente portáteis e de uso pessoal.

⮕ DO TRANSDUTOR

O transdutor para exame cardíaco é o tipo setorial para adultos. Por também ter face convexa, pode ser utilizado também para avaliações sumárias de abdome (FAST) e tórax.

⮕ POSICIONAMENTO

Ignorar o posicionamento do paciente é um erro extremamente comum e que tem grande influência na qualidade das janelas.

A posição correta é o decúbito esquerdo e elevação do braço esquerdo por trás da cabeça. Essa manobra aproxima o coração da parede torácica.

Sempre que a condição clínica permitir deve-se buscar essa posição pois facilita melhores janelas e se traduz em menor tempo de execução do exame.

MODOS DE IMAGEM

Bidimensional

É o modo que hoje estamos acostumados: imagens em movimento. A qualidade da imagem depende do poder do aparelho, das configurações e da janela acústica do paciente.

Modo M

Historicamente precedeu o modo bidimensional. Uma linha é selecionada na imagem bidimensional. A imagem resultante será um gráfico demonstrando tudo o que acontece somente naquela linha, através do tempo. Sua vantagem é a excelente resolução temporal.

Doppler colorido

O modo "*color*" ou "*clr*" aplica coloração aos fluxos que existem em uma região selecionada. Normalmente colore de vermelho os fluxos que se aproximam do transdutor e de azul aquelas que se afastam. Assim podemos ver jatos de regurgitação, por exemplo, ou os fluxos através das válvulas.

Ele traz uma escala de velocidades pré-setada na faixa de -60 a +60 cm/s a qual podemos modificar conforme o fluxo a ser avaliado.

Doppler Contínuo (DC)

Um traço que parte do transdutor "lê" todos os fluxos que por ali passam, e traz em forma de gráfico as velocidades atingidas sobre o tempo. Exemplo: alinhar com a válvula aórtica para medir a velocidade máxima e fazer diagnóstico de estenose aórtica.

O fluxo deve estar alinhado com esse traço para não ocorrer erro de medição.

■ Figura 1. Janela apical quatro câmaras. O doppler colorido mostra os fluxos existentes no setor amostrado. Há um jato multicolorido (turbulento) que parte do ventrículo esquerdo e adentra o átrio esquerdo, compatível com insuficiência mitral.

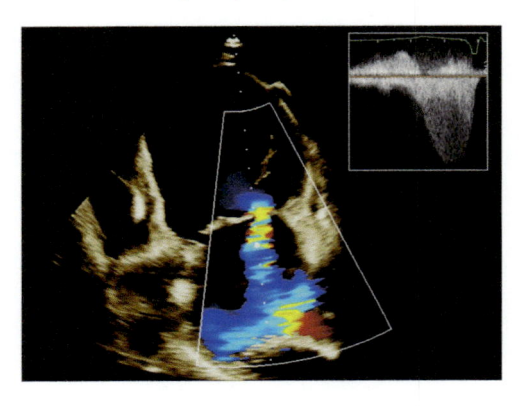

A linha pontilhada está alinhada no mesmo eixo do fluxo para ser interrogado com o doppler contínuo. O resultado será dado em um gráfico de velocidade *versus* tempo (canto superior direito).

Doppler Pulsado (DP)

Uma linha que parte do transdutor e tem um marcador que escolhe uma pequena região na linha. O Doppler avaliará as velocidades que passam somente naquele ponto, ao contrário do doppler contínuo que as velocidades de toda a extensão do traço.

→ **Exemplo:** o fluxo da via de saída do ventrículo esquerdo para estimar o débito cardíaco.

Doppler tecidual

De pouco interesse para a beira do leito, as máquinas mais refinadas permitem o uso. É utilizado para avaliar velocidades do próprio tecido.

JANELAS

Marcador: O marcador de orientação estará sempre à direita nas sugestões deste capítulo.

Figura 2. Locais de posicionamento do probe. Cada paciente possui uma conformação do tórax e do coração diferente, portanto, estão apresentadas em regiões.

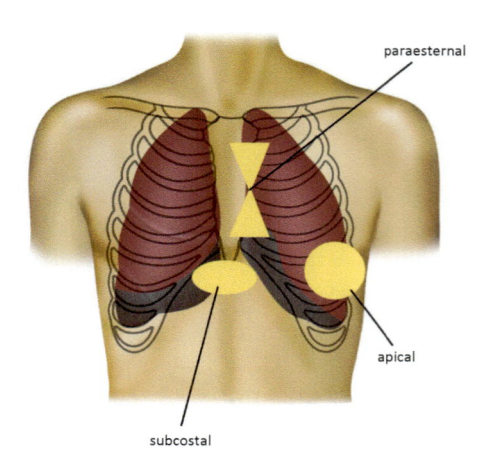

JANELA PARAESTERNAL ESQUERDA

→ Colocar o transdutor logo ao lado esquerdo do esterno com o marcador apontando para o ombro direito ou esquerdo do paciente conforme o eixo pretendido, na altura do 2º – 3º espaço intercostal.

→ "Mirar" o transdutor para o centro do peito do paciente.

→ Fazer pequenos movimentos até encontrar a melhor imagem.

→ Subir ou descer os espaços intercostais conforme o biotipo do paciente.

EIXO LONGO OU LONGITUDINAL

O marcador aponta para o ombro direito.

As estruturas de interesse principais são alinhar a válvula mitral com a válvula aórtica.

Depois de estarem alinhadas, as demais estruturas estarão mais facilmente visualizáveis.

Figura 3.

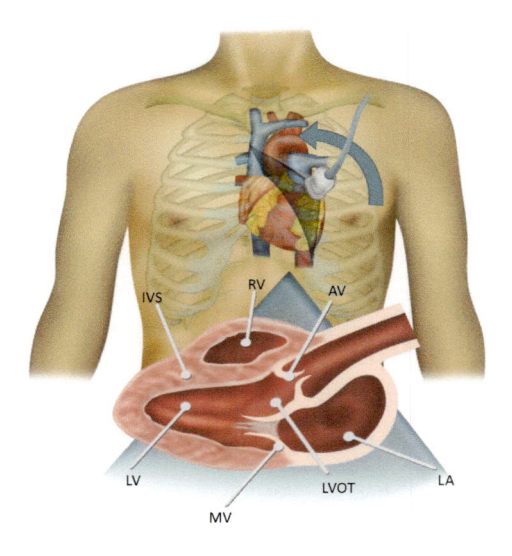

Avalia-se a mobilidade e morfologia dessas estruturas, a contratilidade do ventrículo esquerdo e a movimentação das válvulas.

O doppler colorido pode ser usado para avaliar regurgitações.

O ventrículo direito aparece na porção superior da tela, porém essa janela não permite avaliá-lo com segurança.

Figura 4. Janela paraesternal, eixo longo. RV: Ventrículo Direito. S: Septo interventricular. LV: ventrículo esquerdo (cavidade). PO: Parede posterior. Ao: Aorta. LA: átrio esquerdo. *: da valva mitral. O pericárdio está representado por #.

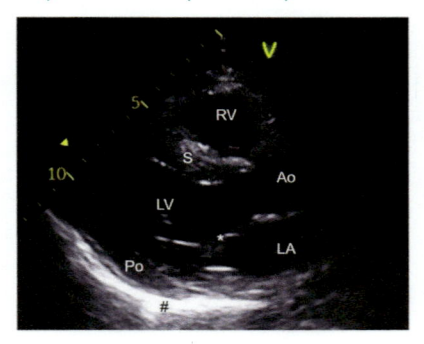

→ EIXO CURTO

O marcador deve apontar para o ombro esquerdo. (da posição do eixo longo, girar 90º).

Imaginar um eixo que parte da base do coração até seu ápice.

Aqui veremos seções em cima deste eixo.

O maior interesse é avaliar:

1. Contratilidade do ventrículo esquerdo.

2. Relação VD/VE para sobrecarga de câmaras direitas (o VD tem até ⅔ da área do VE).
3. Avaliar derrame pericárdico

Figura 5. Janela paraesternal, eixo curto.

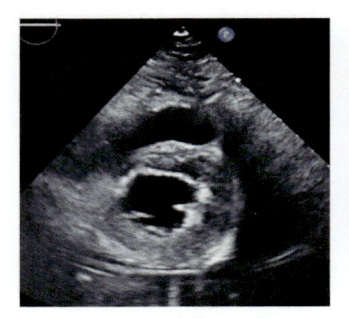

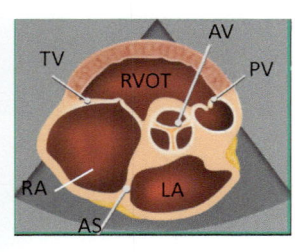

Divide-se o coração em quatro níveis, sendo três na porção ventricular

Figura 6. Esquema mostrando os cortes do eixo curto, de superior para inferior, o Apical, o Médio, o Basal e os Vasos da Base.

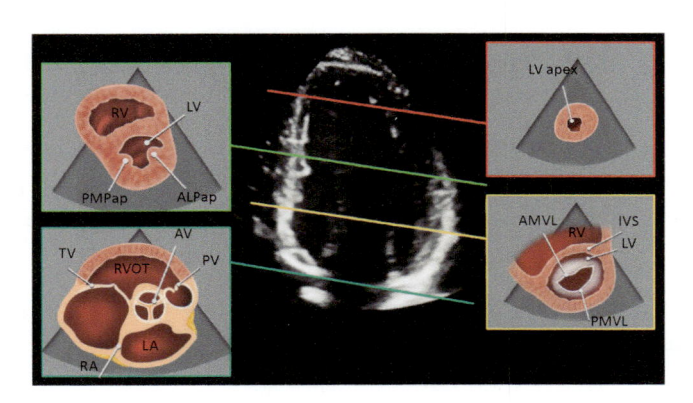

◼ Figura 7. Eixo curto: Nivel basal. Eixo curto Nivel médio. AMVL: Folheto anterior da mitral PMPAP: Papilar póstero-medial. PMVL: Folheto posterior da mitral ALPap: Papilar ântero-lateral. Eixo curto, nível do ápice (adaptada de https://www.asecho.org/wp-content/uploads/2018/10/Guidelines-for-Performing-a-Comprehensive-Transthoracic-Echocardiographic-Examination-in-Adults.pdf).

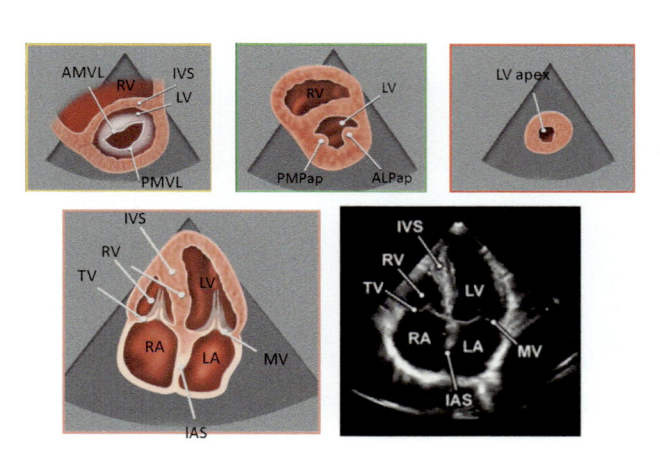

→ APICAL

Quatro câmaras

É a janela com maior dificuldade para realização. Obtém-se melhores resultados com o paciente em decúbito lateral esquerdo.

Apoia-se o transdutor próximo ao mamilo, na linha axilar anterior, em direção às vértebras torácicas. Pode-se deslizar o probe para lateral ou medial, ou descer espaços intercostais, sempre "mirando" para as vértebras. O marcador é apontado para o chão.

Movimentos de rotação do transdutor também são feitos para buscar a imagem.

A imagem inicial será a visualização "quatro câmaras" vista abaixo.

Figura 8. Apical quatro câmaras. IAS: septo interatrial (adaptada de https://www.asecho.org/wp-content/uploads/2018/10/Guidelines-for-Performing-a-Comprehensive-Transthoracic-Echocardiographic-Examination-in-Adults.pdf).

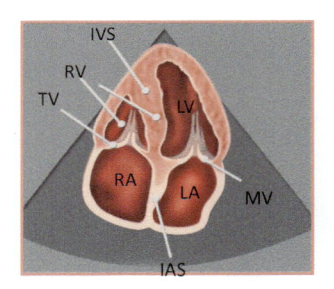

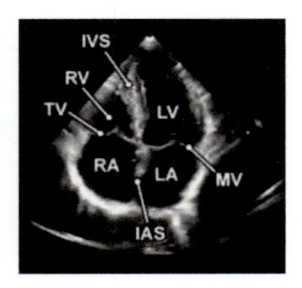

A imagem estará correta quando a válvula tricúspide e a válvula mitral estiverem na mesma altura. O ápice cardíaco correto consiste no ventrículo esquerdo mais afilado, com o ventrículo direito lateralmente.

A fração de ejeção e a avaliação das dimensões dos ventrículos podem ser avaliadas.

O doppler é usado para avaliação da válvula mitral e tricúspide e suas patologias.

VARIAÇÕES DO APICAL

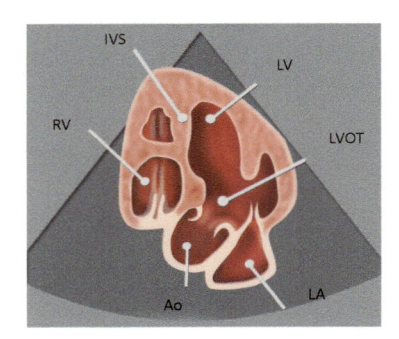

Figura 9.

Janela cinco câmaras

Angular ("mirar") anteriormente (em direção ao esterno):

Figura 10. Apical cinco câmaras. A linha amarela corresponde ao doppler pulsado explicado anteriormente (adaptada de https://www.asecho.org/wp-content/uploads/2018/10/Guidelines-for-Performing-a-Comprehensive-Transthoracic-Echocardiographic-Examination-in-Adults.pdf).

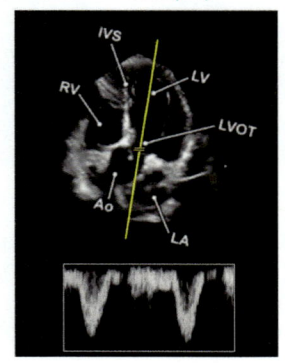

Mostra-se a via de saída do ventrículo esquerdo. Interrogamos a via de saída do VE (LVOT) para quantificar (através de velocidade) o fluxo ejetivo a cada batimento.

Janela duas câmaras

Partindo da janela quatro câmaras, rota-se o probe anti-horário em 60° para realizar a janela duas câmaras. Não se deve visualizar o ventrículo direito nem o septo. Essa imagem observa a parede anterior, parede posterior e o átrio esquerdo.

▣ Figura 11. Apical duas câmaras (adaptada de https://www.asecho.org/wp-content/uploads/2018/10/Guidelines-for-Performing-a-Comprehensive-Transthoracic-Echocardiographic-Examination-in-Adults.pdf).

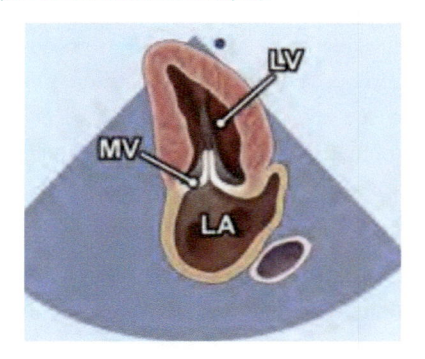

Janela três câmaras

Rota-se o probe mais 60° anti-horário para a janela três câmaras. Aqui observa-se a mesma imagem do Eixo Longo Paraesternal, porém o ápice está próximo ao transdutor, e não o ventrículo direito.

▣ Figura 12. Apical, janela três câmaras ou eixo longo. Nota-se que a imagem é correspondente ao eixo longo paraesternal visto do ponto de vista apical (adaptada de https://www.asecho.org/wp-content/uploads/2018/10/Guidelines-for-Performing-a-Comprehensive-Transthoracic-Echocardiographic-Examination-in-Adults.pdf).

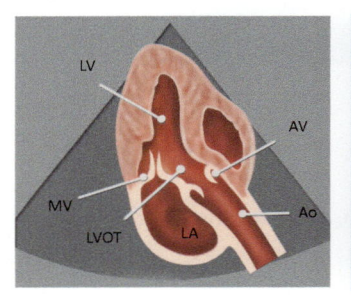

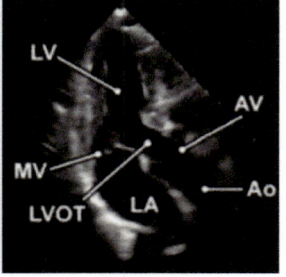

Subcostal

O probe é colocado em posição inferior ao xifoide, o marcador apontando para a esquerda e angulando ("mirando") da coluna torácica até o crânio em busca da imagem mostrada. O fígado pode servir de anteparo para sua realização. Possui menor grau de dificuldade para aprendizado em relação às outras. Alguns pacientes longilíneos ou pneumopatas podem ter uma janela excelente para avaliação de várias estruturas, enquanto obesos apresentam limitação técnica.

O objetivo é observar o coração em situação quatro câmaras. Janela de eleição para avaliar derrame pericárdico, como veremos adiante.

Figura 13. Janela subcostal. O coração está atrás do fígado. Os átrios aparecem em evidência, enquanto os ventrículos não estão alinhados. Não se identifica derrame pericárdico.

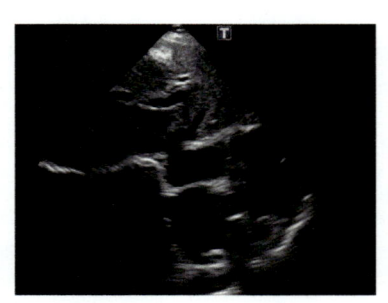

→ AVALIAÇÃO DA CAVA NO SUBCOSTAL

Seu trajeto é intra-hepático. Recebe obrigatoriamente as veias hepáticas na porção mais cranial do fígado, logo após desemboca no átrio direito. Essa explicação é pertinente pois é muito comum haver confusão com a aorta descendente, que passa à esquerda da cava.

Sua avaliação pode ser feita no eixo transversal onde se observa apenas uma seção. Recomendamos a avaliação no eixo longitudinal, mostrado nas figuras, no qual volta-se o marcador para o sentido cranial. A aorta passa à esquerda da veia, sem relação com o fígado nem recebe tributárias.

O diâmetro nos 2 cm próximos ao átrio direito deve ser inferior a 2,3 cm.

Solicita-se ao paciente que inspire. Em condições normais a cava deve colapsar mais do que 50%. (exceção: atletas, pois é comum terem a veia cava dilatada sem repercussão funcional).

Podemos estimar a pressão venosa central com razoável especificidade.

→ PVC 3-5: Cava de dimensões normais e colapso > 50%.

→ PVC 6-15 mmHg: Cava de dimensões > 2,3 cm OU colapso < 50%.

→ PVC > 15 mmHg: Cava > 2,3 cm E colapso < 50%.

■ Figura 14. Subcostal com veia cava inferior (IVC) eixo longitudinal. A seta indica o colapso da cava na inspiração.

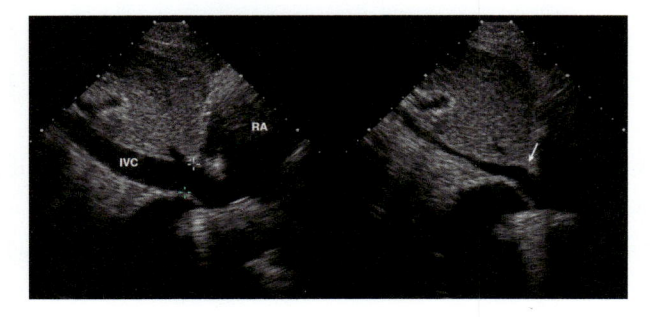

→ FUNÇÃO SISTÓLICA DO VENTRÍCULO ESQUERDO

A fração de ejeção estará reduzida formalmente quando abaixo de 52% pelos cálculos tradicionais.

Para fins de avaliação à beira de leito, podemos utilizar alguns métodos. A avaliação subjetiva da contratilidade está sujeita a erros e tem uma curva de aprendizado longa, mas pode ser empregada após treinamento.

Figura.15. A e B: Janela paraesternal eixo longo. Diástole e sístole, respectivamente. Nota-se a boa contratilidade do ventrículo esquerdo. C e D. Outro coração, também em diástole (C) e sístole (D). Apesar da fração de ejeção ser próxima do normal, esse paciente apresenta infarto da parede ínferolateral e arritmia, que prejudica a avaliação da fração de ejeção.

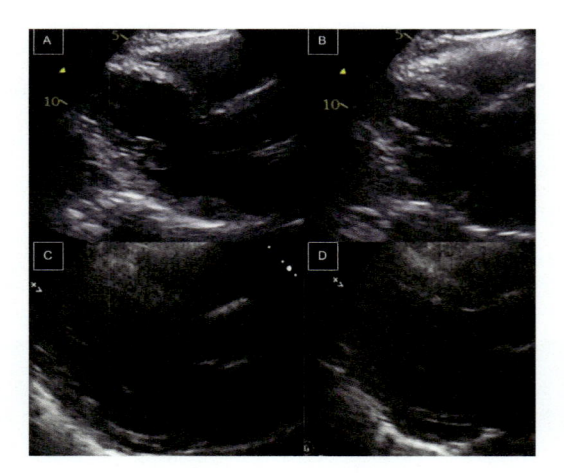

A distância E – Septo pelo modo M é uma ferramenta útil pela praticidade.

Durante o ciclo cardíaco, avalia-se o ponto de maior deslocamento do folheto anterior da válvula mitral. Quando há disfunção ventricular ocorre dilatação da cavidade e o folheto não conseguirá se aproximar tanto do septo.

■ Figura 16. O Modo M é aplicado no nível dos folhetos mitrais, através da linha tracejada branca. O gráfico resultante é mostrado abaixo, com os pontos que representam o septo e o folheto anterior da mitral demonstrados. A distância E - Septo está representada tanto na avaliação 2D (canto superior) como no modo M.

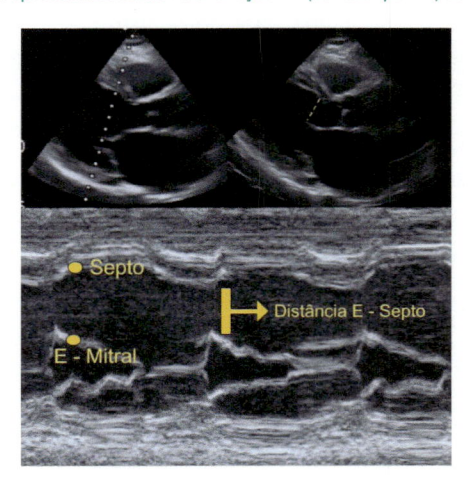

Portanto: Distância E - septo acima de 1 cm remete disfunção ventricular.

■ Figura 17. Eixo curto no nível dos músculos papilares, imagem em diástole e sístole, respectivamente. Fração de ejeção é normal, avaliada subjetivamente pela redução de > 50 % da área ventricular.

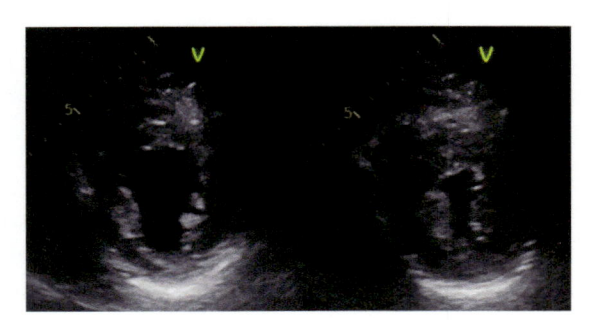

→ FUNÇÃO DIASTÓLICA DO VENTRÍCULO ESQUERDO

O déficit de relaxamento e progressiva disfunção diastólica (a capacidade de receber o sangue) está presente no cenário de insuficiência cardíaca, isquemia e edema agudo. Também presente nas doenças crônicas como fibrilação atrial, diabetes, estenose aórtica e cardiomiopatias.

É composta por duas ondas: a onda E, que reflete o enchimento automático quando a válvula mitral abre, e a onda A, que significa a contração atrial esquerda.

O padrão E/A será visto a seguir:

◼ Figura 18. Influxo mitral – Doppler pulsado padrões de disfunção diastólica.

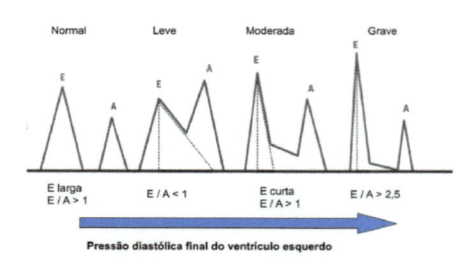

Um valor de onda E > 120 cm/s na avaliação do doppler pulsado na válvula mitral em janela quatro câmaras tem boa sensibilidade para estimar pressões de enchimento das câmaras esquerdas.

Na janela quatro câmaras podemos avaliar a relação entre abertura da válvula tricúspide e mitral. O normal é que a válvula tricúspide abra antes que a mitral. Conforme a pressão dentro do ventrículo esquerdo se eleva (isquemia, hipervolemia, insuficiência cardíaca), a mitral passa a abrir cada vez mais cedo, igualando ou até se antecipando à abertura tricúspide.

Portanto, quando temos abertura precoce da válvula mitral há indícios de aumento das pressões de enchimento do ventrículo esquerdo.

→ VENTRÍCULO DIREITO

O ventrículo direito não está acostumado a trabalhar contra grandes resistências. Quando ocorre aumento da pós-carga de forma aguda (embolia pulmonar) ou crônica (disfunção esquerda, hipertensão pulmonar primária) ele tende a se dilatar.

Seus parâmetros de função são mais complexos. O TAPSE: *tricuspid annulus planar systolic excursion* utiliza o modo M direcionado lateral ao anel tricúspide para avaliar a função sistólica (normal até 16 mm).

Figura 19. Linha branca tracejada interrogando o anel tricúspide lateral. Em amarelo a medida do TAPSE: a distância entre os dois pontos mínimo e máximo, ou seja, o componente vertical, é a medida de interesse.

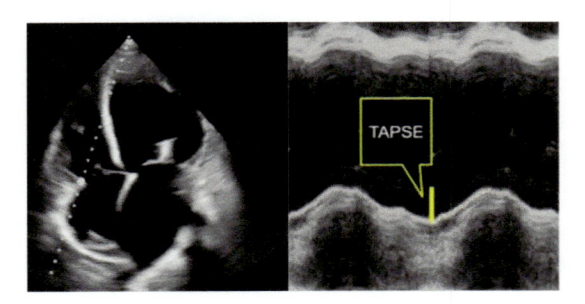

O método qualitativo mais utilizado é a comparação do VE e VD: o VD deve ter até dois terços da dimensão do VE na janela quatro câmaras. Quando possuem volumes semelhantes ou é maior que o lado esquerdo, sugere-se disfunção.

O deslocamento do septo interventricular para esquerda indica sobrecarga ventricular direita. É visto no eixo curto preferencialmente. Um dos principais sinais de acometimento ventricular direito.

Figura 20. Janela paraesternal eixo curto ao nível médio ventricular. O ventrículo direito é maior que o esquerdo indicando sobrecarga. O septo interventricular está retificado pelo aumento da pressão intraventricular direita. O sinal do "D" é mostrado ao canto superior direito. Há um pequeno derrame pericárdico junto ao ventrículo esquerdo. Linha pontilhada: diâmetro aumentado do VD.

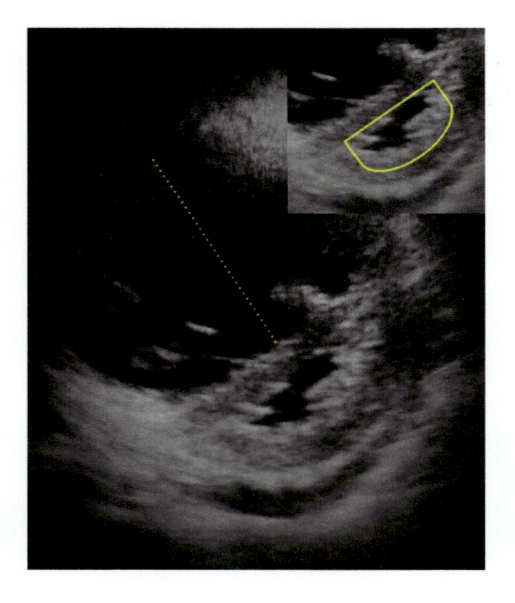

O sinal de McConnell indica TEP agudo importante. Ele é visto com acinesia de todo ventrículo direito com exceção da sua ponta.

◼ Figura 21. Sinal de McConell (adaptada).

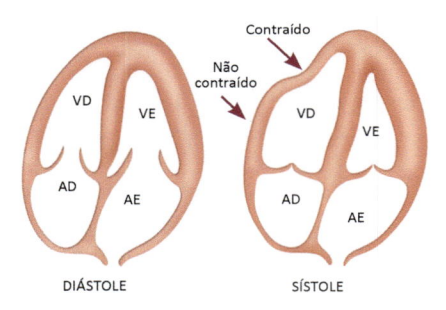

→ DERRAME PERICÁRDICO

O derrame será visto como um espaço anecoico ao redor de uma região do coração. Derrames maiores serão circunferenciais e sua espessura tem relação direta com o volume de líquido contido.

A fisiologia do tamponamento cardíaco é de difícil avaliação em pacientes que não estejam francamente hipotensos e disfuncionados. Busca-se vários sinais ecográficos, os quais devem ser avaliados em conjunto e nunca isoladamente.

Derrames com repercussão hemodinâmica causarão as seguintes alterações:

1. *Swinging heart*: Coração que balança periodicamente. É a visualização da alternância elétrica vista no ECG. Achado não específico.

2. Colapso do átrio direito: Sensível, mas não específico.

3. Colapso diastólico do ventrículo direito: achado específico para tamponamento. Ressalta-se que o colapso deve ser

diastólico, ou seja, após a sístole o ventrículo não consegue "encher" novamente.

4. Colapso do átrio esquerdo: muito específico para tamponamento.

5. Aumento da variabilidade do fluxo transmitral (doppler pulsado): aumento > 25% entre dois picos.

6. Colapso total do ventrículo direito: visto em situações de ecografia na parada cardiorrespiratória iminente.

Muito cuidado deve ser tomado para diferenciar o derrame pleural esquerdo, pois pode simular um derrame pericárdico e levar a punções inadvertidas.

Figura 22. Janela subcostal com derrame pericárdico de grande volume. Coração em diástole. As linhas amarelas representam a espessura do derrame, medidas na diástole. Apesar do tamanho do derrame, não há sinais de repercussão nas câmaras.

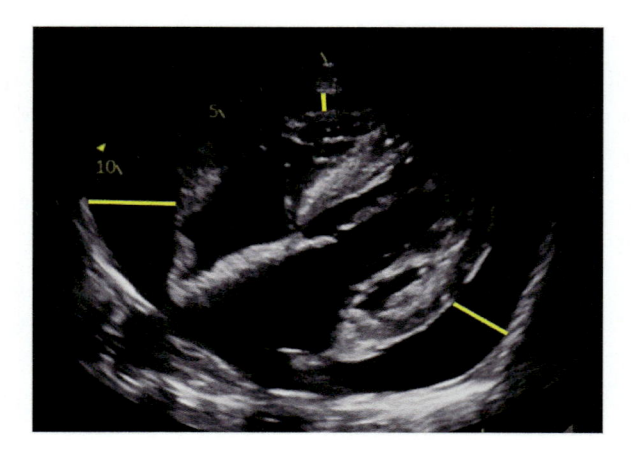

ECOCARDIOGRAFIA BEIRA LEITO 217

◼ Figura 23. Janela paraesternal, eixo curto, nível dos papilares. Coração em diástole. O mesmo paciente, mostrando a espessura do derrame na porção anterior, posterior e lateral. Nota-se artefato de sombra junto à parede lateral.

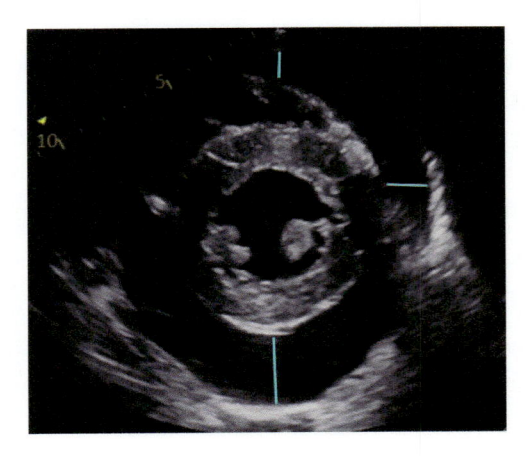

◼ Figura 24. Janela paraesternal eixo longitudinal. Líquido anecóico entre o coração e o pericárdio, e líquido além do pericárdio por detrás do coração (derrame pleural).

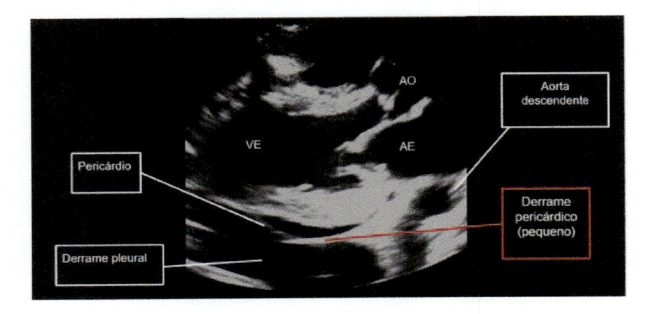

AVALIAÇÃO DO DÉBITO CARDÍACO

A ecografia permite estimar o volume sistólico. Para realizar basta estar na janela cinco ou três câmaras. Usa-se a ferramenta do doppler pulsado posicionado na via de saída do ventrículo esquerdo. A resultante será uma curva de velocidade, que é proporcional à quantidade de sangue ejetado pelo VE. Quando multiplicamos uma VTI (integral de velocidade) pela área do local interrogado pelo doppler, temos uma estimativa do fluxo em mililitros.

Um desafio é a correta estimativa do tamanho da via de saída do ventrículo esquerdo, que varia conforme sexo e altura.

Para fins de facilitar o cálculo e tornar o método mais específico, podemos simplificar e usar o diâmetro médio para sexo (mulheres: 20 mm, homens: 22 mm).

■ Figura 25. Cálculo da VTI através do doppler pulsado. Stroke volume (SV): volume ejetivo por batimento. VSVE: Via de saída do ventrículo esquerdo.

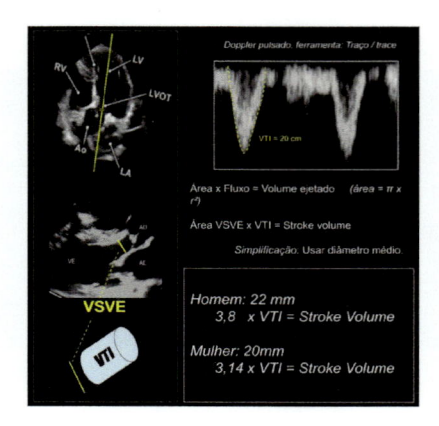

Débito cardíaco (DC): SV x frequência cardíaca

→ **Normal:** 4-8 litros/min

→ **Índice cardíaco:** DC /superfície corporal

→ **Normal:** 2,6 a 4,2 litros/min

→ **Choque cardiogênico:** < 2,2 litros/min

Lembrete: esses valores são aproximados e isoladamente não podem conferir um diagnóstico, mas sim avaliados juntamente à clínica e demais parâmetros do paciente.

Uma das principais utilidades do cálculo da VTI é a comparação no mesmo paciente. Por exemplo, um paciente apresenta-se frio e hipotenso com VTI de 8 cm.

Após o início de dobutamina, a VTI aumenta para 12 cm, portanto houve uma melhora da função cardíaca.

→ AVALIAÇÃO DINÂMICA

A ecografia já está contemplada nas orientações de avaliação de congestão na insuficiência cardíaca e sugerida de acordo com as últimas diretrizes.

A ecografia pulmonar já possui muitos estudos demonstrando excelente valor preditivo positivo e negativo para diagnóstico de congestão, superando a radiografia de tórax. A presença de pelo menos 3 quadrantes com linhas B positivas é um critério de positividade. Adicionalmente a ecografia permite avaliar derrame pleural com facilidade.

A medição da veia cava também confere parâmetros de hipervolemia, já descrita anteriormente.

A avaliação deve ser global, ou seja, avaliar todos os parâmetros apresentados e a congruência entre eles. Um paciente com muitas linhas B no tórax, porém uma cava muito pequena e uma função cardíaca normal tem mais chances de haver uma doença intersticial pulmonar do que uma insuficiência cardíaca descompensada.

BIBLIOGRAFIA RECOMENDADA

1. McDonagh, TA. Metra, M. et al. European Heart Journal (2021) 42, 35993726 ESC GUIDELINES, doi:10.1093/eurheartj/ehab368

2. Lichtenstein, D. Mezière, G. Relevance of Lung Ultrasound in the Diagnosis of Acute Respiratory Failure*: The BLUE Protocol. CHEST, VOLUME 134, ISSUE 1, P117-125, JULY 01, 2008.

3. Keikha M, Salehi-Marzijarani M, Soldoozi Nejat R. Diagnostic Accuracy of Rapid Ultrasound in Shock (RUSH) Exam; A Systematic Review and Meta-analysis. Bull Emerg Trauma. 2018 Oct;6(4):271-278. doi: 10.29252/beat-060402.

4. Smallwood N, Dachsel M. Point-of-care ultrasound (POCUS): unnecessary gadgetry or evidence-based medicine? Clin Med (Lond). 2018 Jun;18(3):219-224.

5. POCUS series: The use of velocity time integral in assessing cardiac output and fluid responsiveness. Matta, JE. Kraemer, E. Tuinman, PR. Netherlands Journal of Critical Care. Set;19, vol27.

6. Hena N. Patel, MD, Tatsuya Miyoshi, MD. Normal Values of Cardiac Output and Stroke Volume According to Measuremen Technique, Age, Sex and Ethnicity: Results of the World Alliance of Societies of Echocardiography Study. Journal of the American Society of Echocardiography (2021)..

7. Eduardo R. Argaiz VExUS Nexus: Bedside Assessment of Venous Congestion. Adv Chronic Kidney Dis. 2021;28(3):252-261

12

INTERAÇÃO CARDIOPULMONAR

Gabriele Veiga de Lima Barbosa ■ *Daniel Lima da Rocha*

➜ CONCEITOS BÁSICOS

Os sistemas pulmonar e cardiovascular são intimamente relacionados, a função principal desta interação é pautada na oferta de oxigênio à demanda tecidual. Deste modo, a alteração em um destes sistemas compromete a função cardiopulmonar adequada, a oferta sistêmica de oxigênio e a função de outros órgãos principais.

Para compreender o funcionamento desta interação é necessário entender o efeito da pressão intratorácica e do volume corrente pulmonar sobre o enchimento dos ventrículos, conhecer suas diferenças em sistema de ventilação com pressão positiva (Ventilação Mecânica Invasiva ou Não Invasiva) e em ventilação espontânea, com pressão negativa.

➜ RELAÇÕES PRESSÃO-VOLUME E VOLUME-FLUXO:

Há numerosas estruturas elásticas no corpo. A propriedade fundamental de uma estrutura elástica é sua habilidade inerente de oferecer resistência à distensão e às forças de colapso, bem como retornar à sua estrutura inicial, ou volume não estressado, após a retirada destas forças.

O grau de estiramento ao qual uma estrutura é submetida capaz de ocasionar mudança em seu volume depende da complacência da estrutura e da magnitude e direção da pressão exercida sobre sua parede (isto é, a pressão transmural). Complacência é a razão de mudança de volume em relação às mudanças de pressão sendo inversamente proporcional à elastância. A pressão transmural será igual à diferença entre as pressões intra- e extra-cavitárias. Uma pressão transmural positiva distende a cavidade, enquanto uma pressão transmural negativa causa uma redução do tamanho da estrutura.

As relações entre muitas áreas pulmonares e cardiovasculares se comportam de modo análogo às variações de pressão intratorácica, abdominal e intravascular, afetando o modo como o sangue se distribui nestas regiões, com influência direta sobre o débito cardíaco e a oferta de O_2 aos órgãos e sistemas.

A principal função do sistema respiratório é conduzir e assegurar a entrega de O_2 às células, captar CO_2 e descartá-lo para o ambiente. Esses mecanismos são alcançados por meio da ventilação pulmonar e da difusão dos gases entre dois compartimentos básicos desse sistema: alvéolos e capilares pulmonares, através da barreira alveolocapilar.

A difusão desses gases ocorre de forma passiva, sem que haja qualquer gasto energético, devido a uma série de fatores preexistentes determinados pela primeira lei de Fick, sendo que a barreira alveolocapilar é constituída exatamente para que a passagem de O_2 e de CO_2 ocorra livremente. Neste processo, a capacidade de difusibilidade do CO_2 é cerca de um pouco mais de 20 vezes à capacidade de difusibilidade do O_2 pela membrana pulmonar.

Na mistura gasosa, cada elemento constituinte exerce uma pressão proporcional ao seu número de moléculas, porcentagem ou fração decimal na mistura (pressão parcial do gás). Para que ocorra a troca gasosa, é necessária a existência de diferença de pressões entre compartimentos. Quando a pressão parcial do O_2 no alvéolo (PAO_2) é superior a pressão parcial de O_2 no sangue (PaO_2), ocorre a difusão deste gás do alvéolo para o interior do sangue. No caso do CO_2, Como seu coeficiente de difusibilidade é muito superior ao do O_2, elevada diferença de pressões entre os compartimentos não se faz tão necessária – a diferença média da $PaCO_2$ para a $PACO_2$ é de menos de 1 mmHg.

Em pacientes ventilados mecanicamente, há redução da área de troca: a posição de decúbito dorsal, anestesia, bem como paralisia muscular induzem à inibição do tônus da musculatura inspiratória e à redução da pressão transpulmonar, em razão do favorecimento do recolhimento elástico da caixa torácica e da elevação do diafragma para uma posição mais cranial, determinando aumento das áreas de colapso alveolar. Assim, a aplicação de pressão positiva ao final da expiração (PEEP – *Positive End-Expiratory Pressure*) pode assegurar a estabilidade das estruturas pulmonares, restaurando a capacidade residual funcional (CRF), prevenir o atelectrauma, bem como promover recrutamento das áreas previamente colapsadas, permitindo ganho de superfície de troca gasosa.

OS EFEITOS DA RESPIRAÇÃO NA FUNÇÃO CARDIOVASCULAR

Efeitos da respiração na pré-carga do ventrículo direito

O retorno venoso é proporcional ao gradiente de pressão entre o sistema venoso extratorácico e o átrio direito sendo inversamente relacionado à resistência ao retorno venoso. A resistência ao retorno venoso é significativamente afetada pelos extremos de viscosidade do sangue. Ainda, o gradiente de pressão é determinado pelo retorno venoso e pelo débito cardíaco. A pressão sobre o reservatório venoso é a pressão motriz para o retorno venoso e é fundamentada pela pressão média sistêmica.

A pressão média sistêmica é uma função de volume sanguíneo e capacitância da circulação sistêmica. A maioria do volume intravascular e capacitância vascular residem na circulação venosa (Figura 1), especificamente dentro das circulações esplâncnica, esplênica e hepática. A pressão média sistêmica (Pms) é derivada da pausa da circulação e permite o sangue se redistribuir de tal maneira que diferentes pressões através do sistema circulatório se equilibrem. A Pms tem sido encontrada em torno de 7 mmHg em cães saudáveis, e a pressão média de átrio direito é em torno de 2 mmHg, produzindo uma diferença de pressão para o retorno venoso de aproximadamente 5 mmHg.

Quando a pressão de átrio direito (AD) aumenta, um aumento compensatório na Pms deve ocorrer, uma vez que o retorno venoso cai. Se a pressão de AD aumenta em torno de 1 mmHg, o retorno venoso cai aproximadamente 14%. Aumentos na pressão de AD estimulam aumentos na Pms para que ela seja mantida num valor adequado, se os reflexos compensatórios da circulação estiverem intactos. As relações entre pressão de AD, Pms e retorno venoso são demonstradas na Figura 2.

INTERAÇÃO CARDIOPULMONAR   227

■ Figura 1. Diagrama esquemático do sistema circulatório e as características das circulações venosa e arterial.

Circulação venosa:

- Alta complacência;
- Alta capacitância;
- Grande reservatório vascular;
- Baixa resistência;
- Baixas pressões.

Circulação arterial:

- Baixa complacência;
- Baixa capacitância;
- Alta resistência;
- Altas pressões.

CIRCULAÇÃO SISTÊMICA

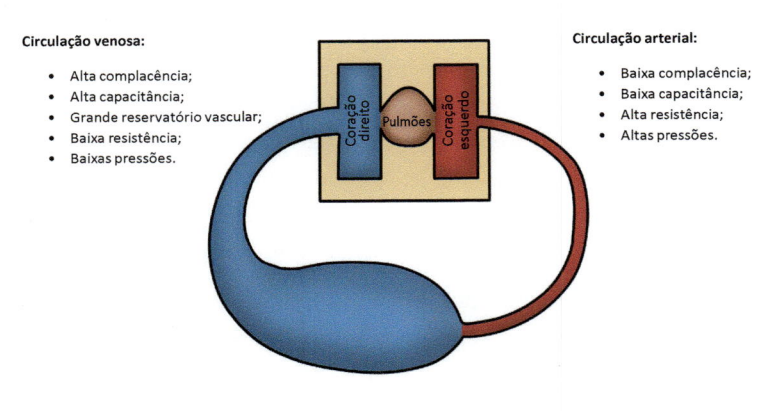

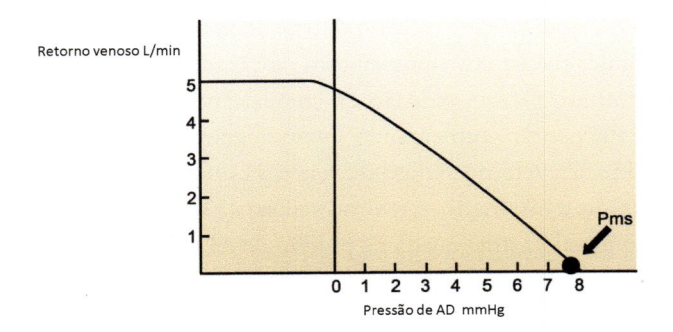

■ Figura 2. A relação entre a pressão de átrio direito (AD) e o retorno venoso em condições normais. O platô do retorno venoso e a pressão de átrio direito caem abaixo de 0 devido ao colapso da veia cava dentro do tórax. Pms - Pressão média sistêmica.

Agudamente, para manter uma Pms adequada, em resposta a aumentos de pressão no AD, há estímulo adrenérgico nos vasos de capacitância venosos. Vasoconstrição desses vasos reduzem sua complacência e levam a um aumento na pressão vascular, enquanto mobilizam sangue da circulação periférica para o tórax. A função desse sistema de capacitância é primordial para a adequada Pms. Esta resposta é complementada pelos efeitos antidiuréticos da vasopressina, e pela estimulação do sistema renina-angiotensina-aldosterona. Quando a Pms diminui, o retorno venoso invariavelmente cai.

Transportando estes conceitos para a prática clínica, o uso de venodilatadores, como nitroglicerina e furosemida, aumenta o sistema de capacitância venoso e diminui o retorno venoso. Da mesma maneira, a resposta inflamatória característica da sepse causa vasoplegia, aumenta a permeabilidade vascular, podendo alterar a Pms.

Mudanças na pressão intratorácica afetam a pressão de AD, por alterar a pressão transmural de AD. Durante a inspiração, a queda da pressão intrapleural causa aumento na pressão transmural de AD. Como resultado, dada sua elevada complacência, o AD dilata e sua pressão diminui, permitindo que o retorno venoso seja aumentado.

No sentido oposto, se a pressão intra-abdominal aumenta, a pressão sistêmica média nos vasos venosos de capacitância intra-abdominais diminui. Ocorre redução da complacência desses vasos, aumento de sua pressão, aumentando, então, o gradiente de pressão longitudinal para o retorno venoso da veia cava inferior. Em outras palavras, durante a inspiração, o retorno venoso da veia cava inferior é aumentado devido a uma queda na pressão de AD e pela elevação na pressão da veia cava inferior. Isto ocorre em oposição ao retorno venoso de cabeça e pescoço, que estão expostos à pressão atmosférica. O retorno venoso aumenta e a pressão de AD diminui até chegar a um platô. A pressão intratorácica negativa gerada durante a inspiração é transmitida ao átrio direito e aos vasos intratorácicos. Quando a pressão transmural vascular se torna negativa no intratorácico (o que ocorre com máxima inspiração em ventilação espontânea), os vasos venosos extratorácicos colapsam, limitando o retorno venoso (Figura 2). Logo, quedas no valor da pressão de átrio direito não exercem efeito sobre o retorno venoso, porque o fluxo, neste momento, é dependente da diferença entre a Pms e a pressão atmosférica (ou pressão abdominal).

Quando a pressão à jusante à via de saída do fluxo sanguíneo é elevada – por exemplo, na insuficiência cardíaca e no tamponamento cardíaco – a pressão transmural das veias na cavidade intratorácica permanece positiva, mesmo com marcado decréscimo na pressão intratorácica. Neste caso, o retorno venoso é limitado pela obstrução à saída do fluxo sanguíneo.

A ventilação com pressão positiva diminui a pressão transmural no átrio direito e a pressão de AD aumenta. Como resultado, o gradiente de pressão para o retorno venoso diminui. É importante reconhecer o fato de que o aumento na pressão de AD resulta de um aumento na pressão intratorácica e uma redução no volume de átrio direito. Pode ser contraintuitivo que um aumento na pressão de AD cause redução do retorno venoso, uma vez que a pressão de átrio direito é considerada uma das variáveis envolvidas no volume do ventrículo direito (VD). Contudo, se a pressão intratorácica muda, é essa mudança na pressão transmural de AD que governa o retorno venoso. O mesmo se torna verdadeiro para a expansão por volume. Para o retorno venoso aumentar, a Pms deve aumentar para valores maiores do que a pressão de AD. Nessa instância, o aumento no retorno venoso causa a elevação da pressão de AD e então a pressão transmural de AD aumenta.

Durante a ventilação mecânica (VM) com pressão positiva, o aumento na pressão intratorácica empurra o diafragma para baixo e esta resultante aumenta a pressão intra-abdominal e diminui a complacência do sistema venoso de capacitância abdominal. Isto contribui para um aumento compensatório na pressão média sistêmica. A extensão disto ao retorno venoso é afetada pela dependência de onde se encontra o ventrículo na sua curva pressão-volume, pela adequação do reflexo circulatório em manter a Pms, e pelo quanto a pressão alveolar é transmitida às câmaras cardíacas.

Embora a VM aumente o volume pulmonar pela elevação da pressão em vias aéreas, o decréscimo do volume pulmonar e o aumento da pressão intratorácica são uma função da resistência e da complacência pulmonar. Se a complacência pulmonar for reduzida ou a resistência de via aérea for aumentada, a transmissão da pressão de vias aéreas às câmaras cardíacas é diminuída.

O enchimento ventricular direito é, primariamente, uma função da pressão transmural de VD, da complacência ventricular e do retorno venoso. Um ventrículo não complacente ou que seja circundado por uma pressão intratorácica elevada requer uma pressão intracavitária acima do normal para obter um volume diastólico final normal. (Figura 3)

■ Figura 3.

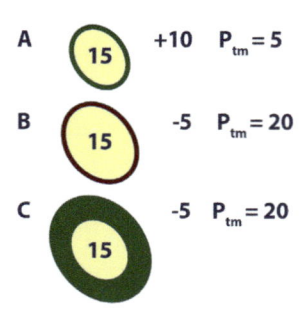

A 15 +10 $P_{tm} = 5$

B 15 -5 $P_{tm} = 20$

C 15 -5 $P_{tm} = 20$

Na Figura 3, ventrículos A e B são diferentes, apesar de terem complacência e pressão de enchimento idênticas. Contudo, porque o ventrículo B é circundado por pressão negativa, sua pressão transmural é maior, resultando em maior distensão ventricular.

Os efeitos da respiração na pós-carga de ventrículo direito

A respiração afeta a resistência vascular pulmonar por alterar o pH sanguíneo, a pressão alveolar de oxigênio e os volumes pulmonares. Alcalose, independente da etiologia, causa vasodilatação pulmonar, enquanto acidose causa vasoconstrição. Hipóxia alveolar causa vasoconstrição pulmonar, desviando o fluxo sanguíneo de áreas pobremente ventiladas para alvéolos melhor ventilados. Isto melhora o acoplamento entre ventilação e perfusão, permitindo melhor oxigenação. Este mecanismo de vasoconstrição pulmonar hipóxica é mediado pela inibição da produção de óxido nítrico pelas células endoteliais.

A respiração afeta a resistência vascular pulmonar por alterar os volumes pulmonares. A capacidade residual funcional (CRF) é o volume pulmonar com o qual o volume corrente normal da respiração ocorre. A resistência vascular pulmonar é tão mais baixa quando próxima da capacidade residual funcional e aumenta tanto em volumes correntes altos quanto baixos. O leito vascular pulmonar é constituído por vasos alveolares e extra-alveolares. Vasos alveolares estão dentro da barreira alveolocapilar, que separa os alvéolos adjacentes. A pressão alveolar é a pressão circundante destas arteríolas, capilares e vênulas. Vasos extra-alveolares estão localizados no interstício e estão expostos à pressão intrapleural.

Um segundo tipo de vasos extra-alveolares são os vasos encontrados na junção do septo alveolar. Assim que o volume corrente cai abaixo da capacidade residual funcional, a tração radial fornecida pelo interstício pulmonar diminui, levando à redução na área dos vasos extra-alveolares. Adicionalmente, com volumes correntes baixos, o alvéolo colapsa, a vasoconstrição pulmonar hipóxica piora e a resistência dos vasos extra-alveolares aumenta. Apesar da resistência dos vasos alveolares cair (pressão transmural aumenta e a pressão alveolar cai), o próximo efeito é uma marcada elevação na resistência vascular pulmonar com baixos volumes correntes. (Figura 4)

▣ Figura 4. Os efeitos do volume corrente na resistência vascular pulmonar são menores quando próximos da capacidade residual funcional (CRF) e aumentam tanto em altos quanto em baixos volumes, porque do efeito combinado nos alvéolos e vasos extra-alveolares. VR = volume residual. CRF = capacidade residual funcional. CPT = capacidade pulmonar total.

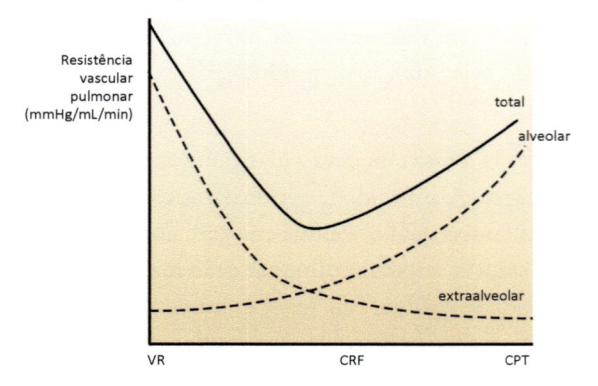

Assim que o volume pulmonar supera a capacidade residual funcional, a resistência vascular pulmonar aumenta. Grandes volumes correntes ou volumes sobrepostos a uma capacidade residual funcional aumentam significativamente a resistência vascular pulmonar. Durante a respiração espontânea, a queda na pressão intersticial e a tração radial fornecida pela expansão pulmonar causa distensão dos vasos extra-alveolares. Enquanto isto, a pressão transmural alveolar aumenta, comprimindo os vasos interalveolares. O próximo efeito é um marcado aumento na resistência vascular pulmonar quando o volume pulmonar atinge a capacidade pulmonar total.

Com a ventilação com pressão positiva, a pressão intersticial se torna positiva e, então, a pressão transmural para os vasos extra-alveolares diminui. O efeito total da VM na resistência vascular pulmonar depende do momento de recrutamento do volume pulmonar, e, então, a vasoconstrição pulmonar hipóxica reduz, a resistência dos vasos extra-alveolares diminui, e enquanto os alvéolos são distendidos, os vasos interalveolares são comprimidos

Em VM, a pressão intersticial se torna positiva, e a pressão transmural sobre os vasos extra-alveolares diminui. O efeito final da VM na resistência vascular pulmonar depende do quanto há de recrutamento de volume pulmonar, do quanto permanece de vasoconstrição hipóxica e do quanto a resistência dos vasos extra-alveolares diminui, bem como da extensão de alvéolos hiperdistendidos e do quanto os vasos intra-alveolares estão comprimidos. Isto é uma consideração importante, quando utilizada a ventilação com pressão positiva, particularmente em paciente com doença vascular pulmonar subjacente e/ou disfunção ventricular direita. Em pacientes com insuficiência respiratória aguda e função ventricular direita normal, o débito cardíaco pode progressivamente aumentar com a PEEP.

O aumento da impedância à via de saída do ventrículo direito leva à redução da fração de ejeção de VD, aumento no volume diastólico final de VD – achado que não é consistente com redução do retorno venoso sistêmico e enchimento ventricular direito. A queda no *output* sistêmico é resultante da queda na ejeção de VD e do desvio do septo interventricular em direção ao ventrículo esquerdo (VE), o que piora o enchimento de VE (devido à interdependência ventricular). Este mecanismo parece ser tão importante, se não o mais importante, para reduzir o débito cardíaco durante a VM com pressão positiva do que a redução do gradiente de retorno venoso em si devido ao aumento da pressão de átrio direito.

Estes achados enfatizam a importância da titulação da PEEP para otimizar a oxigenação, débito cardíaco e entrega sistêmica de oxigênio. Por aplicar as leis da hidrodinâmica para um tubo colapsado na circulação pulmonar, podemos apreciar os efeitos que as mudanças no volume pulmonar e na pressão intratorácica têm sobre a distribuição regional de sangue no pulmão e a troca gasosa.

Na circulação pulmonar, há um gradiente vertical de pressão hidrostática mais dependente das porções superiores do pulmão. Devido ao fato de o peso do ar ser negligenciado, não há mensuração vertical desse gradiente para a pressão alveolar.

Nas regiões pulmonares mais dependentes de gravidade, a pressão arterial e a pressão venosa pulmonares são maiores do que a pressão alveolar e do que a pressão transmural sobre os vasos alveolares é, então, positiva. Neste instante, o fluxo é desproporcional ao gradiente de pressão entre pressão arterial pulmonar e pressão venosa pulmonar (isto é, condições de Zona III de West). Nas regiões pulmonares em que a pressão alveolar excede a pressão venosa e a pressão arterial pulmonares, os vasos alveolares são comprimidos e a sua pressão transmural diminui. Nesta região, a resistência ao fluxo sanguíneo aumenta, e o fluxo de sangue é governado pelo gradiente entre pressão arterial pulmonar e pressão alveolar (isto é, condições de zona II). E quando a pressão alveolar excede a pressão arterial pulmonar, a pressão transpulmonar vascular é negativa, e os vasos alveolares colapsam com parada no fluxo sanguíneo (ou seja, condições de zona I de West).

Isto inicialmente ocorre nas porções pulmonares menos dependentes de gravidade, e levam a uma ventilação perdida ou à criação de espaço morto, como alvéolos que são ventilados, mas não perfundidos. Isto cria um aumento no gradiente de CO_2 final exalado.

Uma piora na oxigenação também pode ocorrer em condições de zona I, porque o fluxo sanguíneo pulmonar é sofre *shunt* nos alvéolos de regiões pulmonares hiperdistendidas.

Na ausência de doença cardiopulmonar, condições de zona I não existem. Contudo, podem ser criadas em uma variedade de cenários clínicos. Além de serem criadas por aumentos na pressão alveolar, condições de zona I podem ser criadas quando o débito cardíaco e a pressão arterial pulmonar estão baixos. Porém, um aumento na pressão alveolar não cria espaço morto se, por exemplo, hipertensão venosa pulmonar estiver presente, como em casos de insuficiência cardíaca congestiva. É importante compreender que a distribuição das zonas pulmonares é dependente de condições fisiológicas não estanques.

➡ OS EFEITOS DA RESPIRAÇÃO NA PRÉ-CARGA VENTRICULAR ESQUERDA

A respiração afeta a pré-carga ventricular esquerda por alterar a pré-carga de VD, a pós carga e a pressão transmural diastólica ventricular esquerda. Como uma estrutura de parede fina, o ventrículo direito tem menor reserva contrátil comparativamente ao ventrículo esquerdo. Contudo, aumentos na resistência vascular pulmonar devido a volumes correntes altos podem não ser bem tolerados, pois o VD é muito mais sensível a aumentos na pós-carga do que o VE. A falência ventricular direita devido a hipertensão pulmonar afeta negativamente o enchimento ventricular esquerdo por três mecanismos:

1. Quando o retorno venoso pulmonar é reduzido;

2. A hipertensão diastólica em VD diminui o gradiente normal de pressão transeptal. Como resultado, o septo interventricular ocupa uma posição mais neutra entre os dois ventrículos durante a diástole. O gradiente de pressão transeptal reverte, e o septo começa a se insinuar em direção ao ventrículo esquerdo. O ventrículo esquerdo torna-se restrito não somente pelo desvio do septo interventricular, dado aumento de pressão no ventrículo direito, mas também sua parede livre é constringida pelo pericárdio. Isto efetivamente diminui a complacência ventricular. Mesmo quando as pressões de enchimento de VE estão elevadas, a pressão intrapericárdica aumenta de modo significativo e o próximo efeito é reduzir a pressão transmural diastólica de VE. Como resultado, o volume cavitário de VE é reduzido e seu enchimento piorado. Este fenômeno é conhecido como interdependência ventricular diastólica (Figura 5). Isto também ocorre na circulação normal, embora em menor extensão. Durante a respiração espontânea, a queda da pressão intratorácica aumenta o retorno venoso e o enchimento ventricular direito, enquanto diminui o enchimento de VE. Este mecanismo é parcialmente responsável pelo pulso paradoxal (queda da pressão arterial durante a inspiração);

3. Finalmente, como o enchimento ventricular esquerdo diminui, as capacidades de gerar pressão pelo VE ficam reduzidas. Isto leva a um decréscimo na assistência ventricular esquerda

à ejeção de VD, então aumentando o volume ventricular direito e piorando o enchimento ventricular esquerdo. Este fenômeno é referido como interdependência ventricular sistólica. Logo, o enchimento ventricular esquerdo é função do retorno venoso pulmonar, da pressão transmural diastólica ventricular esquerda, e da sua complacência.

Figura 5. Ilustração da geometria do VD e do VE e posição do septo interventricular durante a diástole sob condições normais (à esquerda) e quando as pressões diastólicas de VD estão elevadas (à direita). Como o septo desvia para a esquerda, o volume final do VE é reduzido e seu enchimento é dificultado.

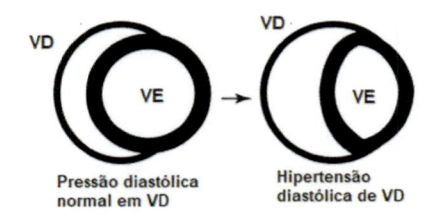

EFEITOS DA RESPIRAÇÃO NA PÓS-CARGA VENTRICULAR ESQUERDA

A respiração tem profundo efeito na pós-carga ventricular esquerda em condições patológicas, como quando a pressão intratorácica negativa é exagerada, ou quando a função de VE está reduzida.

A pressão transmural é um importante determinante da pós-carga ventricular esquerda. Ela corresponde ao pico de pressão cavitária de VE ou a pressão aórtica sistólica menos a pressão intratorácica.

Então, quando a pressão intratorácica cai, ou quando a pressão sistólica aórtica aumenta, a pós-carga de ventrículo esquerdo também aumenta. A pressão intratorácica positiva, como ocorre com compressões torácicas ou na ventilação com pressão positiva, exerce efeito oposto. Assim que ocorre a variação na pressão intratorácica, então isto se estende à pressão transmural para as estruturas vasculares intratorácicas.

Como discutido, há alteração do gradiente de pressão para o retorno venoso sistêmico. No lado arterial, mudanças na pressão transmural para o sistema arterial intratorácico alteram a diferença de pressão responsável por impulsionar o sangue para fora do tórax.

Dado o fato de que, tanto o VD, quanto a circulação pulmonar estão situadas dentro do compartimento intratorácico, mudanças na pressão intratorácica não alteram os gradientes de pressão entre o VD e a vasculatura pulmonar. Quando a pressão intratorácica é positiva, a queda na pressão transmural dos vasos intratorácicos arteriais aumenta a complacência efetiva dos vasos. Como resultado, suas pressões aumentam em relação aos vasos arteriais extratorácicos. Assim sendo, o sangue é direcionado para o compartimento extratorácico.

Mesmo quando a pressão sistólica aórtica aumenta, se a pressão intratorácica aumenta em extensão maior, o próximo efeito é uma redução na pressão transmural sistólica calculada de VE. Este fenômeno é conhecido por alterar tempo, magnitude e duração dos incrementos na pressão intratorácica durante o ciclo cardíaco. Um aumento seletivo na pressão intratorácica durante a sístole ventricular aumenta a ejeção do ventrículo esquerdo em grande proporção do que quando em outros momentos do ciclo cardíaco. Nesta instancia, o retorno venoso e o enchimento ventricular não são afetados pelo aumento na pressão intratorácica quando limitado à sístole. Se o aumento for restrito à diástole, o VE ejeta seu volume em um sistema arterial torácico relativamente depletado. Isto é análogo aos benefícios descritos pela técnica de contrapulsação utilizada pelo balão intra-aórtico. Finalmente, tanto a magnitude do aumento na pressão intratorácica quanto sua duração afetam o pico de fluxo aórtico.

→ CONCLUSÃO

Compreender os princípios fisiopatológicos que governam os efeitos da respiração na função cardiovascular é essencial para otimizar o cuidado em pacientes críticos. Considerações devem ser feitas na presença de disfunção ventricular esquerda ou direita – o quanto o problema primário se relaciona a enchimento ou esvaziamento ventricular; quando a interdependência ventricular é um fator preponderante, e quanto a pós-carga ventricular esquerda ou direita é afetada.

BIBLIOGRAFIA RECOMENDADA

1. Valente Barbas, CS, et al. Interação Cardiopulmonar Durante a Ventilação Mecânica. Rev Soc Cardiol Estado de São, 1998. 8(3): 406.

2. Bronicki, RA, Anas, NG Cardiopulmonary Interaction. Pediatric Critical Care Medicine, 2009 10(3): 313–22.

3. Schmidt, GA. Cardiopulmonary Interactions in Acute Lung Injury. Current Opinion in Critical Care, 2013. 19(1):51–56.

4. Verhoeff, K; Mitchell, JR. Cardiopulmonary Physiology: Why the Heart and Lungs Are Inextricably Linked. Advances in Physiology Education. 2017; 41(3):348–53.

5. Andrés, CM; Del Pozo Bascuñán, P.2018. Interacciones Cardiopulmonares: De La Fisiología a La Clínica. Revista Chilena de Pediatría. 2018, 89(ahead):0–0..

6. Nikolaos K, Albanese A, Chbat, NW.. Heart-Lung Interactions during Mechanical Ventilation: Analysis via a Cardiopulmonary Simulation Model. IEEE Open Journal of Engineering in Medicine and Biology, 2021. 2:324–41.

13

DISFUNÇÃO VENTRICULAR DIREITA

Amadeu Antônio Bertuol Filho ▪ *Marina Mendes Felisberto*

▶ DEFINIÇÃO

Disfunção ventricular direita: consiste na disfunção sistólica que acomete o ventrículo direito. Sintomática ou não. Pode ser classificada em aguda e crônica.

→ **Insuficiência cardíaca direita:** Síndrome clínica causada pela disfunção do ventrículo direito.
→ **Por definição hemodinâmica:** Pressão atrial direita (RAP) > 8 mmHg ou RAP / Oclusão pulmonar > 0,8 mmHg e sem outra explicação.

Para fins práticos, no paciente hipotenso ou em choque com suspeição infarto de VD, tromboembolismo pulmonar, SDRA, miocardite e sepse ou em pós-operatório de cirurgia cardíaca ou transplante é mandatória a busca ativa e exclusão de disfunção ventricular direita.

O surgimento de disfunção ventricular direita está associado a maior mortalidade em praticamente todas as situações clínicas em que ela faz parte da história natural, como as cardiopatias esquerdas, hipertensão pulmonar, cirrose, entre outras.

Figura 1. Ressonância magnética, eixo curto do coração e longitudinal quatro câmaras (*steady state free precession* – imagens dinâmicas). Dois exemplos de disfunção ventricular direita, o primeiro em eixo curto médio ventricular e o segundo em longitudinal quatro câmaras. O ventrículo direito dilata, torna-se maior que o esquerdo. Ambos os exemplos possuem abaulamento do septo interventricular para a esquerda.

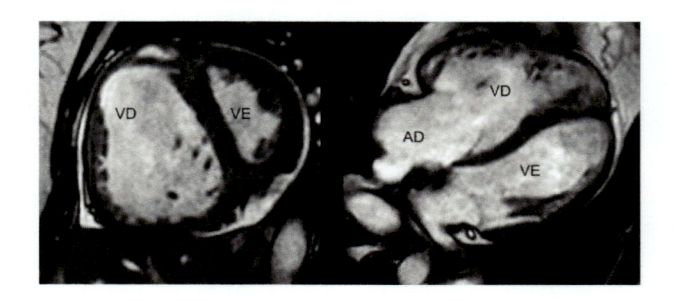

ETIOLOGIA

Aguda

→ **Infarto agudo do miocárdio:** Para ocorrer, é necessário isquemia extensa do coração direito. Na maioria das vezes provém de oclusão proximal da coronária direita. O coração direito possui boa capacidade de tolerar a isquemia, fato relacionado a apenas um terço dos pacientes com infarto de VD cursar com insuficiência cardíaca franca.

→ **Tromboembolismo pulmonar (TEP):** Pode cursar com disfunção direita e choque obstrutivo nos casos complicados. O eletrocardiograma pode mostrar novo distúrbio da condução pelo ramo direito, desvio do eixo para a direita, padrão S1Q3T3.

Haverá aumento significativo da Troponina T e BNP, além das manifestações ventilatórias do TEP.

Figura 2. Eletrocardiograma mostrando infarto agudo do miocárdio com oclusão de artéria coronariana direita. Há supradesnivelamento de ST inferior, maior em D III que D II, infradesnivelamento em avL e supradesnivelamento do ST na derivação adicional V4R.

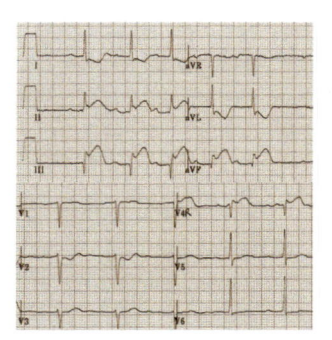

→ **Síndrome do Desconforto Respiratório Agudo (SDRA):** A lesão pulmonar difusa cursa com aumento significativo da pós-carga, entre outros mecanismos inflamatórios. Pode causar disfunção ventricular, porém não costuma cursar com insuficiência cardíaca.

→ **Pós Cirurgia Cardíaca/Pós transplante cardíaco:** A pericardiotomia, a isquemia difusa pela circulação extracorpórea e em especial a hipertensão pulmonar pré-capilar no caso do transplante podem gerar importante disfunção no pós-operatório.

→ **Miocardite e sepse.** Ambas traduzem acometimento inflamatório difuso do coração. A presença de disfunção do VD em miocardite é fator de mau prognóstico. A cardiomiopatia séptica é uma entidade infrequente e um diagnóstico de exclusão, ocorrendo em pacientes com infecção sistêmica com disfunção não explicada por isquemia, doença prévia ou miocardite.

Crônica

→ **Disfunção ventricular esquerda:** Ocorre no paciente com doença esquerda de longa evolução, e é um fator de pior prognóstico independente em praticamente todas as patologias. As mais frequentes são a cardiopatia isquêmica, dilatada e valvular (doenças das valvas mitral e aórtica). As miocardiopatias restritivas como amiloidose e miocardiopatia hipertrófica também afetam o ventrículo direito, especialmente em fases tardias.

→ **Hipertensão pulmonar pré-capilar:** Para fins práticos, todas as patologias que causam remodelamento da circulação pulmonar causam sobrecarga ao ventrículo direito. Na fase avançada ocorre grande alteração na forma do VD, que se dilata e alonga-se longitudinalmente.

Insuficiência tricúspide (IT) e lesões da válvula pulmonar. Ambas levam a uma sobrecarga de volume do ventrículo direito, que ao longo do tempo pode evoluir com falência ventricular.

A presença de disfunção de VD na IT grave é fator de prognóstico sombrio. De maneira muitas vezes confusa, a insuficiência tricúspide acompanha a disfunção ventricular direita devido ao remodelamento da câmara ventricular.

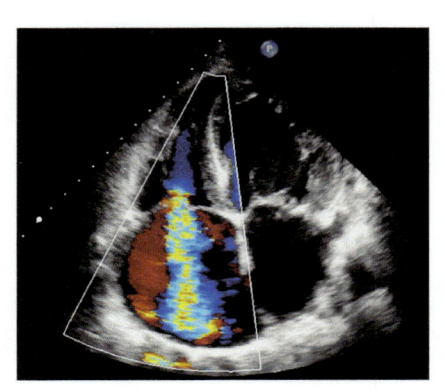

Figura 3. Ecocardiograma transtorácico e Doppler colorido, janela apical 4 câmaras: Insuficiência tricúspide funcional grave em paciente com fibrilação atrial de longa data.

→ **Doenças congênitas:** Anomalia de Ebstein, Fallot corrigido, transposição de grandes vasos corrigida.

→ **Comunicação interatrial:** Pode causar grande dilatação crônica e muito bem tolerada por anos, até que ocorra disfunção ventricular direita e sintomas.

→ **Cardiomiopatia arritmogênica:** antigamente chamada de displasia arritmogênica do ventrículo direito, por haver preferência por esta câmara. Doença genética com caráter progressivo que cursa com depósitos gordurosos transmurais, arritmias ventriculares e posteriormente dilatação ventricular, acinesias e microaneurismas. Além de alta mortalidade por arritmias, a disfunção direita ocorre em significativa parcela dos casos. Deve ser suspeitada quando houver inversão de T nas precordiais, baixa voltagem nas derivações dos membros e ondas epsilon.

◼ Figura 4. Inversão de ondas T na parede anterior (V1 a V3) associada à deflexão positiva ao término do QRS, a onda *epsilon*(ε).

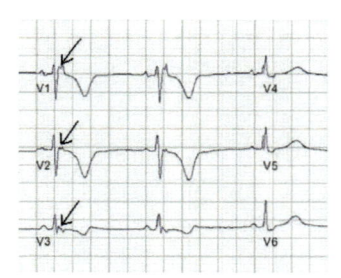

→ **Doenças do Miocárdio:** Cardiomiopatia dilatada, alcoólica, infiltrativa. Nestes casos, a disfunção do VD pode ocorrer concomitante à doença esquerda.

→ DIAGNÓSTICO

A suspeição deve ser levantada sempre que haja insuficiência cardíaca, especialmente com os sinais clássicos de IC direita, bem como no paciente com hipotensão inexplicada.

→ **Sintomas:** Dispneia aos esforços e cansaço são os sintomas predominantes. Edema periférico, trepopneia e ortopneia. Dor abdominal por distensão hepática pode ser confundida com abdome agudo. Sintomas como icterícia, ascite, síncope são achados mais tardios na doença crônica.

→ **Sinais:** Edema periférico. Crepitantes podem estar ausentes. Ascite e derrame pleural. Refluxo hepatojugular e turgência jugular são sinais mais específicos.

→ **Achados na doença avançada ou descompensada:** B3, impulsão paraesternal esquerda, B2 hiperfonética, pulsação hepática. Respiração ritmada de Cheyne Stokes.

→ **Sinal de Kussmaul:** Aumento da turgência à inspiração (normal é diminuir).

Eletrocardiograma

É muito útil para avaliação de infarto do ventrículo direito: supradesnivelamento > 2 mm em V1 e > 1 mm em V3R. Essa derivação é feita colocando o eletrodo ao nível de V3 à direita do esterno.

Na disfunção crônica do VD, o bloqueio completo ou incompleto do ramo direito (BRD) são achados comuns.

A presença de R > 10 mm em V1 sugere sobrecarga ventricular direita, e > 15 mm no BRD.

O achado S1Q3T3 (S em D1, inversão de T e onda Q em D3) é específico para sobrecarga ventricular direita no TEP e em outras patologias também.

Imagem

→ **Ecocardiograma:** A disfunção do VD é definida por redução da fração de ejeção (ecocardio 3D: 45% e ressonância: 48%). Nenhum dos métodos da nossa rotina possuem sensibilidade e especificidade acima de 85%.

Parâmetros normais da função sistólica do VD

→ **FAC:** fractional area change > 35%
→ **TAPSE:** > 16 mm
→ **Onda S' VD:** > 10 cm/s
→ **Ecocardiograma 3D:** Fração de Ejeção > 45%
→ **Ressonância Magnética:** > 48%

O ecocardiograma é útil para avaliar a Pressão Sistólica Arterial Pulmonar (PSAP) através da regurgitação tricúspide, com valor preditivo positivo da presença de hipertensão pulmonar significativa (maior que 50 mmHg) próximo ao 90%.

→ **Achados mais significativos:** Abaulamento do septo interventricular, aumento do átrio direito e do ventrículo direito. Dilatação da veia cava.

Figura 5. Ecocardiograma em janela apical 4 câmaras. Paciente com *cor pulmonale* avançado. As câmaras direitas são preenchidas por soro agitado. O septo interventricular* é desviado para a esquerda na diástole pela sobrecarga volumétrica. Na sístole há pouca mudança da área, refletindo disfunção sistólica. VD: ventrículo direito, AD: átrio direito, VE: ventrículo esquerdo. *: septo interventricular.

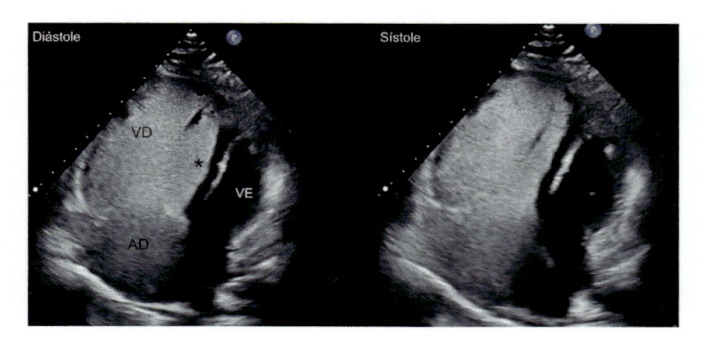

→ **Hemodinâmica:** Através do cateter de artéria pulmonar (Swan-Ganz) algumas variáveis podem ser obtidas. Ao dividir a PVC pela pressão de encunhamento (CAP) a disfunção de VD é sugerida quando o resultado > 0,8 mmHg.

O índice PAPI (*Pulmonary Artery Pulsatility Index*) é útil para diagnóstico e prognóstico da disfunção direita. Calculado através do cateter invasivo, é útil para diagnóstico e prognóstico do paciente crítico no cenário de choque cardiogênico.

É dado por: PAPI = (PSAP - PDAP) / RAP.

Subtrair a pressão diastólica da sistólica, e dividir este valor pela pressão atrial direita (ou utilizar pressão venosa central).

Quando inferior que 1,85 sugere disfunção ventricular direita significativa, e é fator independente associado a pior desfecho.

Um valor < 0,9 sugere necessidade de suporte hemodinâmico invasivo no cenário de choque cardiogênico por IAM.

→ TRATAMENTO

Noções gerais: Tratar a causa base quando a lesão do ventrículo direito for secundária. A recuperação da função ventricular esquerda leva a uma melhora da função direita, por exemplo.

A recuperação do ventrículo direito se dá em caráter gradual.

Cenários específicos

→ **Infarto Agudo do Miocárdio:** A revascularização conforme orientada pelas diretrizes é primordial. Deve-se gerar pré-carga com hidratação parcimoniosa de alíquotas de 500 mL e evitar ao máximo qualquer nitrato (nitroprussiato, nitroglicerina, isossorbida) e derivados (inibidores da fosfodiesterase).

→ **Insuficiência tricúspide/estenose pulmonar/insuficiência pulmonar:** Tratamento cirúrgico ou percutâneo conforme diretrizes.

→ **TEP:** Anticoagulação. A trombólise está indicada na disfunção de VD com disfunção hemodinâmica. Pode-se considerar trombólise no paciente com disfunção ventricular direita e baixo risco de sangramento, sem hipotensão, em pacientes estratificados como risco intermediário alto.

→ **SDRA:** Reduzir ao máximo as pressões respiratórias (especialmente a PEEP) e preconizar ventilação protetora, evitando lesões por volume e por pressão. Ventilação em Posição Prona reduz a pós-carga do VD sendo recomendada no manejo do cor pulmonale agudo na SDRA.

→ TRATAMENTO DIRIGIDO

Cenário agudo – choque cardiogênico

→ **Vasopressor:** Manter PAS 90-100 e PAM alvo 60-65 mmHg.

→ **Noradrenalina:** 1 mg/mL — 16ml em 236 mL de SF 0,9% (64 mcg/mL)

Iniciar a 0,1 mcg/Kg/min ⇒ 10 mL/h para 70 Kg

Inotrópico

→ **Dobutamina:** 1 mg/mL – 20 mL em 230 mL SF 0,9% – 1.000 mcg/mL

ou

→ **Dobutamina:** 1 mg-mL – 40 mL em 210 mL SF 0,9% – 2.000 mcg/mL.

Iniciar a 5 mcg/Kg/min => 20 mL/h para 70 Kg (10 mL/h se infusão concentrada).

Dose: 0,2 a 20 mcg/Kg/min.

→ **Milrinone:** 1 mg/mL – 2 mL em 80 mL de SG 5% ou SF 0,9% - 200 mcg/mL.

Iniciar a 0,2 mcg/Kg/min ⇒ 5 mL/h para 70 Kg.

Dose: 0,2 a 0,75 mcg/Kg/min.

Existe um efeito teórico de acúmulo em insuficiência renal. Sugere-se não usar dose maior que 0,375 mcg/Kg/min no cenário de DCE < 50 mL/min.

Volume-Cristaloides

→ Aferir e garantir uma PVC entre 5-10 mmHg.

→ Não "inundar" o paciente. O ventrículo direito requer uma pré-carga adicional, porém não excessiva.

Contraindicado

→ **Beta bloqueadores:** Agravam o choque cardiogênico por redução da força contrátil e cronotropismo negativo. Associados a maior mortalidade.

→ **Diltiazem e Verapamil:** Tem o mesmo efeito deletério dos beta-bloqueadores.

→ **Nitroprussiato de sódio e Nitroglicerina:** Evitar na fase aguda, especialmente no infarto de VD e no pós-operatório de transplante cardíaco. Utilizar na insuficiência cardíaca descompensada perfil B com muita cautela.

Muita atenção:

1. Tratar agressivamente a acidose e infecções concomitantes.
2. Manter potássio, magnésio e cálcio dentro dos limites da normalidade.

3. Arritmias são muito frequentes e potencialmente fatais. Tratá-las de acordo.

4. Corrigir anemia e ferropenia quando indicado.

CENÁRIO CRÔNICO

Insuficiência cardíaca direita descompensada

PERFIL C- FRIO E ÚMIDO

O paciente descompensado que se apresenta por progressão da doença ou com algum fator causador (infecção, perda de diálise, uso incorreto de drogas, cirrose etc.).

Estratégia de tratamento específicas (sempre tratar a causa base, monitorar eletrólitos, hemoglobina, função renal e hepática).

1. Garantir perfusão com PAS > 90 e PAM 60-65.

    a. Utilizar vasopressores e inotrópicos, se necessário

    b. Utilizar diurético de alça na sobrecarga de volume – Furosemida 1 mg/Kg no bolus inicial e aumentar dose caso não aconteça resposta nas primeiras 4-6h (pelo menos 50 mL/h de diurese).

    c. Retirar drogas cardiodepressoras.

2. Considerar o cateter de artéria pulmonar na dúvida diagnóstica (ausência de benefício claro, porém ausência de malefício).

Quando houver resolução hemodinâmica com diurese satisfatória e segurança dos níveis de PA, o paciente entra no perfil B – quente e úmido.

PERFIL B- QUENTE E ÚMIDO

1. Manter diurético intravenoso sempre objetivando uma diurese de 50-100 mL/h e monitorar a negativação diária.
2. Se importante disfunção esquerda considerar vasodilatadores com cautela.
3. Se hipertensão pulmonar pré-capilar considerar vasodilatação pulmonar.
4. Na ascite tensa há benefício clínico da paracentese de alívio.

⇨ SITUAÇÕES ESPECIAIS

Hipertensão pulmonar

Óxido nítrico

Os pacientes com hipertensão pulmonar primária (grupo I) e alguns pacientes selecionados (pós-transplante cardíaco, pós-transplante pulmonar, pós-endarterectomia pulmonar) podem se beneficiar do vasodilatador inalatório Óxido Nítrico.

São utilizados na situação de hipoxemia e/ou hipertensão pulmonar significativa com insuficiência cardíaca.

Dose: 2-40 ppm (partes por milhão).

Possui meia-vida curta (inferior a um minuto). Deve ser titulado aos poucos. A retirada abrupta pode causar hipertensão pulmonar rebote.

ASSISTÊNCIA CIRCULATÓRIA – *Extracorporeal membrane oxygenation* (ECMO)

Quando indicar avaliação? No choque cardiogênico com disfunção de VD nos cenários:

→ Pós-cirurgia cardíaca/transplante cardíaco.
→ TEP maciço refratário.

O ECMO Veno-Arterial (VA) pode ser considerado nas situações de choque persistente nessas: pressão sistólica persistentemente < 90 mmHg com evidência de hipoperfusão.

Deve ser empregado como ponte para melhora clínica ou ponte para tratamento definitivo.

No cenário de TEP tem benefício por corrigir tanto o distúrbio hipoxêmico como a insuficiência cardíaca.

BIBLIOGRAFIA RECOMENDADA

1. Ventetuolo CE; Klinger JR. Management of Acute Right Ventricular Failure in the Intensive Care Unit Ann Am Thorac Soc, 2014;11(5): 811–822.

2. Arrigo M; Huber LC; Winnik S, et al. Right Ventricular Failure: Pathophysiology, Diagnosis and Treatment. Card Fail Rev. 2019;5(3):140-146. Published 2019 Nov 4.

3. Domanski MJ; Mehra MR; Pfeffer MA. Oxford Textbook of Advanced Heart Failure and Cardiac Transplantation. Oxford University Press, UK. 2016.I

4. Giraud R; Laurencet M; Assouline B; De Charrière A, et al. Can VA-ECMO Be Used as an Adequate Treatment in Massive Pulmonary Embolism? J. Clin. Med. 2021, 10:3376.

5. Brogan TV; Lequier L; Lorusso R; MacLaren G; Peek G. Extracorporeal Life Support: The Red Book: the ELSO Red Book 5th Edition. Extracorporeal Life Support Organization, 2017.

6. Harjola VP; Mebazaa A. et al. Contemporary management of acute right ventricular failure: a statement from the Heart Failure Association and the Working Group on Pulmonary Circulation and Right Ventricular Function of the European Society of Cardiology. 2016 European Journal of Heart Failure, 2016;18: 226–241,

14

SÍNDROMES AÓRTICAS AGUDAS

Paulo Ricardo Lopes Sena ▪ Bruno Bressan Júnior ▪ Sérgio de Vasconcellos Baldisserotto

→ INTRODUÇÃO

As síndromes aórticas agudas (SAA) são um conjunto de condições médicas potencialmente fatais que afetam a aorta e incluem a dissecção aórtica aguda (DAA), o hematoma intramural (HIM) e a úlcera aterosclerótica penetrante da aorta (UPA). Todas essas condições possuem em comum o comprometimento da íntima e da camada média do vaso.

A dissecção da aorta tem uma incidência comumente relatada de 5-30 casos por milhão de habitantes por ano, mas o valor verdadeiro é provavelmente várias vezes maior que esse se casos fora de centros cirúrgicos especializados e aqueles que morreram antes da chegada ao hospital também fossem incluídos na casuística. O paciente típico é um idoso hipertenso que apresenta dor intensa e súbita em uma distribuição correspondente ao local da dissecção. Casos também foram relatados em jovens e em circunstâncias sugestivas de hipertensão arterial aguda. Tamponamento pericárdico, hemotórax, infarto agudo do miocárdio, acidente vascular cerebral, paraplegia devido à isquemia da medula espinhal, anúria ou abdome agudo podem fazer parte da apresentação clínica. A maioria das dissecções aórticas se origina na aorta torácica ascendente. Algumas dissecções se estendem para envolver a aorta abdominal, mas a dissecção espontânea apenas da aorta abdominal é rara.

O hematoma aórtico intramural agudo tem características clínicas semelhantes à dissecção aórtica e é responsável por 10% dos casos do que agora é denominado "síndrome aórtica aguda". O diagnóstico é melhor estabelecido por aortografia por tomografia computadorizada. Em todos os casos, a dor, os níveis pressóricos e a frequência cardíaca devem ser rigorosamente controlados.

Dissecções do tipo A de Stanford (envolvendo a aorta ascendente, por vezes incluindo a aorta descendente) são provavelmente melhor tratadas cirurgicamente, enquanto as dissecções do tipo B (envolvendo exclusivamente a aorta descendente) podem ser elegíveis para conduta expectante ou reparo endovascular. Uma catástrofe abdominal pode se desenvolver posteriormente devido à isquemia mesentérica, muitas vezes associada à lesão renal aguda. A mortalidade permanece alta (um pouco menor para hematoma intramural), mas está em descenso pela associação do diagnóstico e tratamento precoces.

⇥ APRESENTAÇÃO CLÍNICA E ACHADOS

As manifestações clínicas das SAA originam-se de um ou mais dos seguintes mecanismos fisiopatológicos:

1. Dilatação da aorta
2. Ruptura iminente/franca com hemorragia externa
3. Hipoperfusão orgânica

4. Inflamação
5. Insuficiência cardíaca congestiva

Nos pacientes sobreviventes podemos encontrar remodelação e dilatação patológica contínua da aorta levando a aneurismas "clássicos", aneurismas saculares/fusiformes ou pseudoaneurismas.

De acordo com as diretrizes e boas práticas, os sintomas de alarme que devem nos levar a considerar as SAA no diagnóstico diferencial são dor torácica (incluindo pescoço), síncope, déficit neurológico súbito e isquemia dos membros. No entanto, a acurácia de possíveis sinais/sintomas de SAA é limitada (Tabela 2). Em séries de casos e estudos diagnósticos, o sintoma mais sensível é a dor torácica (descrita como súbita ou intensa). No entanto, a dor torácica também representa uma das queixas mais frequentes na prática do Departamento de Emergência (~6% das visitas ao DE, 8-10 milhões/ano nos EUA). Portanto, informações detalhadas sobre as características da dor devem ser exploradas cuidadosamente, mas a ausência de padrões sugestivos reduz apenas modestamente a probabilidade pré-teste de SAA.

Em um estudo que analisou 4.428 pacientes com diagnóstico de dissecção aórtica aguda com dados do IRAD (*The International Registry of Acute Aortic Dissection*), no período de 1996 até 2013 englobando 28 centros de referência na América do Norte, Europa e Ásia, a maioria dos pacientes apresentou dor intensa de início abrupto, independentemente do tipo de dissecção aórtica aguda. No geral, ao longo do tempo, não houve mudança na queixa apresentada de dor intensa ou pior (93% no tipo A, 94% no tipo B) ou na incidência de dor torácica (83% no tipo A, 71% no tipo B). Uma proporção maior de pacientes com dissecção tipo A se queixou de dor no peito (85% no tipo A versus 67% no tipo B), e mais pacientes portadores do tipo B relataram dor nas costas (70%) em comparação com aqueles com dissecção aórtica aguda tipo A (43%). Mais frequentemente pacientes com tipo A apresentaram síncope quando comparados com aqueles portadores do tipo B, sem alteração ao longo do tempo (19% e 3%, respectivamente). Mais pacientes com tipo B apresentaram hipertensão do que pacientes com tipo A (66% e 28%, respectivamente), sem diferença observada ao longo do tempo. Não houve alteração na prevalência de déficits de pulso na apresentação para o tipo A ou para o tipo B.

FATORES DE CONFUSÃO PARA O DIAGNÓSTICO

O sexo feminino pode ser um fator de confusão importante para o diagnóstico de SAA. As mulheres podem ter um desfecho pior, embora sejam afetadas com menor frequência em relação aos homens; isso pode ser devido ao diagnóstico mais tardio e apresentação com sintomas atípicos. No registro IRAD também foram associados ao diagnóstico tardio a idade ≥ 70 anos e *diabetes mellitus*. Não foram identificadas razões para uma apresentação indolor, que pode chegar até 15% dos casos, representando um grande enigma. Ainda podem ser citados como fatores de confusão importantes a febre, sinais/sintomas de insuficiência cardíaca congestiva e derrame pleural.

FATORES PREDISPONENTES

O fator predisponente mais comum para dissecção da aorta com base nos dados do IRAD é a hipertensão arterial sistêmica (77%), sendo mais prevalente na dissecção tipo B do que no tipo A (81% versus 74%). Especificamente a hipertensão, historicamente ou na apresentação, é menos comum em jovens (< 40 anos) quando comparada com pacientes mais velhos. Além disso, pacientes com idade < 40 anos são mais propensos a serem portadores de síndrome de Marfan, valva aórtica bicúspide, cirurgia aórtica prévia e dimensões aórticas maiores. O risco de mortalidade é semelhante nas duas faixas etárias, independentemente do local da dissecção. Se as diferenças relacionadas à etnia forem consideradas nas DAA, os pacientes afrodescendentes (14%), quando comparados aos pacientes caucasianos, são frequentemente mais jovens e afetados pela dissecção tipo B (52,4%). Hipertensão e abuso de cocaína são identificados como causa predominante de DAA em negros. No entanto, sobrevida intra-hospitalar e a longo prazo semelhantes foram relatadas entre negros e brancos. Dados atualizados sobre grupos étnicos permanecem escassos, o que justifica a necessidade de novas investigações. Também deve-se atentar para a possibilidade de dissecção iatrogênica da aorta após procedimentos vasculares invasivos ou cirurgia cardíaca. A seguir, na Tabela 1, são apresentados os principais fatores de risco associados às SAA.

Tabela 1. Fatores de risco para o desenvolvimento de dissecção de aorta torácica.

Condições associadas ao aumento do estresse da parede aórtica
Hipertensão, especialmente se não controlada: • Feocromocitoma • Uso de cocaína ou outro estimulante • Halterofilismo ou outra manobra de Valsalva • Trauma • Desaceleração ou lesão por torção (por exemplo, colisão de veículo motorizado, queda) • Coarctação da aorta

Condições associadas com anormalidades da média aórtica

Genético

- Síndrome de Marfan
- Síndrome de Ehlers-Danlos, forma vascular
- Valva aórtica bicúspide (incluindo substituição prévia da valva aórtica)
- Síndrome de Turner
- Síndrome de Loeys-Diez
- Aneurisma de aorta torácica familiar e síndrome de dissecção
- Outras mutações em genes (por exemplo, fibrilina, fator de crescimento tumoral – receptor beta, SMAD3)

Vasculite inflamatória

- Arterite de Takayasu
- Arterite de células gigantes
- Arterite de Behçet

Outros

- Aterosclerose
- Gravidez
- Doença renal policística
- Administração crônica de corticosteroides ou agentes imunossupressores
- Infecção envolvendo a parede aórtica por bacteremia ou extensão de infecção adjacente

→ FISIOPATOLOGIA E DEFINIÇÕES

A dissecção aórtica ocorre quando o sangue divulsiona os planos laminares da camada média, formando um canal dentro da parede do vaso; esse processo pode ser catastrófico se houver rompimento da dissecção através da adventícia e hemorragia para os espaços adjacentes. A dissecção da aorta não precisa estar associada, necessariamente, à dilatação do vaso, logo o termo "aneurisma dissecante" deve ser evitado. As dissecções são incomuns em vasos com aterosclerose substancial ou outras doenças que cursam com cicatrizes na camada média, presumivelmente porque a fibrose da média inibe a propagação do hematoma dissecante. Na maioria dos casos, o ponto de origem da laceração da íntima é na aorta ascendente, geralmente a 10 cm da valva aórtica. Essas lacerações são frequentemente transversais ou oblíquas e possuem 1-5 cm de comprimento com bordas nítidas e irregulares. O plano de dissecção pode ter extensão retrógrada, em direção à raiz da aorta ou distalmente; ocasionalmente a dissecção se estende para as artérias ilíacas e femorais, o que pode justificar a necessidade de investigação tomográfica nessas regiões. Raramente, por motivos ainda desconhecidos, mulheres grávidas desenvolvem dissecção da aorta ou de seus ramos, incluindo as artérias coronárias.

A hipertensão é o principal fator de risco para a dissecção aórtica. A aorta de pacientes hipertensos apresenta hipertrofia dos *vasa vasorum* da camada média, associada a distúrbios degenerativos da matriz extracelular e perda variável das células musculares lisas. Isso sugere que a lesão causada pela redução do fluxo através dos *vasa vasorum* seja fator contribuinte. Em outros casos as dissecções estão relacionadas com distúrbios hereditários ou adquiridos do tecido conjuntivo, incluindo a síndrome de Marfan, Ehlers-Danlos tipo IV, além de defeitos metabólicos do cobre. O estímulo desencadeador da laceração da íntima e da hemorragia intramural subsequente é desconhecido na maioria dos casos. Quando ocorre a laceração, o sangue, sob pressão sistêmica, infiltra-se através da camada média ao longo dos planos laminares. Desse modo, a terapia agressiva para a redução da pressão arterial mostra-se eficaz na limitação da dissecção em desenvolvimento. Em raros casos, a ruptura dos *vasa vasorum* pode dar origem a um hematoma intramural sem envolver a camada íntima. As placas ateroscleróticas também estão envolvidas na fisiopatologia das dissecções aórticas, embora menos frequentemente sejam definidas como causa. As placas estáveis podem produzir sintomas relacionados à isquemia crônica por estreitamento da luz dos vasos, enquanto placas instáveis podem causar complicações isquêmicas drásticas e potencialmente fatais relacionadas com ruptura aguda da placa, trombose ou embolização.

Dissecção aórtica aguda

O diagnóstico da dissecção aórtica clássica baseia-se na demonstração de um retalho da íntima que divide a aorta em dois: o lúmen verdadeiro e o falso. Este achado decorre da divulsão da camada média provocada pelo sangramento intramural. Na dissecção aórtica a ruptura ocorre na ausência de hematoma intramural ou úlcera aórtica.

Hematoma aórtico intramural

Hematoma que se desenvolve na camada média da parede aórtica na ausência de falso lúmen e laceração da íntima. Diagnosticado na presença de um espessamento circular ou em forma de crescente de > 5 mm da parede aórtica na ausência de fluxo sanguíneo detectável.

Úlcera aórtica penetrante

Definida como a ulceração de uma placa aterosclerótica aórtica que penetra através da lâmina elástica interna para a média. Está associada à formação de hematoma intramural. Mais comum na aorta descendente.

Ruptura aórtica

É caracterizada pela ruptura da adventícia aórtica causando hemorragia nos espaços anatômicos circundantes (mediastino, pericárdio e pleura). Forma um hematoma periaórtico.

➡ CLASSIFICAÇÃO

Com base na anatomia, são utilizadas 2 classificações: Stanford e DeBakey. De acordo com a Classificação de Stanford (1970), a dissecção aórtica é dividida em tipo A e B. O tipo A é caracterizado pelo envolvimento da aorta ascendente, independentemente do local de ruptura da íntima. Todas as outras dissecções aórticas são referidas como tipo B.

As dissecções da aorta também podem ser classificadas quanto ao tempo. A Sociedade Europeia de Cardiologia (ESC), em suas Diretrizes de 2014 para o Diagnóstico e Tratamento de Doenças da Aorta, apresentou uma classificação de tempo da seguinte forma:

1. Aguda (tempo desde o início dos sintomas ≤14 dias)
2. Subaguda (15-90 dias)
3. Crônica (mais de 90 dias)

Classificação da dissecção da aorta – Sistema Stanford (Figura 1)

→ **Tipo A:** Todas as dissecções que envolvem a porção ascendente da aorta, independentemente do local da ruptura.

→ **Tipo B:** Todas as dissecções que não envolvem a aorta ascendente. O acometimento do arco aórtico, sem envolvimento da aorta ascendente, é classificado como Tipo B.

O sistema DeBakey categoriza as dissecções com base na origem da ruptura da íntima e na extensão da dissecção, como segue:

Classificação da dissecção da aorta – Sistema DeBakey (Figura 1)

→ **Categoria I:** Ruptura de dissecção na aorta ascendente se propagando distalmente para incluir pelo menos o arco aórtico e tipicamente a aorta descendente.

→ **Categoria II:** Ruptura de dissecção restrita apenas à aorta ascendente.

→ **Categoria III:** Ruptura de dissecção na aorta descendente se propagando mais frequentemente distalmente.

→ **Categoria IIIa:** Ruptura de dissecção apenas na aorta torácica descendente.

→ **Categoria IIIb:** Lâmina que se estende abaixo do diafragma.

■ Figura 1. Classificação da localização da dissecção aórtica. Desenho esquemático da dissecção aórtica subdividida em DeBakey Tipos I, II e III bem como as classes A e B de Stanford. O tipo III é diferenciado nos subtipos III A e III B (adaptado de https://academic.oup.com/eurheartj/article/35/41/2873/407693?login=false).

De Bakey	Tipo I	Tipo II	Tipo III
Stanford	Tipo A	Tipo A	Tipo B

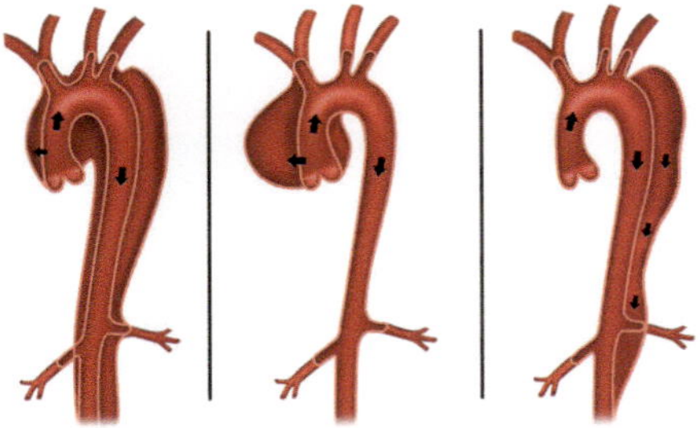

→ DIAGNÓSTICO

A base para o diagnóstico das Síndromes Aórticas Agudas consiste em anamnese, exame físico, ECG e avaliação do estado hemodinâmico. A probabilidade pré-teste para a doença pode ser avaliada através do ADD-RS (*Aortic Dissection Detection Risk Score*). Podemos lançar mão de uma série de exames laboratoriais e de imagem, dentre os quais a dosagem de D-dímeros, aortografia por TC e ecocardiografia desempenham um papel importante. O uso desnecessário de TC leva a um aumento direto dos custos de saúde, mas também a um aumento nas complicações associadas ao contraste (por exemplo, reações alérgicas) e exposição desnecessária à radiação. A falta de critérios durante a investigação submete o paciente a riscos de diagnósticos incorretos e testes desnecessários. Devemos considerar ainda que exames de imagem avançados apresentam melhor valor quando o paciente apresenta alto risco para SAA verificados através da probabilidade pré-teste.

Escore de risco de detecção de dissecção aórtica (ADD-RS) – O Escore de risco de detecção de dissecção aórtica (ADD-RS) foi utilizado pela primeira vez pela AHA/ACC em 2010 para padronizar a avaliação pré-teste. Ele é organizado em 3 categorias, como seguem (Tabela 2).

Tabela 2. Escore de risco de detecção de dissecção aórtica (ADD-RS).

CATEGORIAS
1. CONDIÇÕES PREDISPONENTES
(1 Ponto) Condição de alto risco, como síndrome de Marfan, história familiar de doença aórtica, doença valvar aórtica conhecida, aneurisma da aorta torácica conhecido ou manipulação aórtica anterior, incluindo cirurgia cardíaca.
2. TIPO DE DOR
(1 Ponto) Dor no peito, nas costas ou no abdome descrita como abrupta, de intensidade severa ou sensação de rasgar/dilacerar.
3. EXAME FÍSICO
(1 Ponto) Achados ao exame físico de déficit de perfusão, incluindo déficit de pulso, diferença de pressão arterial sistólica ou déficit neurológico focal, ou sopro diastólico aórtico e hipotensão/choque.

A presença de ≥ 1 marcador dentro de cada um desses grupos recebe uma pontuação de 1 com uma pontuação cumulativa máxima de 3 se todos os três estiverem presentes. Usando o ADD-RS, os pacientes podem ser classificados em três categorias de risco:

→ ADD-RS = 0 ou baixo risco
→ ADD-RS = 1 ou risco intermediário
→ ADD-RS ≥ 2 ou alto risco

Também podemos adotar a divisão em duas categorias:

→ ADD-RS ≤ 1 ou baixa probabilidade

→ ADD-RS > 1 ou alta probabilidade

O ADD-RS é uma ferramenta que não substitui o raciocínio clínico e não deve ser usada isoladamente.

Combinação de ADD-RS e D-dímero (DD) – Um estudo que analisou a combinação do ADD-RS e DD sugeriu melhora do desempenho diagnóstico em comparação com cada ferramenta usada isoladamente para descartar síndromes aórticas agudas. O *Aortic Dissection Detection Risk Score* (ADD-RS) *Plus D-Dimer in Suspected Acute Aortic Dissection (ADvISED)* usou uma combinação do ADD-RS e D-dímero como ferramenta diagnóstica para síndrome aórtica aguda (dissecção aórtica, úlcera aórtica penetrante, hematoma intramural aórtico, ruptura aórtica). Este estudo multicêntrico incluiu 1.850 pacientes para os quais a SAA foi considerada uma possibilidade. A combinação de ADD-RS (0 a 1) e D-dímero negativo (< 500 mg/dL) efetivamente descartou SAA com uma taxa de falha de menos de 1 em cada 300 pacientes.

Para melhor abordagem investigativa podemos dividir os pacientes com suspeita de SAA em dois grupos:

Investigação diagnóstica em pacientes estáveis hemodinamicamente

Os pacientes sem instabilidade hemodinâmica representam a maioria dos casos (70% a 80%). Para estes pacientes, com poucas exceções, podemos realizar o exame de imagem avançado após realizar uma avaliação pré-teste de 3 etapas:

1. Aplicação do escore ADD-RS (*Aortic Dissection Detection Risk Score*), (Tabela 2)

2. Ultrassonografia na beira do leito
3. Exame de sangue com D-dímeros (para pacientes com baixa probabilidade, ADD-RS ≤ 1)

Pacientes instáveis hemodinamicamente

Pacientes com instabilidade hemodinâmica devem receber atenção especial para serem transferidos para angiotomografia com contraste ou diretamente para ecocardiografia transesofágica (ETE) pré-cirúrgica no centro cirúrgico.

Segundo dados do IRAD, a pressão arterial sistólica < 90 mmHg é encontrada em 29% dos pacientes com SAA. A maioria desses pacientes é acometida por Dissecção Aórtica complicada por ruptura (28%-26% tipos A/B), tamponamento pericárdico (8%), isquemia miocárdica grave (15%) ou insuficiência aórtica aguda (12%). Nesses pacientes, a estabilização e o suporte avançado de vida devem ser acompanhados por avaliação à beira do leito incluindo ECG de 12 derivações e ultrassonografia (POCUS). Este último deve se concentrar em sinais diretos/indiretos (Tabela 3) de SAA. Além disso, o POCUS é útil para diagnóstico diferencial com pneumotórax hipertensivo (ausência de deslizamento pleural), embolia pulmonar maciça (sobrecarga do ventrículo direito) e disfunção ventricular esquerda grave (ventrículo dilatado/hipocontrátil). Simultaneamente às avaliações beira leito, o manejo deve se concentrar na organização/transferência para a angiotomografia com contraste ou diretamente para a ecocardiografia transesofágica (ETE) pré-cirúrgica no centro cirúrgico.

■ Tabela 3. POCUS – Achados de síndrome aórtica aguda.

1. OS SINAIS DIRETOS
Presença de retalho intimal, presença de HIM (espessamento circular/crescente da parede aórtica > 5 mm) e presença de UPA (evaginação tipo cratera com bordas irregulares na parede aórtica).
2. OS SINAIS INDIRETOS
Dilatação da aorta torácica (diâmetro ≥ 4 cm em qualquer nível), derrame/tamponamento pericárdico e regurgitação valvar aórtica pelo menos moderada

IMAGEM AVANÇADA

A tomografia computadorizada (TC), a ecocardiografia transesofágica (ETE) e a ressonância magnética (RM) têm excelente acurácia para diagnosticar SAA.

TOMOGRAFIA COMPUTADORIZADA

A tomografia computadorizada desempenha um papel central no diagnóstico, estratificação de risco e manejo das doenças da aorta. Suas vantagens sobre outras modalidades de imagem incluem o curto tempo necessário para aquisição e processamento da imagem, a capacidade de obter um conjunto de dados 3D completo de toda a aorta e sua ampla disponibilidade. A TC sem contraste, seguida de angiografia com contraste por TC é o protocolo recomendado, principalmente quando há suspeita de HI ou DA. Imagens tardias são recomendadas após o reparo com endoprótese de aneurismas de aorta para detectar vazamentos. Em vários relatos, a acurácia diagnóstica da TC para a detecção de DA ou HI envolvendo a aorta torácica foi relatada como excelente (sensibilidade combinada de 100%; especificidade combinada de 98%).

RESSONÂNCIA MAGNÉTICA

A ressonância magnética tem sido considerada a técnica mais precisa para o diagnóstico de dissecção de aorta torácica. Em uma metanálise foi confirmado que a acurácia diagnóstica geral para detectar dissecção de aorta torácica é excelente. A ressonância magnética também apresentou o melhor valor para confirmar a dissecção da aorta torácica quando o paciente é estratificado como alto risco (probabilidade pré-teste de 50%). Os resultados foram homogêneos, independentemente do tipo de exame de RM, como a cineangiorressonância. Apesar das vantagens, a RM raramente é utilizada como exame de imagem inicial por baixa disponibilidade, atraso no tempo, incompatibilidade com dispositivos metálicos implantados ou dificuldades de monitoramento durante o exame. A ressonância magnética não é aplicável para pacientes hemodinamicamente instáveis.

ULTRASSONOGRAFIA *POINT-OF-CARE*

O ecocardiograma transtorácico é um exame amplamente disponível, rápido e que pode ser realizado beira leito em pacientes instáveis. A ecocardiografia tornou-se o exame de imagem mais utilizado na avaliação clínica das doenças cardiovasculares e desempenha um papel importante no diagnóstico das doenças da aorta.

Em algumas séries, a sensibilidade no diagnóstico da dissecção da aorta ascendente foi de 78%-90%, mas apenas 31%-55% na dissecção da aorta descendente. A especificidade para dissecção aórtica tipo A foi relatada como variando de 87% a 96% e para dissecção tipo B entre 60%-83%. A ETT é mais útil quando o retalho está localizado na raiz da aorta. Em pacientes instáveis, se o diagnóstico de dissecção tipo A por ETT ou ETT com contraste for definitivo, o tratamento cirúrgico pode ser indicado diretamente, desde que seja realizado ETE intraoperatório sob anestesia imediatamente antes da cirurgia para confirmar o diagnóstico. Nos demais casos TC ou ETE devem ser realizados de acordo com a estabilidade do paciente, complicações e experiência do examinador.

Todos os planos de varredura devem ser usados, incluindo as incidências paraesternal esquerda e direita do eixo longo, supraesternal, de duas câmaras e subcostal.

O ETT contrastado aumenta a sensibilidade e especificidade da dissecção aórtica tipo A para 93% e 97%, o que é semelhante ao ETE no diagnóstico da dissecção aórtica tipo A, embora seja limitado no envolvimento tipo B (sensibilidade 84% e especificidade 94%), principalmente na presença de dissecção não estendida. A ETE realizada antes da alta identifica vários preditores de complicações como dilatação significativa do arco ou da aorta torácica descendente (> 45 mm), grande ruptura de entrada (10 mm), compressão do lúmen verdadeiro e trombose parcial do falso lúmen.

➡ DIAGNÓSTICO ERRADO

Uma das preocupações na investigação das síndromes aórticas agudas é a sobreposição clínica e epidemiológica com as síndromes coronarianas agudas, pelo risco de atraso no diagnóstico correto e pela terapia fibrinolítica e antitrombótica empregada aumentando o risco de sangramento em pacientes com dissecção aórtica. Um estudo conduzido de 2000 a 2004 mostrou que o erro diagnóstico ocorreu em 39% dos pacientes e foi associado a um atraso no diagnóstico das síndromes aórticas agudas. A síndrome coronariana aguda foi o diagnóstico errôneo mais comum, resultando em tratamento inadequado com AAS, heparina e agentes fibrinolíticos, o que resultou em taxas aumentadas de sangramento maior (38% *versus* 13%) e mortalidade (27% *versus* 13%). A administração de agentes antitrombóticos também foi associada ao aumento do líquido pericárdico hemorrágico (50% *versus* 25%), derrame pleural hemorrágico (15% *versus* 3%) e em instabilidade hemodinâmica (30% *versus* 13%). O estudo concluiu que as síndromes aórticas agudas são frequentemente confundidas com as síndromes coronarianas agudas, levando ao diagnóstico tardio e sangramento clinicamente significativo como consequência do tratamento inadequado com agentes antitrombóticos.

→ TRATAMENTO

Todos os pacientes com síndrome aórtica aguda, independente de intervenções terapêuticas definitivas, devem ser admitidos em uma UTI o mais rapidamente possível após a confirmação do diagnóstico. Esses pacientes receberão monitorização eletrocardiográfica, da pressão arterial e saturação de oxigênio, além de acesso venoso adequado para administração de drogas. Se necessário, deve ser inserido um cateter para monitorização invasiva da pressão arterial (de preferência na artéria radial esquerda). A saturação deve ser > 95%, se necessário, com suplementação de oxigênio. A intubação traqueal deve ser considerada na presença de choque, hipóxia grave e/ou comprometimento neurológico grave. Na presença de choque, o tratamento de suporte deve ser baseado na causa subjacente presumível: hemorragia,

■ **Figura 2.** Fluxograma para diagnóstico de SAA.

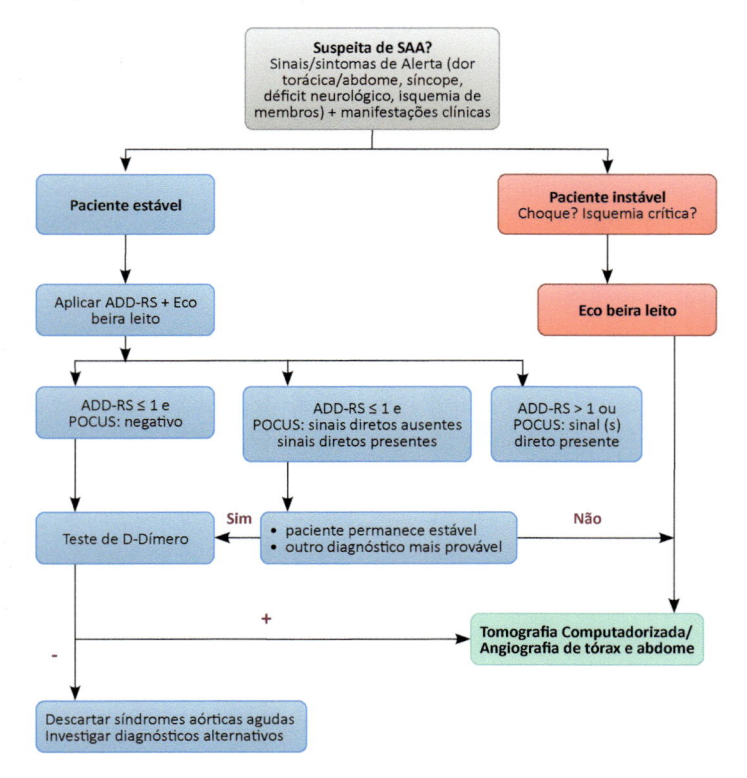

```
                    Suspeita de SAA?
            Sinais/sintomas de Alerta (dor
             torácica/abdome, síncope,
             déficit neurológico, isquemia de
             membros) + manifestações clínicas
                    /              \
                   /                \
         Paciente estável      Paciente instável
                              Choque? Isquemia crítica?
                |                      |
         Aplicar ADD-RS + Eco    Eco beira leito
            beira leito
    /           |            \
ADD-RS ≤ 1 e   ADD-RS ≤ 1 e    ADD-RS > 1 ou
POCUS:         POCUS: sinais   POCUS: sinal(s)
negativo       diretos ausentes direto presente
               sinais diretos
               presentes
    |              |
    |        Sim • paciente permanece estável   Não
Teste de D-Dímero  • outro diagnóstico mais provável →
    |
  + → Tomografia Computadorizada/
  -    Angiografia de tórax e abdome
    ↓
Descartar síndromes aórticas agudas
Investigar diagnósticos alternativos
```

tamponamento cardíaco ou isquemia miocárdica crítica. Fluidos (cristaloides) e transfusão de hemocomponentes devem ser empregados para otimização da pré-carga, débito cardíaco e *delivery* de oxigênio. Pacientes usuários de anticoagulantes devem receber agentes de reversão adequados. No tamponamento, está indicada a pericardiocentese de emergência (diretrizes da AHA 2010) em caso de instabilidade hemodinâmica grave incompatível com o momento cirúrgico (parada cardíaca ou periparada) e no choque refratário a fluidos. A drenagem de pequenas quantidades de sangue (por exemplo, 40 mL) pode obter um efeito hemodinâmico positivo.

A terapia medicamentosa ideal é recomendada em todos os pacientes. Pragmaticamente, o controle da dor com opioides (Tabela 4) constitui a primeira linha terapêutica e deve ser considerado mesmo nas fases iniciais, antes de se obter um diagnóstico conclusivo. Os opioides proporcionam efeitos benéficos também na agitação, dispneia, desconforto respiratório e estado hemodinâmico devido à sedação e redução do componente adrenérgico. O alvo da escala visual analógica de dor é < 4. O controle da dor deve ser rápido, evitando sedação excessiva, depressão respiratória e vômitos. Os opioides são relativamente contraindicados pelo choque, mas a avaliação caso a caso será necessária em pacientes muito graves, para os quais tratamentos avançados podem ser fúteis.

A terapia tem como objetivo reduzir o estresse hemodinâmico sobre a parede do vaso limitando a extensão da dissecção e reduzindo o risco de complicações. Os pilares do tratamento clínico (Tabela 4) baseiam-se nos seguintes objetivos:

1. Controle da dor (opioides intravenosos)
2. Controle da frequência cardíaca (alvo entre 55 e 60 bpm)
3. Controle da Pressão Arterial (alvo de pressão arterial sistólica entre 100 e 120 mmHg)

Nesse sentido, os betabloqueadores intravenosos como o labetalol e o esmolol constituem agentes de primeira linha no tratamento. Metoprolol e propranolol podem ser usados, ainda que possuam dados limitados nas síndromes aórticas agudas. Os antagonistas dos canais de cálcio não di-hidropiridínicos (verapamil e diltiazem) são alternativas razoáveis em pacientes intolerantes aos betabloqueadores. Em alguns casos, pode ser necessário o emprego de vasodilatadores (nitroprussiato de sódio intravenoso), além dos betabloqueadores, para atingir rapidamente os níveis ideais de pressão arterial. Os betabloqueadores devem ser iniciados primeiro a fim de neutralizar a taquicardia reflexa e o efeito inotrópico que podem acompanhar a terapia vasodilatadora.

Tabela 4. Tratamento das síndromes aórticas agudas.

FÁRMACOS	DOSAGEM	COMENTÁRIOS
Analgesia		
Morfina	0,1–0,4 mg/kg em bolus (até 10 mg a cada 4 h)	
Fentanil	25–100 μg a cada 30–60 min	
Controle da Frequência Cardíaca		
Bloqueadores beta		
Esmolol (β 1-bloqueador)[a]	0,5-1 mg/Kg em bolus, seguido por 0,05-0,3 mg/Kg/min de infusão (titular em 0,1 mg/Kg/min)	Vantajoso em pacientes que podem ser intolerantes aos demais betabloqueadores devido à asma ou insuficiência cardíaca
Labetalol (β 1/2, α 1-bloqueador)[a]	20 mg em bolus (pode repetir 20-80 mg a cada 10 min, até 300 mg), ou 30-120 mg/h de infusão	
Metoprolol (β 1-bloqueador)[b]	5 mg em bolus (pode repetir após 5 min, até 15 mg)	

Bloqueadores dos canais de cálcio		
Verapamil[b]	Bolus de 5 a 10 mg (pode repetir após 5 a 10 min)	Alternativas em pacientes que não toleram betabloqueadores
Diltiazem[b]	bolus de 5-20 mg (pode repetir após 15 min), infusão de 5-15 mg/h	
Fármaco simpaticolítico de ação central		
Clonidina (agonista α 2 -pré-sináptico central)[b]	0,15-0,3 mg (pode repetir após 40 min)	
Vasodilatadores		
Nitroprussiato de sódio[a]	0,25-0,5 µg/kg/min infusão (titular até 10 µg/min)	Não usar antes do betabloqueio pelo risco de taquicardia reflexa e aumento de inotropismo
Nitroglicerina[b]	Infusão de 5-200 µg/min	

[a] Agente de primeira escolha. [b] Dados limitados em síndromes aórticas agudas

É importante ressaltar que as medidas de controle da frequência cardíaca e pressão arterial não devem ser obtidas às custas de hipotensão e hipoperfusão orgânica, especialmente hipofluxo cerebral em caso de déficit neurológico.

O tratamento medicamentoso deve ser empregado imediatamente para todos os pacientes (dissecções tipo A e tipo B) uma vez feito o diagnóstico, mas não deve interferir na transferência oportuna para a sala de cirurgia dos casos com indicação de reparo imediato da aorta.

⇨ CUIDADO EM EVENTOS RELACIONADOS À COCAÍNA

O manejo inicial em pacientes com toxicidade por cocaína deve ter como objetivo reverter a estimulação do sistema nervoso simpático mediada centralmente utilizando-se benzodiazepínicos e fentolamina no cenário agudo.

⇨ TRATAMENTO CIRÚRGICO DAS SÍNDROMES AÓRTICAS AGUDAS

→ **Dissecção aórtica tipo A** – A cirurgia é o tratamento de escolha, podendo reduzir a mortalidade em 1 mês de 90% para 30%. A dissecção aórtica aguda tipo A evolui para óbito em 50% dos casos nas primeiras 48 horas se não for abordada, sendo a mortalidade perioperatória de 25% e a taxa de complicações neurológicas de 18%. O reparo da dissecção aórtica tipo A envolve a substituição da aorta ascendente, a ressecção das lesões da íntima e da aorta aneurismática e a restauração da competência ou substituição da válvula aórtica. Em caso de envolvimento extenso ou dilatação da raiz aórtica os pacientes podem necessitar de substituição do bulbo aórtico com preservação da valva, ou substituição completa do bulbo aórtico e válvula com conduto tubo-válvula.

Em um grande estudo alemão, 20% a 30% de 2.317 pacientes com dissecção aórtica tipo A apresentaram disfunção neurológica (hemiparesia ou hemiplegia, paresia ou paraplegia, ataque isquêmico transitório, *delirium* ou diminuição do nível de consciência) com 12,3% de resolução após a cirurgia.

→ **Dissecção aórtica tipo B** – As Dissecções Aórticas tipo B podem ser divididas em complicadas e não complicadas. As apresentações não complicadas necessitam apenas de terapia medicamentosa visando controle imediato da dor, estabilização hemodinâmica e da perfusão de órgãos com infusões contínuas de medicamentos. Um estudo do IRAD descobriu que a dissecção aórtica do tipo B tratada apenas com medicações foi associada a uma mortalidade de 9,5% em comparação com 29% dos pacientes tratados com cirurgia, embora possa haver influência da gravidade entre os grupos tratados neste estudo. As apresentações complicadas são a minoria dos casos e são caracterizadas por dilatação aórtica grave, sinais de ruptura iminente, ruptura aórtica, hipoperfusão de órgãos, dor intensa e hipertensão refratária. Os pacientes que apresentarem as formas complicadas de SAA tipo B devem ser abordados por intervenções endovasculares ou cirúrgicas. Com base nos dados do IRAD, a mortalidade hospitalar para dissecção aórtica tipo B é de 23% se tratada cirurgicamente e 11% se tratada com reparo endovascular da aorta torácica. O reparo endovascular da aorta torácica destina-se a cobrir a brecha de entrada, induzir o fechamento do falso lúmen, estabilizar a aorta e evitar dilatação adicional. O enxerto é tipicamente colocado distalmente à artéria subclávia esquerda ou entre a artéria subclávia esquerda e a artéria carótida comum esquerda em um segmento de aorta não dissecada e é estendido dentro da aorta torácica descendente. As principais complicações associadas ao tratamento endovascular são paraplegia (3%), dissecção aórtica tipo A retrógrada (2%) e nova entrada induzida por endoprótese. Dados recentes do estudo *Investigation of Stent Grafts in Aortic Dissection (INSTEAD-XL)* demonstraram que o reparo endovascular da aorta torácica, além do tratamento médico ideal, foi associado à melhora da sobrevida específica da aorta em 5 anos, retardo na progressão da doença e remodelamento positivo. No entanto, nenhuma diferença em relação à mortalidade total foi observada, e o estudo foi relativamente pequeno em tamanho.

■ Figura 3.

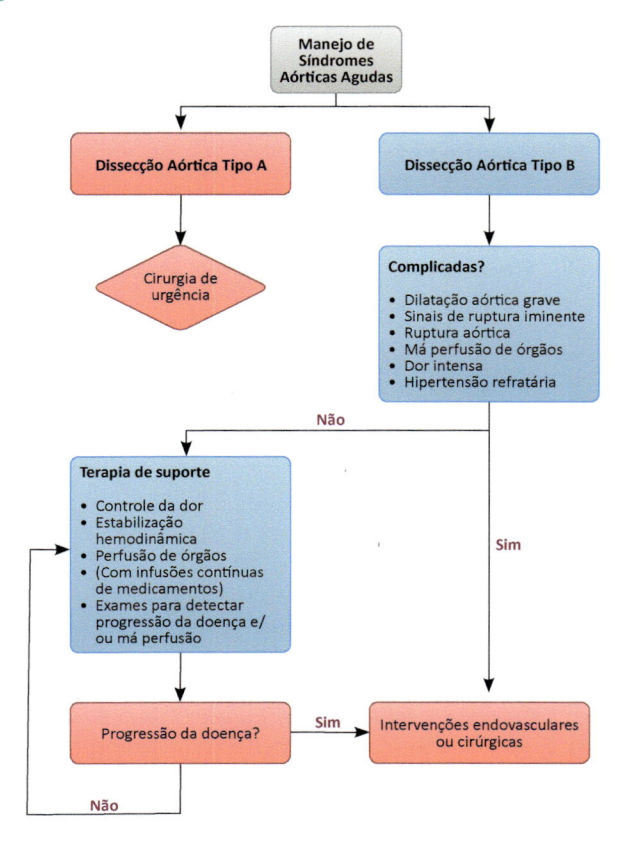

```
                    ┌─────────────────┐
                    │   Manejo de     │
                    │   Síndromes     │
                    │ Aórticas Agudas │
                    └─────────────────┘
                      │           │
        ┌─────────────┘           └─────────────┐
        ▼                                       ▼
┌───────────────────────┐           ┌───────────────────────┐
│ Dissecção Aórtica     │           │ Dissecção Aórtica     │
│ Tipo A                │           │ Tipo B                │
└───────────────────────┘           └───────────────────────┘
        │                                       │
        ▼                                       ▼
   ╱ Cirurgia ╲                       ┌───────────────────────┐
  ╱    de      ╲                      │ Complicadas?          │
  ╲  urgência  ╱                      │ • Dilatação aórtica   │
   ╲          ╱                       │   grave               │
                                      │ • Sinais de ruptura   │
                                      │   iminente            │
                                      │ • Ruptura aórtica     │
                                      │ • Má perfusão de      │
                                      │   órgãos              │
                                      │ • Dor intensa         │
                                      │ • Hipertensão         │
                                      │   refratária          │
                                      └───────────────────────┘
                            Não                   │
              ┌─────────────────────────┐         │
              ▼                                   │
┌───────────────────────────┐                     │
│ Terapia de suporte        │                     │
│ • Controle da dor         │                     │
│ • Estabilização           │                     │
│   hemodinâmica            │                    Sim
│ • Perfusão de órgãos      │                     │
│ • (Com infusões contínuas │                     │
│   de medicamentos)        │                     │
│ • Exames para detectar    │                     │
│   progressão da doença e/ │                     │
│   ou má perfusão          │                     │
└───────────────────────────┘                     │
        │                                         │
        ▼                                         ▼
   ╱ Progressão ╲    Sim    ┌──────────────────────────┐
  ╱  da doença?  ╲─────────▶│ Intervenções endovasculares │
   ╲            ╱           │ ou cirúrgicas            │
        │                   └──────────────────────────┘
       Não
        └──────────────┐ (volta para Terapia de suporte)
```

BIBLIOGRAFIA RECOMENDADA

1. Morello F, Santoro M, Fargion AT, Grifoni S, Nazerian P. Diagnosis and management of acute aortic syndromes in the emergency department. Intern Emerg Med [Internet]. 2021;16(1):171–81. Available from: https://doi.org/10.1007/s11739-020-02354-8

2. Ohle R, Yan JW, Yadav K, Cournoyer A, Savage DW, Jetty P, et al. Diagnosing acute aortic syndrome: A Canadian clinical practice guideline. Cmaj. 2020;192(29):E832–43.

3. Bima P, Pivetta E, Nazerian P, Toyofuku M, Gorla R, Bossone E, et al. Systematic Review of Aortic Dissection Detection Risk Score Plus D-dimer for Diagnostic Rule-out Of Suspected Acute Aortic Syndromes. Acad Emerg Med. 2020;27(10):1013–27.

4. Huynh N, Thordsen S, Thomas T, Mackey-Bojack SM, Duncanson ER, Nwuado D, et al. Clinical and pathologic findings of aortic dissection at autopsy: Review of 336 cases over nearly 6 decades. Am Heart J [Internet]. 2019;209:108–15. Available from: https://doi.org/10.1016/j.ahj.2018.11.006

5. Volovárová R, Volovár Š, Lhotský J, Baxa J, Matějovič M. Aortic dissection and other acute aortic syndromes in the emergency departmentVnitr Lek [Vnitr Lek] [Internet]. 2019;65(8):506–14. Available from: https://www.prolekare.cz/casopisy/vnitrni-lekarstvi/2019-7-8/aortalni-disekce-a-jine-akutni-aortalni-syndromy-na-urgentnim-prijmu-113485

6. Evangelista A, Maldonado G, Gruosso D, Gutiérrez L, Granato C, Villalva N, et al. The current role of echocardiography in acute aortic syndrome. Echo Res Pract. 2019;6(2):R53–63.

7. Nazerian P, Mueller C, De Matos Soeiro A, Leidel BA, Salvadeo SAT, Giachino F, et al. Diagnostic accuracy of the aortic dissection detection risk score plus D-dimer for acute aortic syndromes the ADvISED prospective multicenter study. Circulation. 2018;137(3):250–8.

8. Gorla R, Erbel R, Kahlert P, Tsagakis K, Jakob H, Mahabadi AA, et al. Accuracy of a diagnostic strategy combining aortic dissection detection risk score and D-dimer levels in patients with suspected acute aortic syndrome. Eur Hear journal Acute Cardiovasc care. 2017;6(5):371–8.

9. Mussa FF, Horton JD, Moridzadeh R, Nicholson J, Trimarchi S, Eagle KA. Acute aortic dissection and intramural hematoma a systematic review. JAMA - J Am Med Assoc. 2016;316(7):754–63.

10. Watanabe H, Horita N, Shibata Y, Minegishi S, Ota E, Kaneko T. Diagnostic test accuracy of D-dimer for acute aortic syndrome: Systematic review and meta-analysis of 22 studies with 5000 subjects. Sci Rep. 2016;6(May):1–9.

11. Pape LA, Awais M, Woznicki EM, Suzuki T, Trimarchi S, Evangelista A, et al. Presentation, diagnosis, and outcomes of acute aortic dissection: 17-year trends from the international registry of acute aortic dissection. J Am Coll Cardiol. 2015;66(4):350–8.

12. Vinay Kumar, MBBS, MD, FRCPath; Abul K. Abbas, MBBS; Jon C. Aster, MD P. Robbins Patologia Básica. 9a edição. Thomson Digital, editor. Rio de janeiro; 2013. 928 p.

13. Hansen MS, Nogareda GJ, Hutchison SJ. Frequency of and Inappropriate Treatment of Misdiagnosis of Acute Aortic Dissection. Am J Cardiol. 2007;99(6):852–6.

15

TROMBOEMBOLISMO PULMONAR

Eduardo José Paolinelli Vaz de Oliveira ▪ *Daniel Lima da Rocha*

INTRODUÇÃO

O tromboembolismo venoso (TEV), engloba as entidades trombose venosa profunda (TVP) e o tromboembolismo pulmonar (TEP). É um diagnóstico representado por coágulos que obstruem a circulação venosa com potencial de se deslocar e se alojarem em vasos de menor calibre, normalmente artérias/arteríolas da circulação pulmonar, determinando potencial infarto da área acometida, além de prejuízo da relação ventilação/perfusão (V/Q) nos alvéolos perfundidos por aquele vaso.

É um diagnóstico comum no departamento de emergência e em pacientes hospitalizados, sendo uma entidade de apresentações clínicas variadas, com quadros que podem se apresentar desde assintomáticos a colapso circulatório e morte. Pacientes com TEP muitas vezes representam um desafio diagnóstico, a despeito da prevalência e recorrência dos casos. Estar familiarizado com a doença, fatores de risco, apresentações clínicas, classificações e tratamento é fundamental para o reconhecimento e para se obter sucesso no manejo de pacientes graves ou que potencialmente podem evoluir desfavoravelmente.

→ EPIDEMIOLOGIA E FATORES DE RISCO

O TEP é a terceira causa de morte mais comum devido a fatores cardiovasculares, atrás de infarto agudo do miocárdio e acidente vascular cerebral. A incidência e prevalência são incertas, dado o grande número de casos assintomáticos ou de pouca relevância clínica que não são diagnosticados. Nos EUA, estudos indicam que a incidência é de cerca de 1 a 2 casos a cada mil pessoas da população em geral. No Brasil, há poucos dados disponíveis. Estudos mais antigos e com amostras a partir de dados de autópsias revelam, similarmente aos dados americanos, uma prevalência que varia de 3,9% a 16,6%.

Vários são os fatores de risco (Tabela 1) para a ocorrência de TEP, todos eles relacionados à sua causa base, a TVP, e à patogênese dessas entidades, que remetem à tríade de Virchow – hipercoagulabilidade sanguínea, estase venosa e lesão endotelial. Portanto, pacientes com maiores riscos são cardiopatas, oncológicos, ou aqueles com necessidade de internação ou imobilização prolongada por vários dias ou semanas. Pacientes com fraturas de quadril estão em risco particularmente alto. Estados hipercoaguláveis, tanto primários (fator V Leiden, mutações da protrombina e síndrome antifosfolípide) ou secundários (por exemplo, obesidade, cirurgia recente, câncer, uso de anticoncepcional oral, gravidez), são importantes fatores de risco. Na terapia intensiva, uso de cateteres venosos centrais podem ser um sítio para a formação de trombos venosos que podem se deslocar para os pulmões.

◼ Tabela 1. Fatores de risco. TEV, tromboembolismo venoso (adaptada[1]).

Fatores de risco relacionados à ocorrência de TVP/TEP	
Fatores de risco hereditários	História Familiar
	Fator V Leidein
	Deficiência de proteína C
	Deficiência de antitrombina
	Traço falciforme
	Deficiência de proteína S
	Mutação protrombina 20210A
Fatores de risco adquiridos	Gestação
	Obesidade
	Hospitalização/Imobilidade
	Trauma
	Pós-operatório
	Neoplasia ativa
	Síndrome do anticorpo antifosfolípide
	Idade avançada
	Viagem longa (> 6h)
	História prévia de TEV
	Doença pulmonar/cardíaca cronica
	Terapia hormonal/ anticoncepcção oral

→ FISIOPATOLOGIA E HISTÓRIA NATURAL DA DOENÇA

Descrita em meados do século XIX, a tríade de Virchow, como dito acima, é estritamente relacionada à ocorrência do TEV, estando presentes um ou mais fatores da tríade para que ocorra a doença, sendo que a grande maioria dos casos (~95%), se inicia com uma TVP.[7] A formação do trombo em leito venoso, principalmente se extenso e se não diagnosticado e tratado, pode acarretar embolização, seja de todo o trombo ou de fragmentos dele, para átrio e ventrículo direitos e circulação arterial pulmonar. Raramente TEP pode ter origem não trombótica, sendo advindo de êmbolos de gordura, tumores ou ar.

Como uma doença da vasculatura arterial pulmonar, o TEP tem duas grandes repercussões clínicas – respiratória e hemodinâmica, que podem acontecer concomitantemente ou não, em maior ou menor escala de gravidade.

A repercussão ventilatória ocorre devido à piora da relação V/Q, à medida que áreas que têm sua circulação arterial interrompida por um trombo continuam a ter seus alvéolos ventilados (Figura 1), mas incapacitados de realizar hematose, culminando em hipoxemia – insuficiência respiratória tipo I, manifesta clinicamente por desconforto respiratório e dessaturação periférica de O_2. A depender do calibre das artérias/arteríolas atingidas e da circulação colateral adjacente, o TEP pode causar infarto pulmonar.

Por vezes, mais importantes que as consequências respiratórias, e que de fato são considerados como a causa primária de óbito no TEP, os desfechos hemodinâmicos estão relacionados às repercussões no ventrículo direito (VD). O VD é constituído por paredes musculares delgadas, bastante complacentes em comparação ao ventrículo esquerdo (VE), e habitualmente trabalha sob regime de baixas pressões, dada a baixa resistência vascular pulmonar. Tendo em vista a grande área de superfície do leito vascular pulmonar, as pressões na artéria pulmonar se elevam quando cerca de 30%-50% de sua área total tem sua circulação comprometida por um trombo. A obstrução anatômica, a vasoconstrição por hipoxia e por fatores inflamatórios (liberação local de tromboxano A2, serotonina e histamina) na área pulmonar afetada levam a aumento súbito da resistência vascular pulmonar e diminuição proporcional da complacência arterial, refletindo em dilatação do VD.

▣ Figura 1. Área de infarto pulmonar relacionada à interrupção de fluxo sanguíneo pulmonar ocasionada por TEP.

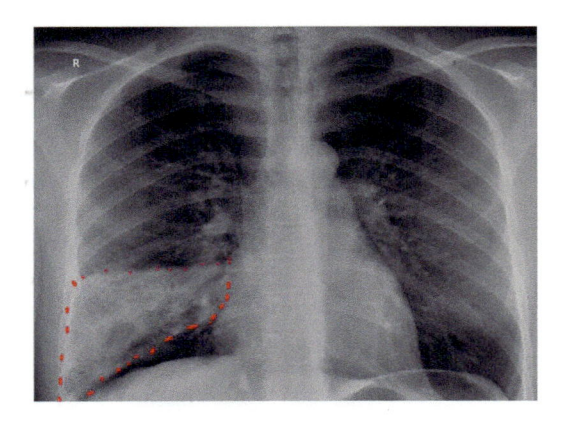

Embora a menor massa do VD produza menor força contrátil, o VD tem maior volume diastólico final e é capaz de apresentar um grande aumento de volume sem alteração da área de sua parede livre, permitindo que o volume sistólico do VD corresponda ao volume sistólico do VE, mas com menor gasto energético. As forças transmitidas de um ventrículo para o outro através do miocárdio e pericárdio são denominadas interdependência ventricular. Devido a presença do pericárdio, a maior pressão natural do VE é transmitida ao VD através do septo interventricular. Essa diferença de pressão é denominada gradiente transeptal (GTS), está presente na sístole e na diástole e é responsável pela protuberância normal da esquerda para a direita do septo, criando um anteparo contra o qual a parede livre do VD se contrai (Figuras 2 e 3). Portanto, o bom funcionamento do VD é dependente de maiores pressões no VE. Além disso, como há perfusão coronariana no VD tanto na sístole quanto na diástole (no VE é quase que totalmente na diástole), cria-se uma dependência da perfusão miocárdica de VD às altas pressões na câmara do VE.

▣ Figura 2. Mudança do gradiente transeptal; (a) situação normal; (b) quando há elevação da pressão de artéria pulmonar (AP). PSF, pressão sistólica final (adaptada [11]).

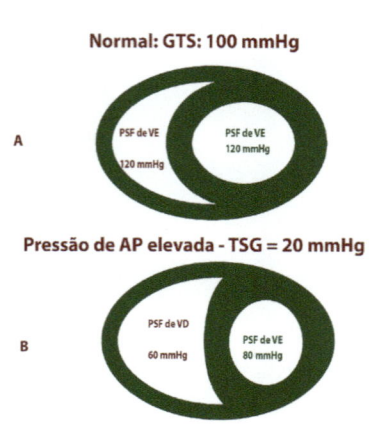

Normal: GTS: 100 mmHg

A
PSF de VE
120 mmHg
PSF de VE
120 mmHg

Pressão de AP elevada - TSG = 20 mmHg

B
PSF de VD
60 mmHg
PSF de VE
80 mmHg

TROMBOEMBOLISMO PULMONAR

■ Figura 3. Diagrama representa a maior sensibilidade de VD à carga, em relação VE. O volume sistólico de VD é substancialmente prejudicado com aumentos agudos da pressão arterial pulmonar em comparação à resposta do VE quando ocorre um aumento proporcional da pressão arterial sistêmica.

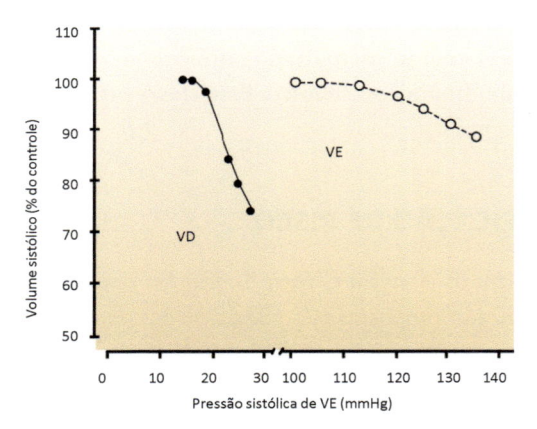

■ Figura 4. Cascata da disfunção hemodinâmica em decorrência de pós-carga aumentada do VD. VD, ventrículo direito; VT, válvula tricúspide; VE, ventrículo esquerdo; DC, débito cardíaco; PA, pressão arterial. (adaptada [9]).

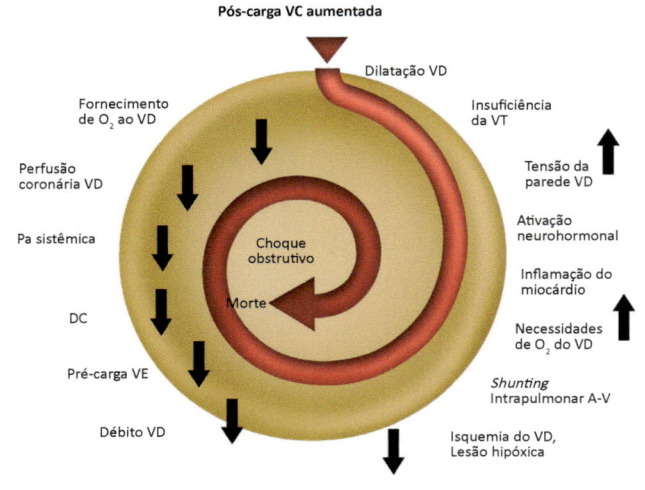

Se há sobrecarga aguda de VD, há uma tentativa de compensação na função sistólica dessa câmara até certo limite, com geração máxima de pressão de artéria sistólica pulmonar em torno de 40 mmHg. A partir desse ponto, há redução do débito cardíaco de VD, redução do GTS, com impacto direto também no VE, culminando em choque hemodinâmico sistêmico. Esse efeito em cascata é representando na Figura 4.

CLASSIFICAÇÃO DE RISCO

Nas diretrizes da *American Heart Association/American College of Chest Physicians* são propostas três classificações de risco do TEP, a partir de sua gravidade e repercussão hemodinâmica.

1. O TEP maciço é definido se há hipotensão persistente (PA sistólica < 90 mmHg por > 15 minutos), se há necessidade de suporte inotrópico, ausência de pulso ou bradicardia (< 40 bpm);

2. No TEP submaciço não há hipotensão sistêmica, porém há sinais de disfunção do VD em exames de imagem (angiotomografia pulmonar ou ecocardiograma), ou manifesta por elevação de biomarcadores, como peptídeo natriurético cerebral (BNP), pró-BPN N-terminal (NT-pró-BNP) ou troponina;

3. No TEP de baixo risco não existe instabilidade hemodinâmica ou disfunção do VD.

Além dessa classificação, baseada basicamente em critérios hemodinâmicos, há o *Pulmonary Embolism Severity Index* (PESI), escore criado em 2005 e validado em 2008 (Tabela 2). Levando em conta a complexidade do escore inicial, com onze variáveis analisadas, e o contexto de emergência no qual normalmente é aplicado, foi criado e validado o PESI simplificado. A *European Society of Cardiology*

◼ Tabela 2. Escores PESI e PESI simplificado. FC, frequência cardíaca; PAS, pressão arterial sistólica; FR, frequência respiratória (adaptada[9]).

Parâmetros	Versão original	Versão simplificada
Idade	1 ponto por ano	1 ponto se > 80 anos
Sexo Masculino	+10 pontos	-
Neoplasia	+30 pontos	1 ponto
Insuficiência cardíaca	+10 pontos	1 ponto
Doença pulmonar crônica	+10 pontos	
FC ≥ 110 bpm	+20 pontos	1 ponto
PAS < 100 mmHg	+30 pontos	1 ponto
FR > 30 irpm	+20 pontos	-
Temperatura < 36ºC	+20 pontos	-
Estado neurológico alterado	+60 pontos	-
Saturação arterial de O^2 < 90%	+20 pontos	1 ponto
Estratificação de risco		
Classe 1: < 65 pontos – Risco muito baixo de morte em 30 dias (0%-1,6%)	0 pontos = risco de mortalidade a 30 dias de 1,0% (IC 95% 0,0 – 2,1%)	
Classe 2: 66-85 pontos – Baixo risco de morte (1,7%-3,5%)		
Classe 3: 86-105 pontos – Moderado risco de morte (3,2%-7,1%)	≥ 1 ponto(s) = risco de mortalidade a 30 dias de 10,9 (IC 95% 8,5% – 13,2%)	
Classe 4: 106-125 pontos – Alto risco de morte (4%-11,4%)		
Classe 5: > 125 pontos – Muito alto risco de morte (10%-24,5%)		

recomenda estratificação de risco a partir do escore e da avaliação conjunta quanto a presença de repercussões hemodinâmicas e de VD causadas pelo TEP, bem como da presença de fatores de risco e comorbidades (Tabela 3).

Tabela 3. Estratificação de risco no TEP. EP, embolia pulmonar; PESI, *pulmonary embolism severity index*; sPESI, PESI simplificado; ECO, ecocardiograma; angioTC, angiotomografia (adaptada[9]).

Risco de mortalidade precoce		Indicadores de risco			
		Instabilidade hemodinâmica	Parâmetros clínicos de gravidade da EP e/ou comorbidade: PESI classe III-IV ou sPESI>1	Disfunção VD no ECO ou na angio TC	Níveis elevados de troponinas cardíacas
Intermédio	Intermédio	+	(+)	+	(+)
	Intermédio-alto	-	+#	+	+
	Intermédio-baixo	-	+#	Um (ou nenhum) positivo	
Baixo		-	-	-	Avaliação opcional; se avaliado, negativo

* A instabilidade hemodinâmica associada à confirmação de diagnóstico de TEP na angioTC e/ou à evidência de disfunção VD no ETT, é suficiente para classificar um doente na categoria de TEP de alto risco, sem a necessidade de cálculo de PESI ou exames laboratoriais. # Os sinais de disfunção VD no ECO (ou na angioTC) ou os níveis de biomarcadores cardíacos elevados podem estar presentes apesar de um PESI de I-II ou de um sPESI de 0. Até a elucidação do motivo de tal discrepância, o paciente deve ser classificado na categoria de risco intermediário.

→ EXAMES COMPLEMENTARES – LABORATÓRIO E IMAGEM

Não há exame laboratorial com sensibilidade e especificidade satisfatórias a ponto de confirmar ou excluir o diagnóstico de TEP, portanto os exames a serem escolhidos vão ser adjuvantes em um algoritmo que busca maior assertividade no diagnóstico.

Dentre os exames laboratoriais, o D-dímero, um produto de degradação da fibrina, pode ser interpretado como um marcador de fibrinólise, sendo, portanto, esperado que esteja elevado em caso de TEP (ou seja, > 500 ng/mL). O D-dímero é, entretanto, um exame muito pouco específico e, como agravante, situações em que ele se encontra elevado são também fatores de risco para TEV, como gestação, pós-operatório e neoplasia. Como também é um marcador que se eleva com a idade, recomenda-se a correção do valor de referência a partir dos 50 anos de idade, multiplicado o valor da idade x10.[1,9,15]

Além do D-dímero, tendo em vista a repercussão miocárdica de VD secundária ao TEP, marcadores de lesão miocárdica, como a Troponina, ou o *Brain Natriuretic Peptide* (BNP) ou NT-pró-BNP. O NT-pró-BNP é a porção inativa do BNP liberada pelo miócito quando sofre maior grau de estiramento, refletindo sobrecarga volumétrica nas câmaras cardíacas. O NT-pró-BNP tem valor preditivo negativo de aproximadamente 100% quanto à detecção de disfunção aguda de VD.

Quanto aos exames de imagem, o diagnóstico normalmente se dá pela visualização direta do trombo na angiotomografia de artérias pulmonares (angioTC), exame que por sua maior facilidade e disponibilidade atualmente, tem substituído com boa eficácia o clássico padrão-ouro, a angiografia pulmonar, exame mais invasivo e menos disponível (Figura 5). O achado de interesse é a falha de enchimento ao contraste nas artérias pulmonares e seus ramos, mostrando ali a presença do trombo. A angioTC tem sensibilidade de aproximadamente 80% e especificidade próxima aos 95%.

Figura 5. (A) Evidência de trombo com falha de enchimento em ambas as artérias pulmonares (setas vermelhas); (B) TEP subsegmentar bilateral (setas vermelhas).[6]

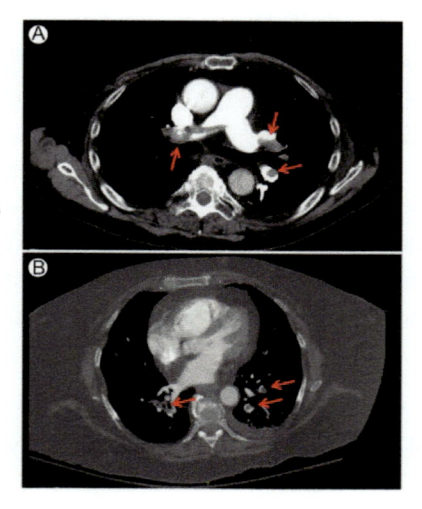

Os exames de ultrassonografia (US) como o ecocardiograma (ECO) e a ultrassonografia de compressão venosa ou por doppler venoso, apesar de não visualizarem diretamente o TEP, são exames rápidos, não invasivos, realizados beira leito (importante se não há condições de transporte do paciente) e conseguem indiretamente fornecer informações sobre acometimento ou não do VD, além de poderem confirmar a presença de TVP, grande fator causal do TEP. Uma US de compressão venosa positivo para TVP em membros inferiores em paciente com grau alto de suspeita de TEP tem valor preditivo positivo suficiente para diagnóstico presuntivo e início de tratamento com anticoagulação, sem necessidade de exames adicionais. A US de compressão pode ser feita de toda a perna, vasculhando todo o sistema venoso profundo da virilha à panturrilha, ou de forma limitada (dois pontos) examinando os segmentos da veia poplítea e femoral – abordagem bastante útil em pacientes graves, onde uma US *point-of-care* pode adiantar o diagnóstico e tratamento. A US de perna inteira e de compressão limitada são consideradas equivalentes em termos de segurança, sendo mostrado que ambas as abordagens produzem resultados falsos negativos abaixo de 1%.

No ecocardiograma (Figura 6), os sinais de acometimento de VD, como dilatação, abaulamento do septo interventricular em direção ao VE e hipocontratilidade do VD, apontam para o diagnóstico e adicionam elementos para a estratificação de risco. O sinal de McConnell (hipo/acinesia da parede livre do VD com hipercontratilidade apical) é específico para TEP. Dada a insuficiência de VD, a excursão sistólica no plano anular da tricúspide (TAPSE), pode se encontrar reduzido. A espessura da parede livre do VD pode ajudar a diferenciar a insuficiência aguda ou crônica do VD, quando há tempo para hipertrofia muscular compensatória.

O eletrocardiograma (ECG), apesar de seu papel limitado no diagnóstico de TEP, é amplamente disponível e comumente o primeiro exame a ser realizado em situação de emergência. Apesar de pouco específicas, o conjunto das alterações encontradas no ECG, se presentes, pode ser altamente sugestivo de TEP. A alteração mais frequente, e a mais inespecífica, é a taquicardia sinusal. O *strain* de VD – inversão da onda T em DIII, aVF e de V1 a V4 – são alterações da repolarização secundárias a sobrecarga aguda do ventrículo direito. O clássico padrão S1Q3T3 (Figura 7) consiste no aparecimento de ondas S em DI e de ondas Q e T negativas em DIII, decorrente do desvio do eixo cardíaco para direita, na maioria das vezes de grau leve. Em casos mais graves pode surgir bloqueio completo do ramo direito.

■ Figura 6. Alterações encontradas ao ECO em casos de disfunção do VD ocasionada por TEP. A' = velocidade da onda diastólica tardia (durante a contração auricular) do anel tricúspide por Doppler tecidual; TAc = tempo de aceleração do trato de saída do ventrículo direito por Doppler; AE= átrio esquerdo; AD = átrio direito; E' = velocidade da onda diastólica precoce do anel tricúspide por Doppler tecidual; GPT = gradiente do pico sistólico da válvula tricúspide; S' = velocidade da onda sistólica do anel tricúspide por Doppler tecidual; TAPSE = excursão sistólica do plano anular da tricúspide; TCD = trombo no coração direito; VD = ventrículo direito/ventricular direita (adaptada[9]).

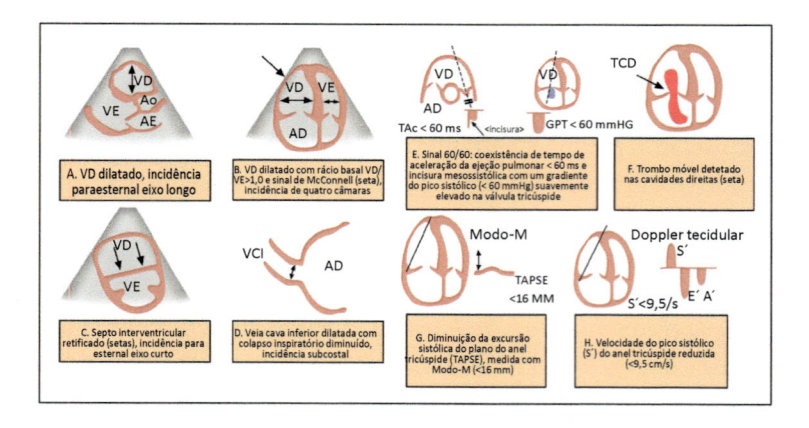

■ Figura 7. Padrão S1Q3T3 no ECG.

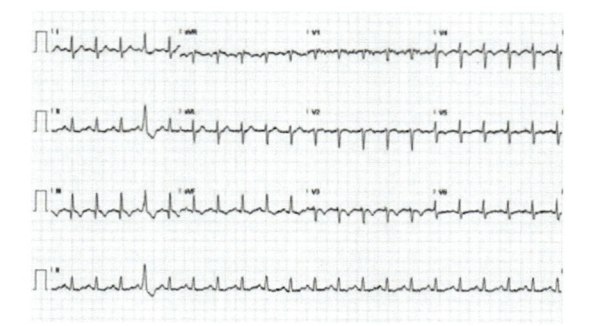

→ DIAGNÓSTICO

As diretrizes americana e europeia recomendam a análise da probabilidade pré-teste de o paciente ter o diagnóstico de TEP.[9,13] Essa probabilidade leva em conta fatores de risco e apresentação clínica, determinando a partir deste ponto qual será o raciocínio diagnóstico a ser seguido e quais exames fazem ou não sentido naquele momento. Como os resultados dos exames confirmatórios são diretamente afetados pela probabilidade pré-teste de o paciente apresentar TEP, esta é uma peça-chave na avaliação diagnóstica.

A probabilidade pré-teste é dependente tanto do julgamento clínico quanto de escores criados para essa avaliação, como os escores de Genebra e de Wells (Tabelas 4 e 5). Tais escores apresentam versões completas e simplificadas, sendo todas igualmente validadas para o propósito para o qual se propõem – excluir o diagnóstico de TEP quando associado a um valor de D-dímero normal. A despeito de qual dos escores for utilizado, espera-se que a proporção de pacientes com TEP confirmada seja de 10% se for classificado como de baixa probabilidade, 30% se de probabilidade moderada e 65% na categoria de alta probabilidade. Quando a classificação em dois níveis é usada, a proporção de pacientes com TEP confirmada é de 12% na categoria TEP improvável e 30% na categoria TEP provável.

Conforme dito, se a probabilidade pré-teste é baixa e o valor do D-dímero é normal, há uma razoável acurácia em se excluir TEP, ou pelo menos suspender ou atrasar exames de imagem e anticoagulação. Com essa abordagem, os exames de imagem e o tratamento foram suspensos em aproximadamente um terço dos pacientes com suspeita de TEV/TEP (custo-efetividade), dos quais menos de 1% foi posteriormente diagnosticado com TEV nos 3 meses seguintes, taxa bastante razoável. Pacientes com maior probabilidade clínica de TEP não necessitam realizar o teste de D-dímero, uma vez que, dada sua grande inespecificidade, um valor normal em um paciente suspeito não excluiria o diagnóstico.

Tabela 4. Escores original e simplificado de Wells para TEP. Escore original de Wells para TEP: TEP improvável se escore ≤ 4; provável TEP se pontuação > 4. Escore de Wells simplificado: TEP improvável se escore ≤ 4; provável TEP se pontuação > 1 (adaptada[23]).

Escore de Wells para TEP	Versão original	Versão simplificada
Diagnóstico alternativo menos provável que TEP	+3 pontos	+1 ponto
Sinais e sintomas de TVP	+3 pontos	+1 ponto
Frequência cardíaca > 100 batimentos por minuto	+1,5 pontos	+1 ponto
História prévia de TEV	+1,5 pontos	+1 ponto
Imobilização ou cirurgia nas últimas 4 semanas	+1,5 pontos	+1 ponto
Neoplasia em atividade	+1 ponto	+1 ponto
Hemoptise	+1 ponto	+1 ponto

Se há maior probabilidade pré-teste do diagnóstico de TEP, ou o valor de D-dímero está além dos limites da normalidade, segue-se então com um exame confirmatório de imagem. O exame de escolha, como anteriormente, pela maior disponibilidade e eficácia diagnóstica, é a angioTC. O diagnóstico presuntivo em pacientes com alta probabilidade pré-teste é possível pela US de membros inferiores com evidência de TVP. Pacientes graves, hemodinamicamente instáveis, com suspeita de TEP que necessitam de um diagnóstico rápido e não podem ser submetidos à angioTC, o ECO transtorácico *point-of-care* pode ser usado para revelar sinais de disfunção do VD, o que poderia justificar a reperfusão de emergência.

◼ Tabela 5. Classificação para pontuação original revisada de Genebra para TEP – probabilidade não alta de TEP se ≤ 10 pontos; alta probabilidade de TEP se > 10 pontos. Escore de Geneva simplificado: probabilidade não alta de TEP se escore ≤ 4; alta probabilidade de TEP se pontuação > 4 (adaptada[23]).

Escore de Genebra revisado	Versão original	Versão simplificada
Frequência cardíaca ≥ 95 batimentos por minuto	+5 pontos	+2 pontos
Frequência cardíaca 75-94 batimentos por minuto	+3 pontos	+1 ponto
Sinais e sintomas de TVP	+4 pontos	+1 ponto
Dor unilateral em membro inferior	+3 pontos	+1 ponto
História prévia de TEV	+3 pontos	+1 ponto
Neoplasia em atividade	+2 pontos	+1 ponto
Hemoptise	+2 pontos	+1 ponto
Imobilização ou cirurgia nas últimas 4 semanas	+2 pontos	+1 ponto
Idade > 65 anos	+1 ponto	+1 ponto

Os algoritmos diagnósticos (Figura 8), adaptados das diretrizes europeia de TEP, são representados a seguir:

→ TRATAMENTO

Figura 8. Algoritmos diagnósticos em caso de suspeita de TEP (adaptada[9]).

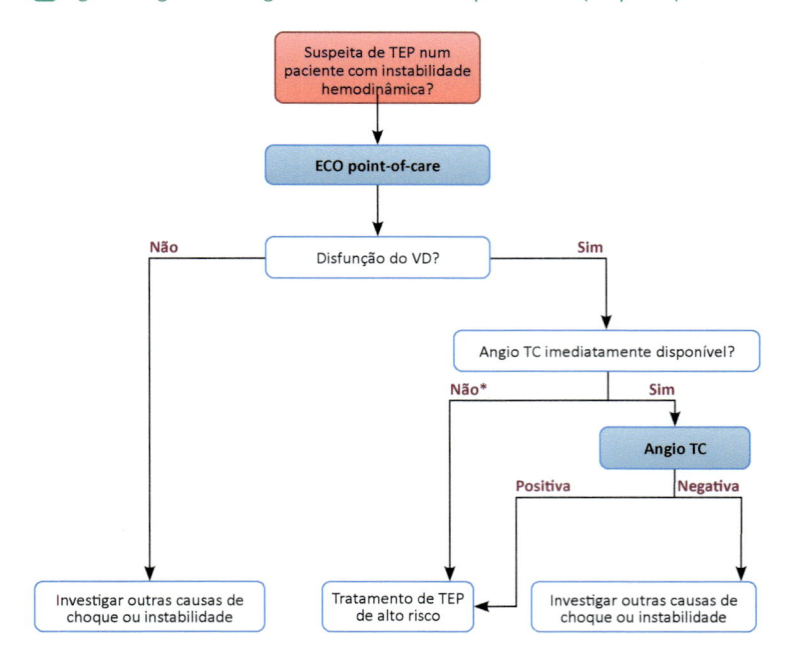

```
Suspeita de TEP num paciente com instabilidade hemodinâmica?
        │
        ▼
ECO point-of-care
        │
        ▼
  Disfunção do VD?
  ┌─────┴─────┐
 Não          Sim
  │            │
  │            ▼
  │   Angio TC imediatamente disponível?
  │            ├──────────────┐
  │           Não*            Sim
  │            │               │
  │            │               ▼
  │            │           Angio TC
  │            │         ┌─────┴─────┐
  │            │      Positiva    Negativa
  ▼            ▼         ▼            ▼
Investigar   Tratamento de TEP   Investigar
outras causas   de alto risco    outras causas
de choque ou                     de choque ou
instabilidade                    instabilidade
```

O tratamento do TEP pode ser feito em várias esferas, mesmo em caráter ambulatorial, a depender da apresentação clínica inicial e gravidade do quadro. Focaremos a discussão no manejo dentro da terapia intensiva. Ademais, no contexto de pacientes graves, não cabe somente a discussão do tratamento do tromboembolismo em si, mas sim de toda a terapia de suporte hemodinâmico e ventilatório no paciente com TEP.

Hipoxemia é uma das grandes manifestações do TEP, sendo indicada suplementação com oxigênio inalatório para manutenção de

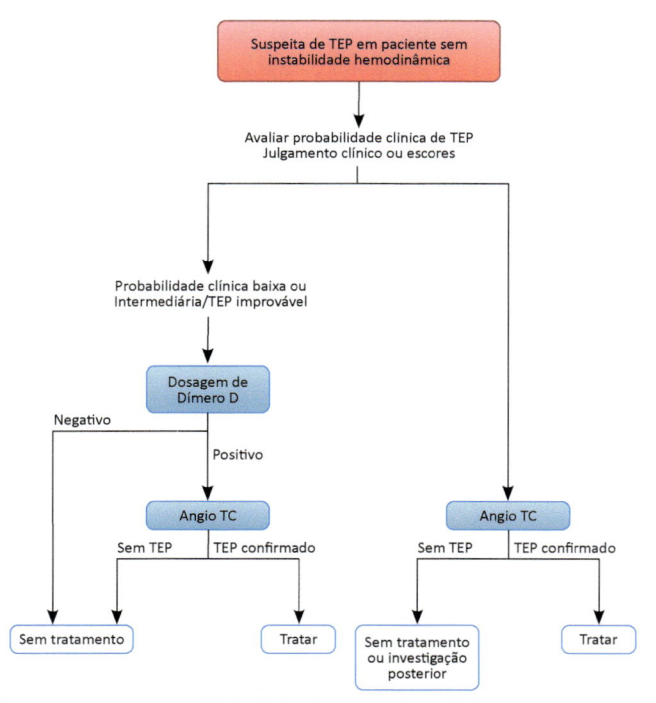

```
                    ┌─────────────────────────────────┐
                    │ Suspeita de TEP em paciente sem │
                    │     instabilidade hemodinâmica  │
                    └─────────────────────────────────┘
                                     │
                                     ▼
                    Avaliar probabilidade clínica de TEP
                         Julgamento clínico ou escores
```

Probabilidade clínica baixa ou Intermediária/TEP improvável

- Dosagem de Dímero D
  - Negativo → Sem tratamento
  - Positivo → Angio TC
    - Sem TEP → Sem tratamento
    - TEP confirmado → Tratar

- Angio TC
  - Sem TEP → Sem tratamento ou investigação posterior
  - TEP confirmado → Tratar

* Inclui casos em que a instabilidade é tal que não é possível o transporte com segurança do paciente. Neste caso de maior, o ECO a beira leito com disfunção aguda de VD é suficiente para o tratamento de emergência.

saturação periférica de O^2 > 90%. Apesar da hipoxemia e dos sintomas respiratórios, muitas vezes exuberantes, a decisão de intubação orotraqueal em cenários de TEP maciço ou submaciço deve ser sempre bem ponderada, sendo um procedimento muitas vezes problemático devido aos efeitos dos sedativos na função cardíaca e à vasodilatação não seletiva. Além do efeito dos sedativos, a pressão positiva contínua nas vias aéreas agrava a disfunção de VD, com aumento de sua pós-carga e consequente redução na pré-carga de VE. Se a intubação e a ventilação mecânica forem inevitáveis, a hipotensão, a perda da contratilidade do

VD e a redução do gradiente transeptal devem ser minimizados com administração de vasopressor antes da indução anestésica.

Quanto ao manejo hemodinâmico, pacientes com disfunção aguda de VD devem ser manejados visando 4 principais metas: (i) manutenção da resistência vascular sistêmica, buscando a pós-carga de VE e com isso o gradiente transeptal próximo a normalidade, garantindo perfusão do VD e redução da disfunção de VD e VE, via dependência interventricular; (ii) otimização da pré-carga ventricular direita, otimizando o enchimento de VD com aumento de débito cardíaco via mecanismo de Frank-Starling, porém sem sobrecarga volumétrica, o que poderia agravar a redução do GTS; (iii) redução da pós-carga de VD/resistência vascular pulmonar, através de vasodilatadores diretos, como o oxido nítrico inalatório, ou da resolução ou redução da obstrução causada pelo TEP, através de tratamento fibrinolítico ou via trombectomia; e (iv) otimização da função de VD, com o inotrópico dobutamina podendo ser considerado; há de se ter atenção, entretanto, que com o aumento do índice cardíaco pode haver piora do distúrbio V/Q ao redistribuir ainda mais o fluxo de vasos parcialmente obstruídos para desobstruídos.

Quanto ao tratamento específico do TEP, este se dá a partir da probabilidade pré-teste e da classificação de risco. Se há forte probabilidade clínica de TEP, deve-se iniciar anticoagulação terapêutica prontamente, enquanto se aguarda os exames confirmatórios. A anticoagulação em ambiente hospitalar fica a cargo das heparinas não fracionada (HNF) endovenosa ou de baixo peso molecular (HBPM) subcutânea, e do Fondaparinux. As diretrizes apontam a HBPM e o Fondaparinux como preferenciais em relação a HNF, uma vez que há menor risco de sangramento induzido pela terapia e de trombocitopenia induzida por heparina. Entretanto, em ambiente de terapia intensiva, com pacientes graves e instáveis, há de se considerar a terapia endovenosa com HNF, uma vez que é mais facilmente titulável, mesmo em pacientes com extremos de peso, usada com segurança em pacientes com disfunção renal e, em caso de sangramento catastrófico, há antidoto eficaz – a protamina.

A eficácia da terapia com heparinas depende em grande parte da obtenção de um nível terapêutico crítico de heparina nas primeiras 24 horas de tratamento, portanto se a opção for pela HNF endovenosa, recomenda-se um bolus inicial de 80 U/Kg ou 5000 U seguido de infusão de 18 U/Kg por hora ou 1300 U/h. O controle da anticoagulação é feito pela análise do tempo de tromboplastina parcial ativado (TTPa), sendo o nível terapêutico crítico de heparina de 1,5 vezes o limite superior da faixa de normalidade do TTPa.

A HBPM tem a vantagem de maior biodisponibilidade, o uso em dose fixa de 1 mg/kg a cada 12 horas, a não necessidade de monitoramento laboratorial, na maioria dos casos. Este faz-se necessário em casos de insuficiência renal (com *clearence* de creatinina > 30 mL/min; se menor, deve ser usada HNF), obesidade mórbida ou extremo baixo peso (< 40 Kg) e em gestantes. Quando necessário, o monitoramento é feito através da dosagem da atividade do anti-fator Xa.

O fondaparinux, apesar de menos usado em nosso meio, tem se mostrado igualmente efetivo em relação às heparinas. É o anticoagulante parenteral (subcutâneo) de escolha em caso de trombocitopenia induzida por heparina. Sua dose varia de acordo com o peso do paciente: se < 50 Kg, 5 mg; entre 50-100 Kg 7,5 mg e > 100 Kg, 10 mg; sendo todas as doses 1 vez ao dia.

A terapia trombolítica – seja mecânica ou farmacológica, tende a resolver com mais rapidez a obstrução pulmonar, com consequente melhora hemodinâmica e respiratória. Seu benefício é visto principalmente se usada nas primeiras 48h após o início do quadro, porém há recomendação de se considerar trombólise para pacientes com início do quadro dentro de até 6-14 dias. Sendo, entretanto, uma terapia de mais alto risco, é reservada para os pacientes com TEP maciço – a incidência de hemorragia importante causada por trombolíticos pode chegar a 20%, incluindo 3% a 5% de risco de hemorragia intracraniana. As investigações sobre seu uso no TEP submaciço, apesar de mostrar redução de mortalidade ou de descompensação hemodinâmica nesse grupo de pacientes, revelou risco aumentado de sangramento intra e extracraniano no grupo que recebeu terapia fibrinolítica; com seu uso ainda controverso neste grupo de paciente. Por isso as diretrizes americana e europeia não endossam o uso do trombolítico em paciente com TEP submaciço. Os principais fibrinolíticos, sua dose e contraindicações são apresentados na Tabela 6.

A trombectomia mecânica, via percutânea ou cirúrgica, também é possível. A terapia percutânea usa cateteres capazes de realizar a fragmentação mecânica, a aspiração de trombo ou, mais comumente, uma abordagem farmacomecânica, combinando fragmentação mecânica ou ultrassonográfica do trombo com trombólise diretamente no trombo – em dose reduzida *in situ*. Apesar de parecer uma terapia promissora, ainda há poucos estudos com evidência satisfatória para seu uso. Já a cirurgia de embolectomia, usualmente envolve alto risco cirúrgico, com circulação extracorpórea e *by-pass* cardiopulmonar, sendo feita com menor recorrência e reservada para casos mais graves ou refratários.

Feito o manejo inicial, o seguimento a longo prazo dos pacientes com TEP envolve principalmente a anticoagulação oral. Em casos de recorrência de TEP ou ainda pacientes que tenham contraindicação ao uso de anticoagulantes, o filtro de veia cava, que tem o intuito de impedir embolização de trombos dos membros inferiores para vasculatura pulmonar, pode ser aventado. Em relação aos anticoagulantes, há grande evidência recente quanto ao uso dos anticoagulantes diretos, como apixabana, dabigatrana, rivaroxabana e edoxabana, aliado à comodidade posológica desta classe de medicamentos, em relação à anticoagulação clássica com warfarin.

O tempo de duração do tratamento com anticoagulação depende dos fatores que levaram o paciente a desenvolver o TEP e dos riscos de sangramentos que ele apresenta com a terapia anticoagulante. Todos os pacientes devem ser anticoagulados por pelo menos 3 meses. Se há um fator claro para o surgimento do TEP e ele não é mais presente, como em pós-operatório, fratura de quadril, imobilidade transitória, pode-se recomendar a suspensão do anticoagulante com 3 a 6 meses de início da terapia. Em caso de TEP sem fator de risco identificável ou removível, como neoplasia avançadas, trombofilias, síndrome do anticorpo antifosfolípide, há recomendação de terapia estendida com anticoagulação oral, com o tempo de tratamento bastante variável a cada caso.

◼ Tabela 6. Principais fibrinolíticos, doses e contraindicações (adaptada[9]).

Molécula	Regime	Contraindicações para a fibrinólise
Ativador do plasminogênio tecidular recombinante (rtPA)	100 mg durante 2h 0,6 mg/Kg durante 15 min (dose máxima 50 mg)	**Absolutas** • História de acidente vascular cerebral hemorrágico ou de acidente vascular cerebral de origem desconhecida • Acidente vascular cerebral isquêmico nos 6 meses anteriores • Neoplasia do sistema nervoso central • Traumatismo major, cirurgia ou traumatisco craniado nas 3 semanas anteriores • Diátese hemorrágica • Hemorragia ativa **Relativas** • Acidente isquêmico transitório nos 6 meses anteriores • Anticoagulação oral • Gravidez na primeira semana após o parto • Locais de punção não compressíveis • Reanimação traumática • Hipertensão refratária (PA sistólica > 180 mmHg) • Doença hepática avançada • Endocardite infecciosa • Úlcera péptica ativa
Estreptoquinase	250000 UI como dose de carga durante 30 minutos, seguidas de 100.000 UI/h durante 12-24h Regime acelerado: 1,5 milhões de UI durante 2h	
Uroquinase	4400 UI/Kg como dose de carga durante 10 minutos, seguidas de 4400 UI/Kg/h durante 12-24h Regime acelerado: 3 milhões de UI durante 2h	

BIBLIOGRAFIA RECOMENDADA

1. Essien EO, Rali P, Mathai SC. Pulmonary Embolism. Med Clin N Am. 2019;103(3):549–64.

2. Beckman MG, Hooper WC, Critchley SE, Ortel TL. Venous Thromboembolism. A Public Health Concern. Am J Prev Med. 2010;38(4):S495–501.

3. Giordano NJ, Jansson PS, Young MN, Hagan KA, Kabrhel C. Epidemiology, Pathophysiology, Stratification, and Natural History of Pulmonary Embolism. Techniques Vasc Interventional Radiology. 2017;20(3):135–40.

4. Kumar V, Abbas AK, Fausto N. Robbins and Cotran pathologic basis of disease, professional edition. Elsevier Health Sciences; 2021.

5. Emerling A, Cook J. Pulmonary Infarction. [Updated 2021 Aug 6]. In: StatPearls [Internet]. Treasure Island (FL): StatPearls Publishing; 2022 Jan. [Figure, Wedge shape pulmonary infarction seen on AP chest x-ray. Image courtesy of S. Bhimji MD] Disponível em: https://www.ncbi.nlm.nih.gov/books/NBK537189/figure/article-28042.image.f2/

6. Konstantinides SV, Meyer G, Becattini C, Bueno H, Geersing GJ, Harjola VP, et al. 2019 ESC Guidelines for the diagnosis and management of acute pulmonary embolism developed in collaboration with the European Respiratory Society (ERS): The Task Force for the diagnosis and management of acute pulmonary embolism of the European Society of Cardiology (ESC): The Task Force for the diagnosis and management of acute pulmonary embolism of the European Society of Cardiology (ESC).

7. Parrillo JE, Dellinger RP. Critical care medicine: Principles of diagnosis and management in the adult. Elsevier Health Sciences; 2019.

8. Hrymak C, Strumpher J, Jacobsohn E. Acute Right Ventricle Failure in the Intensive Care Unit: Assessment and Management. Can J Cardiol. 2017;33(1):61–7.1

9. Hoeper MM, Granton J. Intensive Care Unit Management of Patients with Severe Pulmonary Hypertension and Right Heart Failure. Am J Resp Crit Care. 2011;184(10):1114–24.

10. Jaff MR, McMurtry MS, Archer SL, Cushman M, Goldenberg N, Goldhaber SZ, et al. Management of Massive and Submassive Pulmonary Embolism, Iliofemoral Deep Vein Thrombosis, and

Chronic Thromboembolic Pulmonary Hypertension. Circulation. 2011;123(16):1788–830.

11. Barth BE, Waligora G, Gaddis GM. Rapid Systematic Review: Age-Adjusted D-Dimer for Ruling Out Pulmonary Embolism. J Emerg Medicine. 2018;55(4):586–92.

12. Henzler T, Roeger S, Meyer M, Schoepf UJ, et al. Pulmonary embolism: CT signs and cardiac biomarkers for predicting right ventricular dysfunction. Eur Respir J. 2011;39(4):919–2.6

13. Bernardi E, Camporese G, Büller HR, Siragusa S, Imberti D, Berchio A, et al. Serial 2-Point Ultrasonography Plus D-Dimer vs Whole-Leg Color-Coded Doppler Ultrasonography for Diagnosing Suspected Symptomatic Deep Vein Thrombosis: A Randomized Controlled Trial. Jama. 2008;300(14):1653–9.

14. Fields JM, Davis J, Girson L, Au A, Potts J, Morgan CJ, et al. Transthoracic Echocardiography for Diagnosing Pulmonary Embolism: A Systematic Review and Meta-Analysis. J Am Soc Echocardiog. 2017;30(7):714-723.e4.

15. Shahani L. S1Q3T3 pattern leading to early diagnosis of pulmonary embolism. Bmj Case Reports. 2012;2012(jul06 1):bcr2012006569.

16. Douma RA, Mos ICM, Erkens PMG, Nizet TAC, Durian MF, Hovens MM, et al. Performance of 4 Clinical Decision Rules in the Diagnostic Management of Acute Pulmonary Embolism: A Prospective Cohort Study. Ann Intern Med. 2011;154(11):709.

17. Ceriani E, Combescure C, Gal GL, Nendaz M, Perneger T, Bounameaux H, et al. Clinical prediction rules for pulmonary embolism: a systematic review and meta-analysis. J Thromb Haemost. 2010;8(5):957–70.

18. Geersing GJ, Zuithoff NPA, Kearon C, Anderson DR, Cate-Hoek AJ ten, Elf JL, et al. Exclusion of deep vein thrombosis using the Wells rule in clinically important subgroups: individual patient data meta-analysis. Bmj. 2014;348(mar10 3):g1340.

19. Nisio MD, Es N van, Büller HR. Deep vein thrombosis and pulmonary embolism. Lancet. 2017;388(10063):3060–7.3

20. Lumb AB, Nunn JF. Nunn's applied respiratory physiology. 5th ed. Oxford, England: Butterworth-Heinemann; 1999.

21. Duffett L, Castellucci LA, Forgie MA. Pulmonary embolism: update on management and controversies. Bmj. 2020;370:m2177.

22. Meyer G, Vicaut E, Danays T, Agnelli G, Becattini C, Beyer-Westendorf J, et al. Fibrinolysis for Patients with Intermediate-Risk Pulmonary Embolism. New Engl J Medicine. 2014;370(15):1402–11.

23. Engelberger R, Kucher N. Reperfusion Treatment for Acute Pulmonary Embolism. H Mostaseologie. 2018;38(02):98–105.

16

VALVOPATIAS

Willer Bica

→ ESTENOSE AÓRTICA

Conceitos básicos

Estenose aórtica constitui a valvopatia mais comum que necessita de intervenção na Europa e nos EUA. A fisiopatologia é baseada em uma obstrução da via de saída do ventrículo esquerdo que resulta em um aumento da pressão sistólica do VE e redução da pressão na raiz da aorta as quais ocasionam, respectivamente, hipertrofia ventricular esquerda e isquemia miocárdica.

Etiologia

A estenose aórtica apresenta três principais causas: valva aórtica bicúspide com calcificação sobreposta, calcificação de valva aórtica tricúspide e doença reumática.

A valvopatia aórtica calcificada em valvas normais ou bicúspides é a causa mais comum de estenose aórtica em adultos. Esclerose valvar é o estágio inicial da doença valvar calcificada e está associada a aumento de risco em 50% de morte cardiovascular e infarto agudo do miocárdio em 5 anos. Os fatores de risco para o desenvolvimento desta doença são semelhantes àqueles para aterosclerose vascular e tem sido associado a marcadores inflamatórios e componentes de síndrome metabólica.

O curso da doença é mais precoce na valva aórtica bicúspide (menor que 70 anos) em relação a tricúspide devido ao fluxo turbulento e aumento do esforço no folheto causado pela arquitetura anormal os quais acarretam alterações aceleradas na valva.

Valva aórtica bicúspide está presente em cerca de 2% da população e tem maior prevalência no sexo masculino. A anatomia mais prevalente para uma valva bicúspide é uma abertura sistólica da direita para esquerda em duas cúspides, consistente com a fusão congênita das cúspides coronarianas direita e esquerda, observada em 70% a 80% dos pacientes. Está associado a aortopatia com dilatação da aorta relacionada a degeneração acelerada da camada média da artéria e risco aumentado de dissecção aórtica.

A estenose aórtica reumática resulta de adesões e fusões das comissuras, cúspides e vascularização dos folhetos do anel valvar as quais resultam em retração e enrijecimento das bordas das cúspides associados a nódulos calcificados. Na maioria das vezes, há concomitante acometimento mitral.

Diagnóstico

O diagnóstico desta valvopatia é confirmado pelo ecocardiograma transtorácico. Deve ser elevada a suspeita diagnóstica quando há sinais, sintomas, alterações ao exame físico e eletrocardiograma compatíveis com a doença.

A apresentação clínica é constituída por sintomas de insuficiência cardíaca, síncope e angina, os quais inclusive são diretamente relacionados a sobrevida média conforme aparecimento dos sintomas. A queixa mais comum é a perda gradual de tolerância ao exercício por fadiga ou dispneia. A dispneia aos esforços inclui a disfunção diastólica do VE e limitação na habilidade de aumentar o débito cardíaco durante o exercício. A dispneia paroxística noturna e ortopneia podem estar relacionados à hipertensão pulmonar.

A angina ocorre em dois terços dos pacientes e cerca de 50% apresentam algum grau de obstrução arterial coronariana. Este sintoma resulta do aumento da demanda de oxigênio devido ao miocárdio hipertrófico e redução da oferta secundário a compressão excessiva dos vasos coronarianos.

A síncope ocorre pela perfusão cerebral reduzida durante o exercício devido a queda da pressão arterial pela vasodilatação sistêmica na presença de um débito cardíaco fixo. A síncope ao repouso pode ser ocasionada devido a perda da contribuição atrial ao enchimento ventricular esquerdo (fibrilação atrial) ou por um bloqueio atrioventricular transitório.

O examinador deve estar atento à palpação de pulsos periféricos e à ausculta cardíaca. Ao palpar o pulso carotídeo, pode ser evidenciado um aumento lento com baixa amplitude, também conhecido como *parvus* e *tardus,* que quando presente está associado a estenose aórtica grave. No entanto, a ausência deste achado não exclui a possibilidade de valvopatia importante porque sua apresentação em idosos pode se dar com pressão de pulso normal ou até aumentada.

Na ausculta cardíaca pode ser evidenciado um sopro sistólico em diamante (crescendo e decrescendo), mais facilmente auscultado na base do coração com irradiação para as carótidas. Alguns sinais na ausculta cardíaca são correlacionados à valvopatia importante como pico telessisólico, desdobramento paradoxal de B2, B2 abafada e fenômeno de Gallavardim (componente de alta frequência que irradia para o ápice cardíaco e mimetiza um sopro de insuficiência mitral).

Ao eletrocardiograma, a principal alteração é a hipertrofia ventricular esquerda presente em 35% dos pacientes com estenose aórtica importante. Sobrecarga atrial esquerda é evidenciada em 80% dos pacientes. Distúrbios de condução são mais prevalentes em pacientes com calcificação do anel mitral.

Os critérios diagnósticos e de mau prognóstico ecocardiográficos de estenose aórtica severa estão descritos na Tabela 1. Também há critérios de mau prognóstico durante o teste ergométrico como queda de 10 mmHg na pressão arterial sistólica, ascensão da pressão arterial sistólica menor que 20 mmHg, taquicardia ventricular, infradesnivelamento do segmento ST maior que 2 mm horizontal ou descendente e capacidade funcional limitada.

Quando o paciente apresenta área valvar aórtica ≤ 1 cm² e gradiente transaórtico médio < 40 mmHg trata-se de estenose aórtica severa; esse paciente deve ser estratificado de acordo com a fração de ejeção (preservada com FE ≥ 50% e reduzida < 50 %) conforme descrito na Tabela 3.

Tratamento

É indicada intervenção na estenose aórtica severa conforme descrito na Tabela 2. O tipo de intervenção a ser aplicado depende de uma avaliação criteriosa de um *Heart Team* composto por um cardiologista clínico, um cardiologista intervencionista e um cirurgião cardíaco. As indicações entre as duas técnicas estão descritas na

Tabela 4. Nenhuma terapia farmacológica altera a história natural da estenose aórtica; vasodilatadores e diuréticos devem ser usados com cuidado.

■ Tabela 1. Critérios diagnósticos ecocardiográficos para estenose aórtica severa e de mau prognóstico para estenose aórtica severa.

Estenose Aórtica Severa	Mau prognóstico na Estenose Aórtica Severa
Área valvar ≤ 1 cm²	Área valvar ≤ 0,7 cm²
GM ≥ 40 mmHg	GM ≥ 60 mmHg
AVA indexada ≤ 0,6 cm²	FE < 50%
VTI VSVE / VAo < 0,25	Critérios de mau prognóstico em teste ergométrico (vide texto acima)

*GM: gradiente médio, AVA: área valvar aórtica, VTI: integral de velocidade, VSVE: via de saída ventricular esquerda, VAo: valva aórtica, FE: fração de ejeção.

■ Tabela 2. Indicação de intervenção na estenose aórtica severa.

Indicação de intervenção
Estenose aórtica severa sintomática
Estenose aórtica severa sintomática, baixo fluxo e baixo gradiente com fração de ejeção reduzida
Estenose aórtica severa sintomática, baixo fluxo e baixo gradiente com fração de ejeção preservada
Estenose aórtica severa assintomática com fatores de mau prognóstico ao ecocardiograma
Estenose aórtica severa assintomática com fatores de mau prognóstico ao teste ergométrico (vide texto acima)

◼ Tabela 3. Critérios diagnósticos para estenose aórtica severa baixo fluxo e baixo gradiente.

Estenose aórtica severa (AVAo ≤ 1 cm²) baixo fluxo (< 35 mL/m²) e baixo gradiente (GM< 40 mmHg) com fração de ejeção reduzida < 50%	Estenose aórtica importante (AVAo ≤ 1 cm²) baixo fluxo b (< 35 mLl/m²) e baixo gradiente (GM < 40 mmHg) com fração de ejeção preservada ≥ 50%
Aumento ≥ 20% do volume sistólico ejetado e/ou aumento > 10 mmHg GM (reserva contrátil) com aumento da AVAo em até 0,2 cm² ao ecocardiograma sob estresse com dobutamina.	Tomografia de tórax com escore de cálcio: > 1.300 AU para mulheres e > 2.000 AU para homens.
Quando reserva contrátil ausente, deve-se valorizar a tomografia de tórax com escore de cálcio: > 1.300 AU para mulheres e > 2.000 AU para homens.	

*AVAo: área valvar aórtica; GM: gradiente médio; AU: unidade Agatston.

◼ Tabela 4. Tipos de intervenção na estenose aórtica severa.

Troca valvar aórtica	TAVI
Baixo risco cirúrgico (STS < 4 %) e > 75 anos	Pacientes ≥ 75 anos
Risco cirúrgico intermediário (STS 4%-8%) com avaliação do *Heart Team*	Alto risco cirúrgico (STS > 8 %)
	Risco cirúrgico intermediário (STS 4%-8%) com avaliação de Heart Team

*STS: Society of Thoracic Surgeons.

ESTENOSE MITRAL

Conceitos básicos

A estenose mitral constitui uma valvopatia prevalente no sexo feminino que representa cerca de dois terços dos casos. A fisiopatologia é baseada em uma obstrução ao fluxo que desenvolva um gradiente transvalvar e elevação da pressão no átrio esquerdo que é transmitida para as veias pulmonares e ao leito capilar pulmonar com consequente desenvolvimento de congestão dos pulmões. A pressão no átrio esquerdo cronicamente elevada pode dilatá-lo e também ocasionar hipertensão pulmonar.

Etiologia

A principal etiologia de estenose mitral é a cardiopatia reumática. Muitos pacientes não apresentam a história de febre reumática, porém a morfologia da valva permite o estabelecimento desse diagnóstico. Os achados clássicos são fusão comissural e abertura em *domus*. Outras causas são extensa calcificação anular decorrente de alterações degenerativas, mixoma de átrio esquerdo e endocardite infecciosa.

Diagnóstico

O principal sintoma é a dispneia decorrente da elevação da pressão venosa e redução da complacência pulmonares. Também pode ocorrer hemoptise pela ruptura das veias brônquicas dilatadas, dor torácica por isquemia de ventrículo direito ou embolização para coronária e também rouquidão por compressão do nervo laríngeo recorrente devido ao átrio esquerdo dilatado (Síndrome de Ortner).

Deve-se procurar um sopro diastólico, em ruflar, com reforço pré-sistólico (se está em ritmo sinusal) acompanhado de uma B1 hiperfonética. Se houver estalido de abertura, este sinal é patognomônico de estenose mitral reumática. Alguns sinais de gravidade ao exame físico são hiperfonese de B2, brevidade do sopro (mais próximo de B2) e sinais de insuficiência ventricular direita.

Ao eletrocardiograma, apresenta aumento do átrio esquerdo e hipertensão ventricular direita. Também pode apresentar fibrilação atrial a qual é julgada ser um fator complicador da estenose mitral.

O diagnóstico da estenose mitral importante é realizado pelo ecocardiograma transtorácico quando a área valvar mitral é menor que 1,5 cm², melhor obtido através do método de planimetria. O PTH (*pressure half time*) e o gradiente diastólico transvalvar mitral podem sofrer influência decorrentes de alterações estruturais cardíacas e volemia do paciente, desta forma não devem ser usados isoladamente para diagnóstico de valvopatia importante.

Tratamento

É indicada intervenção valvar mitral na presença de estenose mitral importante conforme descrito na Tabela 5.

A modalidade intervencionista preferencial é a valvoplastia mitral por cateter-balão que depende da anatomia da valva e sua indicação se dá pelo escore ecocardiográfico de Wilkins-Block e ausência de contraindicações. Neste escore quatro parâmetros são avaliados: mobilidade dos folhetos, espessamento valvar, grau de calcificação e acometimento do aparato subvalvar com uma graduação de um a quatro pontos para cada item. A indicação conforme o escore está descrito na Tabela 6. A intervenção cirúrgica é indicada para pacientes não elegíveis para valvoplastia percutânea.

Quanto à terapia farmacológica, deve-se enfatizar o controle da frequência cardíaca com betabloqueadores e manejo de congestão com diuréticos. Quando o paciente apresentar fibrilação atrial na presença de estenose mitral moderada a importante, deve-se realizar anticoagulação com varfarina com objetivo do INR entre 2,0-3,0 estando os novos anticoagulantes orais (NOACs) contraindicados nesta situação.

Tabela 5. Indicações de intervenção na estenose mitral severa.

Intervenção na estenose mitral severa (AVM < 1,5 cm^2)
Estenose mitral severa sintomático
Assintomático se: Fibrilação atrial, hipertensão pulmonar (PSAP > 50 mmHg ao repouso ou > 60 mmHg ao esforço) ou evento embólico recente.

*PSAP: pressão sistólica na artéria pulmonar.

Tabela 6. Critérios para valvoplastia mitral por cateter-balão.

Indicações de valvoplastia mitral por cateter-balão
Wilkins-Block ≤ 8 (aparelho subvalvar e calcificação ≤ 2)
Wilkins-Block 9-10 (aparelho subvalvar e calcificação ≤ 2) se gestante ou alto risco cirúrgico
Ausência de trombo atrial esquerdo, insuficiência mitral moderada a importante e fenômeno embólico recente

→ INSUFICIÊNCIA MITRAL

Conceitos básicos

A insuficiência mitral é compreendida pelo volume regurgitante para o átrio esquerdo durante a sístole ventricular antes da abertura da valva aórtica. O volume regurgitante depende de uma combinação entre o tamanho instantâneo do orifício regurgitante e gradiente de pressão entre o átrio e ventrículo esquerdo. Como mecanismo compensatório há um aumento da pré-carga e do volume diastólico final para o volume sistólico final retornar ao normal. Além disso, a redução da pós-carga permite a manutenção da fração de ejeção na faixa de normal para supranormal. Porém, a consequência para este fenômeno é a hipertrofia ventricular esquerda de padrão excêntrico e um ciclo vicioso que pode gerar aumento do diâmetro anular mitral e consequente maior grau de insuficiência mitral.

Etiologia

São diversas as causas potenciais que acometem o aparelho valvar mitral como os folhetos, cordoalha tendinosa, músculos papilares e anel mitral. As principais podem ser classificadas pelo mecanismo de disfunção do folheto como proposto por Carpentier (Figura 1).

Como parâmetro clínico, a insuficiência mitral é classificada como primária quando causada por doença intrínseca dos folhetos da valva mitral e secundária quando causada por doença do ventrículo esquerdo ou anel mitral. A secundária também é classificada como isquêmica quando tem a contribuição de doença arterial coronariana.

O quadro pode se dar de forma aguda com ruptura de cordoalha ou isquemia de músculo papilar. A ruptura de cordoalha tendinosa mais comum é do folheto posterior e pode ocorrer devido a prolapso de valva mitral, endocardite infecciosa, febre reumática, policondrite recidivante entre outras causas. A isquemia de músculo papilar tem como principal causa a doença arterial coronariana e a ocorrência mais comum é no músculo papilar posterior, pois é irrigado pelo ramo descendente posterior da artéria coronária direita, enquanto o músculo papilar anterior é irrigado pelas artérias descendente anterior e circunflexa.

■ Figura 1. Classificação da etiologia de RM.

Classificação da etiologia de RM	Carpentier tipo II	Carpentier tipo III	Carpentier tipo IIIb
(Movimento e posição normais do folheto)	(Excesso de movimento do folheto)	(Restrição de movimento do folheto na sístole e diástole)	(Restrição de movimento do folheto na sístole)
RM PRIMÁRIA — Perfuração do folheto	Prolapso da válvula mitral	Doença mitral reumática / Calcificação do anel mitral / RM induzida por fármacos	
MI — RM atrial / Cardiomiopatia não isquêmica			Cardiomiopatia isquêmica

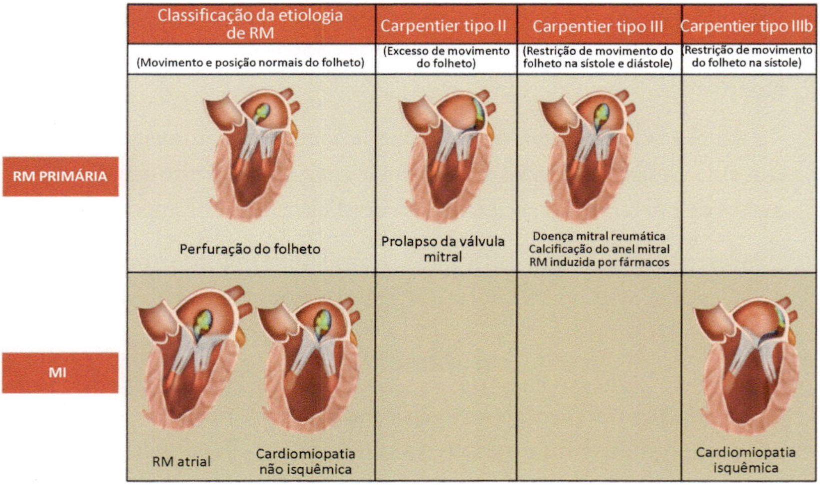

Diagnóstico

Os principais sintomas são dispneia, fraqueza e fadiga crônica podendo ocorrer mesmo com função ventricular esquerda preservada; isto ocorre devido a pressão pulmonar venosa elevada ou fibrilação atrial. Episódios de angina e edema agudo pulmonar podem ser decorrentes de isquemia transitória de músculo papilar.

Na ausculta cardíaca pode ser evidenciada uma primeira bulha hipofonética (exceto prolapso de valva mitral e disfunção de músculo papilar) e desdobramento amplo de B2. O sopro sistólico é o achado mais expressivo e varia conforme a etiologia da insuficiência mitral. Holossistólico quando decorrente de insuficiência mitral crônica e protossistólico na insuficiência mitral aguda; mesossistólico quando de insuficiência mitral secundária, mesotelessistólico quando decorrente de prolapso valvar mitral e telessistólico quando isquemia de músculo papilar. O sopro intensifica-se com exercício isométrico, diferenciando-se dos sopros de estenose aórtica e cardiomiopatia hipertrófica.

Ao eletrocardiograma os principais achados são o aumento atrial esquerdo e a fibrilação atrial. O aumento ventricular esquerdo ocorre em menos de um terço dos pacientes com insuficiência mitral importante.

O diagnóstico de insuficiência mitral importante é realizado pelo ecocardiograma transtorácico conforme descrito na Tabela 7.

Tratamento

É indicada intervenção na insuficiência mitral primária e secundária importante conforme descrito na Tabela 8. Para os pacientes com insuficiência mitral secundária com grau moderado e de etiologia isquêmica com indicação de cirurgia de revascularização do miocárdio, ainda permanece controverso, sendo mais favorável para aqueles pacientes com miocárdio viável e baixo risco cirúrgico, além de aumento da insuficiência mitral e PSAP induzida pelo esforço. A plastia mitral é preferencial à troca valvar pelo fato da manutenção da continuidade anel-cordoalha-músculo-papilar preservando a geometria e não interferindo no volume/função do VE.

O manejo farmacológico deve ser baseado no tratamento para insuficiência cardíaca com IECA, betabloqueador e diurético. Também há a possibilidade de intervenção percutânea pelo MitraClip® para pacientes de alto risco cirúrgico, sintomáticos e que apresentem os critérios de inclusão do estudo COAPT conforme a Tabela 9.

■ Tabela 7. Critérios diagnóstios ecocardiográficos para insuficiência mitral importante.

Insuficiência mitral importante – critérios diagnósticos
Vena contracta ≥ 7 mm
ERO ≥ 0,40 cm^2
VR ≥ 60 mL/batimento
Fração Regurgitante ≥ 50%
Fluxo reverso sistólico na veia pulmonar

*ERO: área efetiva do orifício regurgitante; VR: volume regurgitante.

■ Tabela 8. Indicações para intervenção cirúrgica na insuficiência mitral importante.

Intervenção cirúrgica na Insuficiência mitral
Pacientes sintomáticos com insuficiência mitral importante primária
Pacientes assintomáticos com insuficiência mitral primária importante na presença de fatores complicadores: FE entre 30%-60% ou DSVE ≥ 40 mm ou PSAP ≥ 50 mgHg ou presença de fibrilação atrial
Paciente assintomático com insuficiência mitral primária importante sem fatores complicadores em um centro cirúrgico com alto índice de sucesso na plastia e volume atrial esquerdo indexado ≥ 60 mL/m².
Paciente com insuficiência mitral importante secundária importante que irá realizar CRM ou outra troca valvar com melhor evidência para FE > 30 %.
Paciente com insuficiência mitral importante secundária importante após otimização de terapia clínica (incluindo dispositivo de ressincronização miocárdica) e avaliação criteriosa de um *Heart Team*

*FE: Fração de ejeção; DSVE: diâmetro sistólico ventricular esquerdo; PSAP: pressão sistólica na artéria pulmonar; CRM: cirurgia de revascularização do miocárdio.

■ Tabela 9. Critérios de inclusão estudo COAPT.

Critérios de inclusão estudo COAPT
Insuficiência mitral secundária moderada a importante sintomática (NYHA II-IV) isquêmica ou não isquêmica
Insuficiência mitral secundária passível de tratamento por Mitraclip
FE entre 20%-50% e DSVE ≤ 70 mm (cardiopatia isquêmica e não isquêmica)
ERO ≥ 0,30 cm^2
ERO 0,20 - 0,29 cm^2 mais um adicional: VR ≥ 45 mL/batimento, FR ≥ 40%; Vena contracta ≥ 0,5 cm

* FE: fração de ejeção; DSVE: diâmetro sistólico ventricular esquerdo; ERO: área efetiva do orifício regurgitante; VR: volume regurgitante; FR: fração regurgitante.

→ INSUFICIÊNCIA AÓRTICA

Conceitos básicos

A insuficiência aórtica é definida com a ocorrência de um volume sistólico regurgitante da aorta para o interior do ventrículo esquerdo. O mecanismo compensatório para manter uma fração de ejeção normal é manter um volume sistólico anterógrado efetivo através da elevação do volume diastólico final, pressão e tensão parietal. Consequentemente, há elevação de pré e pós-carga, além de dilatação ventricular esquerda e hipertrofia gerando uma hipertrofia excêntrica. Porém, à medida que a insuficiência aórtica grave persiste, o espessamento da parede não consegue mais acompanhar a carga hemodinâmica e a tensão sistólica final da parede se eleva o que gera um incremento na pós-carga e declínio da função sistólica.

Etiologia

A insuficiência aórtica pode ser provocada por doença primária dos folhetos da valva aórtica ou da parede da raiz aórtica. As causas primárias incluem estenose aórtica calcificada, endocardite infecciosa, valva bicúspide, febre reumática, pacientes com grandes defeitos de septo ventricular; entre causas menos comuns há valva unicúspide e quadricúspide.

Na doença secundária da raiz aórtica as etiologias mais comuns são a Síndrome de Marfan, hipertensão arterial sistêmica, dilatação relacionada à idade (degenerativa), necrose cística medial da aorta, dissecção aórtica; outras causas menos comuns são a arterite de células gigantes e a Síndrome de Behçet. O motivo da regurgitação nesses casos é que o anel aórtico se torna muito dilatado, os folhetos aórticos se separam e a insuficiência aórtica sobrevém.

Diagnóstico

Os principais sintomas são dispneia aos esforços e angina relacionados à insuficiência cardíaca e isquemia miocárdica. A angina se manifesta mais tarde no curso da doença e pode ocorrer à noite devido à pressão diastólica e frequência cardíaca reduzidas.

Ao exame físico, para os pacientes com insuficiência aórtica crônica e importante, há o pulso em martelo d'água com distensão abrupta e colapso rápido (pulso de Corrigan). Possível haver também o pulso *bisferiens* (pulso amplo com duplo pico sistólico) sendo mais prontamente identificado nas artérias braquial e femoral do que nas artérias carótidas. Outros sinais periféricos são o sinal de Musset o qual a cabeça oscila a cada batimento, sinal de Muller que consiste em pulsações sistólicas da úvula e sinal de Quincke que pode ser detectado pela transmissão de uma luz através das pontas dos dedos ou uma pressão suave sobre a ponta de uma unha.

Na ausculta pode ser evidenciado um sopro diastólico com início precoce logo após A2 e melhor auscultado com o diafragma do estetoscópio. Quando o sopro é de doença primária dos folhetos, o sopro diastólico é melhor auscultado ao longo da borda esternal esquerda e quando secundário à dilatação da aorta ascendente é melhor auscultado ao longo da borda esternal direita. Na insuficiência aórtica importante, o sopro é holodiastólico padrão decrescente, ou até mesossistólico de hiperfluxo secundário a aumento de volume sistólico ventricular esquerdo e taxa da frequência de ejeção. O sopro de Austin-Flint é um ruído apical mesodiastólico e telessistólico comum na insuficiência aórtica importante e ocorre devido ao jato regurgitante colidir com o folheto anterior da valva mitral.

Ao eletrocardiograma, a insuficiência aórtica importante pode gerar um padrão de sobrecarga volumétrica diastólica do ventrículo esquerdo caracterizada pelo aumento das forças iniciais com ondas Q expressivas em D1, AVL e V3 a V6 e uma onda relativamente pequena em V1. Com passar do tempo, essas forças iniciais reduzem e a amplitude do QRS aumenta. Também ocorre um padrão de *strain* secundário à dilatação e hipertrofia ventricular esquerda.

O diagnóstico da insuficiência aórtica importante é realizado pelo ecocardiograma conforme descrito na Tabela 10.

Tratamento

A intervenção em pacientes com insuficiência aórtica importante deve ser realizada conforme descrito na Tabela 11. A modalidade de intervenção é a troca valvar aórtica mecânica ou biológica. É indicada intervenção na raiz da aorta e porção tubular ascendente conforme descrito na Tabela 12. Para pacientes com insuficiência aórtica severa sintomáticos, pode ser realizado tratamento clínico com IECA, betabloqueadores e diuréticos.

Em pacientes com insuficiência aórtica moderada que vão à cirurgia de revascularização miocárdica ou cirurgia na valva mitral a decisão é controversa, principalmente em pacientes sem dilatação da aorta ascendente nos quais a evolução da insuficiência aórtica é lenta.

Tabela 10. Critérios diagnósticos ecocardiográficos para insuficiência aórtica importante.

Insuficiência aórtica importante – critérios diagnósticos
Vena contracta > 6 mm
ERO ≥ 0,30 cm²
VR ≥ 60 mL/batimento
Largura do jato > 0,65 cm
Área do jato ≥ 60%
Fração regurgitante ≥ 50%
Fluxo reverso holodiastólico na aorta descendente (VDF > 20 cm/s)
Fluxo reverso diastólico na aorta abdominal.

*ERO: área efetiva do orifício regurgitante.

Tabela 11. Intervenção em insuficiência aórtica importante.

Insuficiência aórtica importante – critérios para intervenção
Insuficiência aórtica importante em pacientes sintomáticos
Insuficiência aórtica importante em pacientes assintomáticos com um dos critérios: FE ≤ 50%, DSVE > 50 mm ou > 25 mm/m², DDVE > 70 mm, indicação concomitante de CRM ou outra troca valvar.

FE: fração de ejeção; DSVE: diâmetro sistólico ventricular esquerdo; DDVE: diâmetro diastólico ventricular esquerdo; CRM: cirurgia de revascularização do miocárdio.

De acordo com a diretriz da SBC de 2020, há uma diferenciação para pacientes reumáticos em que o diâmetro sistólico ventricular esquerdo é > 55 mm e o diâmetro diastólico ventricular esquerdo é > 75 mm.

Tabela 12. Intervenção na raiz da aorta e porção tubular ascendente.

Indicação de intervenção na raiz da aorta e porção tubular ascendente quando diâmetro aórtico
≥ 55 mm para todos os pacientes
≥ 50 mm para paciente bicúspide e fatores de risco* ou coarctação
≥ 45 mm para pacientes com síndrome de Marfan e fatores de risco*
≥ 45 mm quando há indicação de troca valvar aórtica

* Fatores de risco: histórico familiar de dissecção, desejo de engravidar, pressão arterial sistêmica não controlada e aumento de 3 mm de diâmetro por ano.

INSUFICIÊNCIA TRICÚSPIDE

A insuficiência tricúspide ocorre na maioria dos casos secundária à sobrecarga volumétrica ou de pressão para as câmaras direitas resultando em dilatação do anel tricúspide secundário à doença valvar esquerda e este perfil de paciente apresenta maior mortalidade. Causas primárias da valvopatia são raras como síndrome cardinoide ou reumática.

O sintoma mais comum é a fadiga associada à clínica de insuficiência ventricular direita. Ao exame físico pode haver turgência jugular patológica, hepatomegalia e edema de membros inferiores. Na ausculta cardíaca pode ocorrer uma segunda bulha hiperfonética decorrente da hipertensão pulmonar e um sopro sistólico regurgitativo em borda esternal esquerda que aumenta com a inspiração (manobra de Rivero-Carvalho). Ao eletrocardiograma é comum a sobrecarga de câmaras direitas e fibrilação atrial.

O diagnóstico de insuficiência tricúspide importante é realizado com o ecocardiograma transtorácico conforme descrito na Tabela 13. É indicada intervenção na valva tricúspide para aqueles pacientes com insuficiência tricúspide conforme descrito na Tabela 14. A modalidade de intervenção preferencial deve ser a plastia da valva com utilização de anel protético. A troca valvar fica reservada aos pacientes sem condição anatômica para que seja realizada plastia com resultado satisfatório.

■ Tabela 13. Critérios ecocardiográficos para insuficiência tricúspide importante.

Insuficiência tricúspide importante – critérios diagnósticos
Vena contracta ≥ 7mm
ERO ≥ 0,40 cm²
Diâmetro do anel tricuspídeo ≥ 40mm
Fluxo reverso nas veias hepáticas

*ERO: área efetiva do orifício regurgitante.

■ Tabela 14. Intervenção cirúrgica na insuficiência tricúspide.

Intervenção cirúrgica na insuficiência tricúspide
Insuficiência tricúspide severa primária sintomática sem disfunção severa de ventrículo direito.
Insuficiência tricúspide severa primária ou secundária com indicação de abordagem cirúrgica de outra valvopatia.
Insuficiência tricúspide leve a moderada com dilatação do anel superior a 40 mm e que realizarão abordagem cirúrgica de outra valvopatia.

→ ESTENOSE TRICÚSPIDE

A estenose tricúspide apresenta como etiologia mais frequente a reumática e outras menos comuns como a endocardite infecciosa e o lupus eritematoso sistêmico. O sintoma mais comum é a fadiga associado a palpitações, ascite e sinais de disfunção hepática. Ao exame físico pode haver sinais de congestão sistêmica e na ausculta cardíaca estalido de abertura precoce, primeira bulha hiperfonética e sopro diastólico em ruflar com reforço pré-sistólico em ritmo sinusal na borda esternal esquerda que aumenta com a inspiração. Ao eletrocardiograma, percebe-se aumento atrial direito e fibrilação atrial.

O diagnóstico de estenose tricúspide importante é realizado com ecocadiograma transtorácico com área valvar ≤ 1 cm², gradiente diastólico médio AD/ventrículo direito ≥ 5 mmHg e PHT ≥ 190 ms.

É indicada intervenção para pacientes com estenose tricúspide severa que são sintomáticos ou vão realizar outra cirurgia na valva aórtica ou mitral. A valvoplastia tricúspide por cateter balão é o tratamento de escolha, sendo possível realizar em regurgitação de grau moderado e contraindicado quando há a presença de trombo ou vegetação. A troca valvar biológica é opção quando da impossibilidade de valvoplastia por balão e quando associada à cirurgia valvar mitral, sendo evitada prótese mecânica pelo alto risco trombogênico.

ESCOLHA DA PRÓTESE

Tabela 15. Critérios para escolha de prótese mecânica e biológica.

Prótese mecânica	Prótese biológica
Preferência para paciente sem contraindicação a anticoagulação	Paciente com contraindicação a anticoagulação
Preferência para quem já possui indicação de anticoagulação a longo prazo	Possiblidade de má aderência a anticoagulação
Idade < 65 anos em posição mitral	Nova troca valvar devido a trombose de prótese mecânica
Idade < 60 anos em posição aórtica	Preferência para pacientes jovens que contemplem ideia de gestação
Preferência para alto risco cirúrgico se nova intervenção	Preferência de baixo risco cirúrgico se nova intervenção
Preferência para expectativa de rápida deterioração estrutural valvar	Idade > 65 anos em posição aórtica
	Idade > 70 anos em posição mitral

TROMBOSE DE PRÓTESE

Trombose de prótese valvar é mais comum na posição mitral mecânica. Deve-se elevar a suspeição em paciente com anticoagulação ineficaz, prótese mecânica, abafamento do clique metálico na ausculta, novo sopro cardíaco compatível com estenose, sinais ou sintomas de insuficiência cardíaca e embolização.

As recomendações das diretrizes internacionais são heterogêneas em relação ao tratamento e há carência de estudos randomizados nesta área. A cirurgia valvar ou fibrinólise deve ser discutida em *Heart Team* sobre qual modalidade a ser escolhida, sendo a conduta cirúrgica a melhor opção se houver instabilidade hemodinâmica (Tabelas 16 e 17).

Tabela 16. Escolha entre fibrinólise ou cirurgia na trombose de prótese.

Favorece a fibrinólise	Favorece cirurgia
Alto risco cirúrgico	Contraindicação a fibrinólise
Baixo risco de sangramento	Alto risco de sangramento
Valva direita	Baixo risco cirúrgico
Primeiro episódio de trombose valvar	Suspeita de *pannus* associado a trombose
Trombo < 1 cm²	Necessidade de outra cirurgia cardíaca

Tabela 17. Escolha entre fibrinólise ou cirurgia na trombose de prótese.

Trombólise	Cirurgia
Trombose em câmara direita	Trombose em câmara esquerda
Trombo pequeno (< 0,8 cm²)	Trombo móvel ou grande (> 0,8 cm²)
NYHA I-III	NYHA IV
Câmaras esquerdas se persistência de trombo após heparinização endovenosa	

BIBLIOGRAFIA RECOMENDADA

1. Bonow RO; Otto CO;. Lindman BR. Aortic valve disease. Braunwald. Tratado de doenças cardiovasculares 11th ed: Elsevier, 2018.

2. Thomas JD; Bonow RO. Mitral Valve disease. Braunwald. Tratado de doenças cardiovasculares 11th ed: Elselvier, 2018.

3. Otto CO. Estenose Valvar. Fundamentos de ecocardiografia clínica 6 th: Elselvier 2018.

4. Otto CO. Insuficiência Valvar. Fundamentos de ecocardiografia clínica 6 th: Elselvier 2018.

5. Vahanian A; Beyersdorf F; Praz F; Milojevic M,; Baldus S, Bauersachs J, Capodanno D et al. ESC/EACTS Scientific Document Group. 2021 ESC/EACTS Guidelines for the management of valvular heart disease. Eur Heart J. 2022 Feb 12;43(7):561-632..

6. Tarasoutchi F; Montera MW,; Ramos AIO;; Sampaio RO, et al. Atualização das Diretrizes Brasileiras de Valvopatias: Abordagem das Lesões Anatomicamente Importantes. Arq Bras Cardiol. 2017;109(6 suppl 2):1-34. Portuguese. doi: 10.5935/abc.20180007. Erratum in: Arq Bras Cardiol. 2018 May;110(5):497.

7. Mack MJ Abraham WT Lindenfeld J; Bolling SF, et al. Cardiovascular Outcomes Assessment of the MitraClip in Patients with Heart Failure and Secondary Mitral Regurgitation: Design and rationale of the COAPT trial. Am Heart J. 2018 Nov;205:1-11.

8. Otto CM; Nishimura RA; Bonow RO Carabello BA, et al. 2020 ACC/AHA Guideline for the Management of Patients With Valvular Heart Disease: Executive Summary: A Report of the American College of Cardiology/American Heart Association Joint Committee on Clinical Practice Guidelines. Circulation. 2021 Feb 2;143(5):e35-e71. doi: 10.1161/CIR.0000000000000932. Epub 2020 Dec 17. Erratum in: Circulation. 2021 Feb 2;143(5):e228. Erratum in: Circulation. 2021 Mar 9;143(10):e784. PMID: 33332149.

9. Zoghbi WA; Adams D; Bonow RO; Enriquez-Sarano M, et al. Recommendations for Noninvasive Evaluation of Native Valvular Regurgitation: A Report from the American Society of Echocardiography Developed in Collaboration with the Society for Cardiovascular Magnetic Resonance. J Am Soc Echocardiogr. 2017 Apr;30(4):303-371. doi: 10.1016/j.echo.2017.01.007. Epub 2017 Mar 14. PMID: 28314623.

10. Baumgartner H; Hung J; Bermejo J; Chambers JB; Evangelista A, Griffin BP, et al. American Society of Echocardiography; European Association of Echocardiography. Echocardiographic assessment of valve stenosis: EAE/ASE recommendations for clinical practice. J Am Soc Echocardiogr. 2009 Jan;22(1):1-23; quiz 101-2. doi: 10.1016/j.echo.2008.11.029. Erratum in: J Am Soc Echocardiogr. 2009 May;22(5):442. PMID: 19130998.

11. El Sabbagh A Reddy YNV; Nishimura RA. Mitral Valve Regurgitation in the Contemporary Era: Insights Into Diagnosis, Management, and Future Directions. JACC Cardiovasc Imaging. 2018 Apr;11(4):628-643.

17

TAMPONAMENTO CARDÍACO

Bruno Czarnecki Mayorquim ▪ Gabriela Rodrigues Izolan ▪ Sérgio de Vasconcellos Baldisserotto

→ INTRODUÇÃO

A obstrução grave à entrada de sangue nos ventrículos, decorrente do acúmulo de líquido no espaço pericárdico, resulta no tamponamento cardíaco, complicação que se não for reconhecida e tratada imediatamente pode ser fatal.

O pericárdio normal é um saco fibroelástico que contêm uma fina camada de líquido ao redor do coração, normalmente de 10 a 50 mL de fluido pericárdico. Quando quantidades maiores de fluido se acumulam podemos ter uma síndrome pericárdica compressiva, aguda ou subaguda, caracterizada por acúmulo de líquido sob pressão. Além disso podem ocorrer as variantes tamponamento de baixa pressão (oculto) e tamponamento cardíaco regional. O tamponamento cardíaco juntamente com a embolia pulmonar é uma das causas de choque obstrutivo.

Apesar do diagnóstico do tamponamento basear-se na suspeita clínica, a ecocardiografia tem um papel central na identificação e confirmação do derrame pericárdico bem como na avaliação do seu significado hemodinâmico. O tratamento do tamponamento cardíaco pode ser realizado beira leito ou no centro cirúrgico.

ETIOLOGIA

O tamponamento cardíaco é causado pelo acúmulo de líquido pericárdico (exsudato, transudato ou sangue) que pode ocorrer por vários motivos. Hemorragia, causada por ferimento cardíaco penetrante ou ruptura da parede ventricular após um infarto do miocárdio, pode levar a um rápido acúmulo de líquido pericárdico. Outros fatores de risco que tendem a produzir um derrame de crescimento mais lento incluem infecção (tuberculose, miocardite), doenças autoimunes, neoplasias, uremia e outras doenças inflamatórias (pericardite). O líquido pericárdico que se acumula lentamente é mais bem tolerado do que acúmulos rápidos. Portanto, causas traumáticas (hemopericárdio) requerem pequenos volumes para causar instabilidade hemodinâmica versus derrames pericárdicos de outras causas como malignidade, onde grandes volumes de líquido podem se acumular no saco pericárdico antes que os pacientes se tornem sintomáticos.

A incidência ou prevalência de derrames pericárdicos na população geral é desconhecida. No entanto, existem subgrupos de pacientes com maior incidência como pacientes HIV-positivos, pacientes com doença renal em estágio terminal, aqueles com malignidades conhecidas ou ocultas, história de insuficiência cardíaca congestiva, tuberculose, doenças autoimunes como lúpus ou lesão traumática penetrante na caixa torácica anteromedial.

→ FISIOPATOLOGIA

No coração normal durante a inspiração ocorre a negativação da pressão pleural sendo esta pressão negativa transmitida ao pericárdio e aos grandes vasos. Como efeito, durante a inspiração ocorre aumento de retorno venoso nas câmaras cardíacas direitas causando um aumento do enchimento diastólico e o efeito oposto nas câmaras cardíacas esquerdas; uma redução de retorno, menor enchimento diastólico e leve abaulamento do septo interventricular.

No tamponamento cardíaco, o pericárdio rígido e o excesso de líquido pericárdico impedem a livre expansão da parede ventricular. Em função da interdependência ventricular, a distensão resultante do ventrículo direito na diástole é limitada ao septo interventricular que juntamente com o subenchimento relativo do ventrículo esquerdo faz com que o septo desvie para a esquerda, reduzindo a complacência ventricular esquerda e contribuindo para um enchimento diastólico ainda menor do ventrículo esquerdo durante a inspiração o que acarretará queda de volume sistólico e redução de débito cardíaco. Essas mudanças ocorrerão quando a pressão pericárdica se tornar substancialmente mais alta do que as pressões diastólicas ventriculares.

O efeito hemodinâmico das alterações em decorrência do acúmulo de líquido pericárdico, levando a um quadro de tamponamento cardíaco ou não, depende da taxa de acúmulo de líquido pericárdico e da complacência pericárdica, ambas relacionadas à causa base do derrame pericárdico.

→ DIAGNÓSTICO

A apresentação clínica depende mais do tempo, velocidade de instalação e adaptação do pericárdio do que da quantidade de líquido dentro do saco pericárdico.

- → **Agudo**: Poucos minutos, devido a trauma, como ruptura do coração, da aorta ou devido a complicação de procedimento diagnóstico ou terapêutico invasivo.
- → **Subagudo**: Dias a semanas, devido a pericardite neoplásica, urêmica ou idiopática
- → **Regional**: Derrame loculado, excêntrico ou hematoma, causando compressão apenas em alguma câmara, pós-pericardiotomia ou infarto agudo do miocárdio.

→ ACHADOS CLÍNICOS

A Tríade de Beck, caracterizada por turgência jugular, hipotensão e abafamento de bulhas está presente em uma pequena parcela dos casos. A taquicardia está presente na maioria dos pacientes, enquanto a hipotensão se apresenta em alguns casos. A pressão venosa jugular elevada pode estar associada a distensão venosa na fronte e couro cabeludo.

O pulso paradoxal, definido como uma diminuição anormal da pressão arterial sistólica (> 10 mmHg) na inspiração, é um achado comum no tamponamento cardíaco moderado a grave, consequência direta da interdependência ventricular. A limitação na expansão externa do ventrículo direito à medida que o sangue flui durante a inspiração, juntamente com o enchimento insuficiente do ventrículo esquerdo durante a inspiração, resulta em abaulamento do septo interventricular para o ventrículo esquerdo. Tanto o abaulamento do septo interventricular quanto a redução do enchimento ventricular esquerdo contribuem para uma grande diminuição do volume sistólico. Nem todos os casos de tamponamento cardíaco apresentam pulso paradoxal, em hipertensos crônicos, por exemplo, pode estar ausente devido à pressão diastólica elevada. Atrito pericárdico pode esta presente nos casos de pericardite inflamatória.

→ EXAMES COMPLEMENTARES

O diagnóstico de tamponamento cardíaco pode ser suspeitado pela história e achados no exame físico. O ECG pode ser útil, especialmente se mostrar baixas voltagens ou alternância elétrica, que é o achado clássico no tamponamento cardíaco devido ao balanço do coração dentro do pericárdio que está cheio de líquido. Contudo, essa alternância elétrica é um achado infrequente, o mais comum é a presença de taquicardia sinusal. Baixa voltagem do QRS (definida como amplitude máxima do QRS < 0,5 mV nas derivações dos membros) tem sido sugerida como alteração específica de tamponamento cardíaco.

Um radiograma de tórax pode mostrar um coração aumentado e sugerir fortemente derrame pericárdico principalmente se um exame prévio, com uma silhueta cardíaca e janela aortopulmonar normais, estiver disponível para comparação. O derrame pericárdico é facilmente identificado na tomografia computadorizada de tórax.

A ecocardiografia bidimensional com Doppler é a melhor modalidade de imagem a ser usada à beira do leito. Esse exame pode não apenas confirmar que há derrame pericárdico, mas determinar seu tamanho e seu impacto hemodinâmico (colapso diastólico do ventrículo direito, colapso sistólico do átrio direito, veia cava inferior pletórica). A literatura médica está repleta de estudos que mostram que clínicos (não cardiologistas) com treinamento limitado usando o ecocardiograma à beira leito podem realizar exames focados para responder a perguntas específicas, como se há um derrame pericárdico significativo.

1. Achados ecocardiográficos no tamponamento cardíaco:

   Oscilação cardíaca: Oscilação do coração dentro do derrame quando este for de moderado a grande volume.

2. Colapso de câmaras cardíacas

   Tanto o átrio direito quanto o ventrículo direito são estruturas complacentes. Como resultado, o aumento da pressão intrapericárdica leva ao seu colapso quando as pressões intracavitárias são apenas ligeiramente excedidas pelas do pericárdio. Colapso de átrio direito (AD), no final da diástole quando o átrio relaxa e o volume do AD é mínimo, mas a pressão pericárdica é máxima faz com que o átrio colapse. Quando este colapso persiste por mais de um terço do ciclo cardíaco é um sinal de alta sensibilidade e especificidade para tamponamento cardíaco. O colapso breve do AD pode ocorrer na ausência de tamponamento cardíaco. Colapso diastólico de ventrículo direito (VD), ocorre no início da diástole quando o volume no VD ainda é baixo, é um achado menos sensível que o colapso diastólico do AD mas muito especifico (Figuras 1 e 2). O colapso de VD pode não ocorrer em casos de hipertrofia de VD ou em situações de pressão diastólica direita muito elevada. O colapso atrial esquerdo (AE) é observado em aproximadamente 25% dos pacientes com comprometimento hemodinâmico e é muito específico para tamponamento cardíaco. Contudo, colapso do VE é menos comum devido a sua estrutura muscular mais robusta, mas pode ser observado em casos de tamponamento cardíaco regional.

- Figura 1. Janela apical de quatro câmaras mostrando colapso atrial direito durante a diástole compatível com derrame pericárdico.

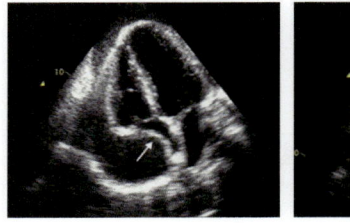

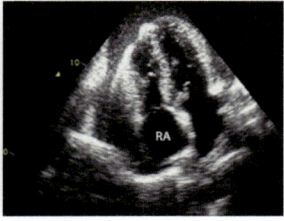

- Figura 2. Janela subcostal mostrando colapso diastólico da parede livre do ventrículo direito em paciente hemodinamicamente instável com derrame pericárdico volumoso compatível com tamponamento cardíaco visualizado em janela subcostal.

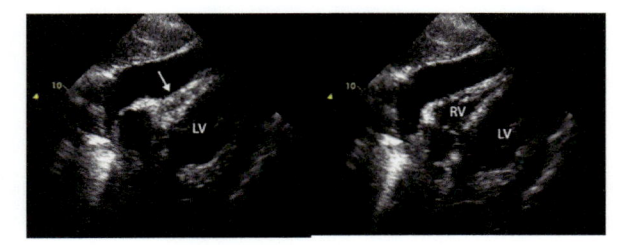

➡ VARIAÇÃO RESPIRATÓRIA DE VOLUMES E FLUXOS

A variação respiratória das velocidades de fluxo mitral e tricúspide está muito aumentada e fora de fase, refletindo o aumento da interdependência ventricular. Normalmente não há mais de 20 a 25 % de variação na amplitude dos sinais de entrada e saída através das válvulas durante a respiração. No entanto, no tamponamento cardíaco, a variação do fluxo mitral geralmente excede 30%, e a variação do fluxo da valva tricúspide geralmente excede 60% quando referenciada à expiração. As mudanças na velocidade são maiores no primeiro batimento de inspiração e expiração. A variação respiratória dos fluxos não deve ser usada para avaliar tamponamento na ausência de colapso de câmaras cardíacas (Figura 3).

▣ Figura 3. Representação das modificações respiratórias no enchimento ventricular durante o tamponamento cardíaco (interdependência ventricular). Durante a inspiração ocorre um aumento exagerado do enchimento ventricular direito as custas de um enchimento ventricular esquerdo diminuído (o septo interventricular se desvia para a esquerda) que pode ser identificado no Doppler pulsado como um aumento no fluxo tricúspide e uma redução no fluxo mitral. Na expiração ocorre o inverso. AD: átrio direito, AE: átrio esquerdo, VD: ventrículo direito, VE: ventrículo esquerdo, VT: valva tricúspide, VM: valva mitral

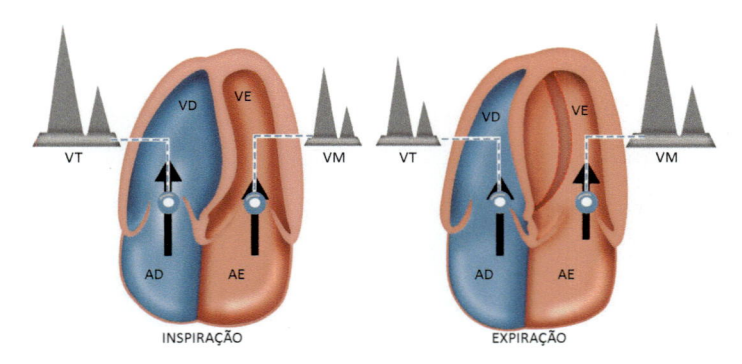

1. Pletora da veia cava inferior:

Dilatação e redução menor do que 50% no diâmetro da veia cava inferior durante inspiração reflete aumento da pressão venosa central sendo achado frequente no tamponamento cardíaco. É altamente sensível, mas não específico de tamponamento cardíaco.

2. Anormalidades do fluxo venoso hepático:

O apagamento ou inversão do fluxo diastólico na veia hepática com predomínio de fluxo venoso sistólico na expiração têm valores preditivos positivos e negativos altos para tamponamento cardíaco (82% e 88%, respectivamente).

Em pacientes com quadro clínico típico (hipertensão venosa, pulso paradoxal, hipotensão inexplicada e resolução da síndrome após a remoção do líquido pericárdico) os achados ecocardiográficos apresentaram o seguinte rendimento diagnóstico:

→ Colapso isolado de qualquer câmara: sensibilidade 90% e especificidade 65%.
→ Fluxo venoso anormal câmaras direitas: sensibilidade 75% e especificidade 91%.
→ Combinação de fluxo alterado e colapso de câmaras direitas: especificidade de 98%.

DIAGNOSTICO DIFERENCIAL:

→ Derrame pleural
→ Pneumotórax
→ Embolia pulmonar
→ Pericardite constritiva
→ Insuficiência cardíaca
→ Choque

TRATAMENTO

Expansão volumétrica pode ser feita como medida temporária até que a drenagem de líquido pericárdico seja realizada. Essa medida demonstrou aumento do índice cardíaco, além de aumento da pressão do AD e pressão diastólica final de VD; é mais benéfica em pacientes com PAS < 100 mm Hg. Evitar sempre que possível inotrópicos e ventilação com pressão positiva pelo risco de piora hemodinâmica.

O tratamento definitivo do tamponamento cardíaco é feito através da redução da pressão pericárdica causada pela presença do líquido em excesso no saco pericárdico. A remoção do líquido pode ser realizada por pericardiocentese com cateter (guiada por ultrassom ou às cegas), por abordagem cirúrgica aberta (com ou sem janela pericárdica), ou por pericardiectomia torácica vídeoassistida. Contudo, a pericardiocentese com cateter guiada por ultrassom é o tratamento de escolha para a maioria dos casos. Geralmente após a punção um cateter é deixado no espaço pericárdico até que a drenagem seja menor que 25 mL/dia.

Quando a abordagem cirúrgica foi comparada à abordagem percutânea guiada por ultrassom houve menor taxa de mortalidade e complicações nos casos guiados por ecografia. Apesar desta evidência existem cenários clínicos específicos onde uma via de acesso é preferível à outra. A drenagem cirúrgica permite realização de biópsia e pericardiectomia quando necessário. A abordagem cirúrgica é preferida em situações de hemopericárdio traumático e de pericardite purulenta loculada. Também nos casos de tamponamento cardíaco por dissecção de aorta ou ruptura miocárdica a pericardiocentese pode levar a sangramento mais grave, por isso nesses casos a via cirúrgica é a abordagem preferida.

Já no tamponamento relacionado a procedimentos cardíacos invasivos como intervenções coronarianas percutâneas, estudos eletrofisiológicos invasivos e ablação, nos quais foi administrado anticoagulante, ocorre um acúmulo rápido de pequena quantidade líquida, porém suficiente para causar tamponamento. Neste contexto cardiologistas intervencionistas experientes conseguem drenar o líquido em punção guiada por ultrassom mesmo ao custo de um risco mais elevado de complicações decorrente do pequeno volume a ser puncionado.

No tamponamento cardíaco, embora o objetivo primário da punção seja a estabilização hemodinâmica obtida com a remoção do líquido pericárdico, o envio do líquido para exames pertinentes como citológico diferencial, citopatológico, bioquímico e culturais deve ser realizado de acordo com a suspeita clínica da etiologia do derrame pericárdico.

Como contraindicações relativas à pericardiocentese por cateter temos: coagulopatia não corrigida, plaquetopenia (< 50 mil/mm^3) e hipertensão pulmonar severa na qual a remoção de liíquido pericárdico possa gerar perda de suporte ao VD piorando a regurgitação tricúspide após expansão do VD que ocorrerá após a redução da pressão pericárdica.

As complicações da pericardiocentese são raras e o risco para o paciente com tamponamento cardíaco e instabilidade hemodinâmica é muito maior do que o risco de complicações pelo procedimento. Recomenda-se a monitorização cardíaca contínua por 24 a 48h após o procedimento, um ecocardiograma antes da alta para confirmação da remoção adequada do líquido e a repetição do exame de uma a duas semanas após a alta hospitalar.

Em função da possibilidade de que possam ser necessárias no contexto de tamponamento cardíaco com colapso hemodinâmico e parada cardíaca, além da frequente indisponibilidade imediata de cirurgião cardíaco ou médico intervencionista, as técnicas de pericardiocentese por cateter (guiada por ultrassom ou às cegas) são procedimentos que fazem parte das habilidades necessárias ao médico emergencista e intensivista e devem fazer parte formal do seu treinamento. Abaixo uma breve descrição da técnica de pericardiocentese que deve ser complementada pela leitura em textos específicos sobre o procedimento.

TÉCNICA DE PERICARDIOCENTESE

Escolha da via de acesso

Nem sempre o derrame pericárdico tem distribuição circunferencial no saco pericárdico. Loculação ocorre em um terço dos derrames não traumáticos. Idealmente a seleção da melhor via de acesso e trajetória da agulha devem ser determinadas por ultrassom. Estudos observacionais de distribuição do derrame pericárdico sugerem que os pontos de acesso via torácica esquerda são melhores que o acesso subxifoide tradicional. Os sítios torácicos de punção mais comumente utilizados são o paraesternal esquerdo e apical, contudo, estes acessos não foram estudados em crianças. Todos os procedimentos descritos a seguir pressupõem o uso correto de técnica asséptica à beira leito.

Via subcostal (subxifóide)

Introduza a agulha via subesternal 1cm abaixo do ângulo subxifoide esquerdo. Uma vez abaixo da cartilagem costal incline a agulha de modo a formar um ângulo de 30° com a parede abdominal. Aponte a agulha para o meio da clavícula esquerda e introduza ela lentamente aspirando continuamente. Caso nenhum fluido seja aspirado a agulha deve ser retirada e redirecionada. Caso a punção não esteja guiada por ultrassom retire a agulha até a pele e reintroduza com um ângulo que aumente levemente a profundidade tornando a punção um pouco mais profunda e posterior. A profundidade necessária na punção é variável, na maioria dos casos situa-se entre 7 a 9 cm mas algumas vez agulhas mais compridas de até 12 cm são necessárias (obesos graus 2 e 3). Em crianças geralmente agulhas de 4 cm são suficientes. Caso não se obtenha fluido na segunda punção retire a agulha e redirecione a mesma 10° a direita da última trajetória onde não houve sucesso. Faça aspirações sistemáticas redirecionadas progredindo da esquerda para direita do paciente em varrições de 10° até que a agulha seja apontada ao lado direito do pescoço do paciente.

Via Paraesternal

A borda paraesternal esquerda é uma das vias mais frequentemente utilizadas. A agulha é inserida perpendicular a pele na borda superior do quinto ou sexto arco costal imediatamente adjacente à margem esternal. Evite puncionar mais lateralmente (mais do que 1 cm da borda esternal) para evitar lesão dos vasos torácicos internos (mamária). Quando guiado por ecografia punção análoga à direita pode ser realizada.

Via Apical

A abordagem apical reduz o risco de complicações pela vantagem da proximidade da parede espessada do VE e dos pequenos vasos coronarianos apicais, contudo a proximidade do espaço pleural esquerdo aumenta o risco de pneumotórax. A inserção da agulha é pelo menos 5 cm lateral à abordagem paraesternal no quinto, sexto ou sétimo espaço intercostal. A agulha é introduzida na borda superior da costela em direção ao ombro direito do paciente.

Pericardiocentese guiada por ultrassom

A pericardiocentese guiada por ecografia está relacionada com menor taxa de complicações do que punções realizadas às cegas. Há maior segurança do procedimento, satisfação do operador e taxa de sucesso (superior a 97%). Permite avaliação objetiva do melhor sítio de punção com maior volume de líquido e maior proximidade à parede torácica; punções onde a camada de líquido tenha espessura maior do que 1 cm do epicárdio ao pericárdio são mais seguras no intuito de se evitar uma punção cardíaca acidental. Para confirmação da posição correta da agulha pode-se lançar mão da injeção de contraste com microbolhas (mistura de solução salina em uma seringa e ar em outra conectadas em torneira de três vias). A formação de uma camada de microbolhas fora do coração confirma a posição pericárdica da agulha (Figura 4). A eliminação rápida do contraste ou o turbilhão intracardíaco que variam com o débito cardíaco do paciente significam perfuração miocárdica.

A descrição detalhada das técnicas de punção guiadas por imagem foge ao escopo deste capítulo. Contudo, as vantagens citadas acima, quando comparadas com técnicas de punção às cegas, fazem da punção com auxílio de imagem a técnica de escolha nos dias atuais.

Figura 4. Pericardiocentese guiada por ecografia: à esquerda agulha no espaço pericárdico, à direita aspecto após a injeção de contraste com microbolhas confirmando posicionamento correto da agulha no espaço pericárdico.

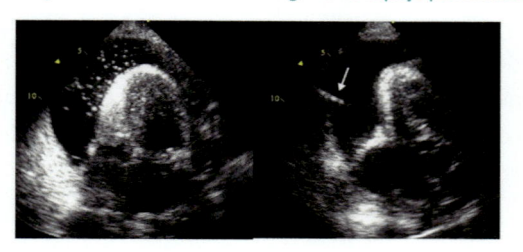

BIBLIOGRAFIA RECOMENDADA

1. Yacoub M, Quintanilla Rodriguez BS, Mahajan K. StatPearls [Internet]. StatPearls Publishing; Treasure Island (FL): Jul 28, 2021. Constrictive-Effusive Pericarditis. [PubMed]

2. Schusler R, Meyerson SL. Pericardial Disease Associated with Malignancy. Curr Cardiol Rep. 2018 Aug 20;20(10):92. [PubMed]

3. Rahim Khan HA, Gilani JA, Pervez MB, Hashmi S, Hasan S. Penetrating cardiac trauma: A retrospective case series from Karachi. J Pak Med Assoc. 2018 Aug;68(8):1285-1287. [PubMed]

4. Aoyagi S, Kosuga T, Wada K, Nata SI, Yasunaga H. Pericardial injury from chest compression: a case report of incidental release of cardiac tamponade. J Intensive Care. 2018;6:54. [PMC free article] [PubMed]

5. Honasoge AP, Dubbs SB. Rapid Fire: Pericardial Effusion and Tamponade. Emerg Med Clin North Am. 2018 Aug; 36(3):557-565. [PubMed]

6. De Potter B, Huyskens J, Hiddinga B, Spinhoven M, Janssens A, van Meerbeeck JP, Parizel PM, Snoeckx A. Imaging of urgencies and emergencies in the lung cancer patient. Insights Imaging. 2018 Aug;9(4):463-476. [PMC free article] [PubMed]

7. Nguyen HS, Nguyen HD, Vu TD. Pericardial effusion following cardiac surgery. A single-center experience. Asian Cardiovasc Thorac Ann. 2018 Jan;26(1):5-10. [PubMed]

8. Bari G, Érces D, Varga G, Szűcs S, Bogáts G. [Pathophysiology, clinical and experimental possibilities of pericardial tamponade]. Orv Hetil. 2018 Feb;159(5):163-167. [PubMed]

9. Imazio M. [Ten questions about cardiac tamponade]. G Ital Cardiol (Rome). 2018 Sep;19(9):471-478. [PubMed]

10. Chetrit M, Lipes J, Mardigyan V. A Practical Approach to Pericardiocentesis With Periprocedural Use of Ultrasound Training Initiative. Can J Cardiol. 2018 Sep;34(9):1229-1232. [PubMed]

11. Adegbala O, Olagoke O, Adejumo A, Akintoye E, Oluwole A, Alebna P, Williams K, Lieberman R, Afonso L. Incidence and outcomes of cardiac tamponade in patients undergoing cardiac resynchronization therapy. Int J Cardiol. 2018 Dec 01;272:137-141. [PubMed]

12. Ancion A, Robinet S, Lancellotti P. [Cardiac tamponade]. Rev Med Liege. 2018 May;73(5-6):277-282. [PubMed]

13. Maldow DJ, Chaturvedi A, Kaproth-Joslin K. Every second counts: signs of a failing heart on thoracic CT in the ED. Emerg Radiol. 2017 Jun;24(3):311-317. [PubMed]

14. Society of Thoracic Surgeons Task Force on Resuscitation After Cardiac Surgery. The Society of Thoracic Surgeons Expert Consensus for the Resuscitation of Patients Who Arrest After Cardiac Surgery. Ann Thorac Surg. 2017 Mar;103(3):1005-1020. [PubMed]

15. Tanizaki S, Nishida S, Maeda S, Ishida H. Non-surgical management in hemodynamically unstable blunt traumatic pericardial effusion: A feasible option for treatment. Am J Emerg Med. 2018 Sep;36(9):1655-1658. [PubMed]

18
ENDOCARDITES, MIOCARDITES E PERICARDITES

Laura Orlandini Lodi

→ INTRODUÇÃO

A endocardite infecciosa (EI) é uma infecção microbiana que compromete a superfície endocárdica do coração ou do endotélio vascular adjacente. Uma forma não secundária à ação de agentes infecciosos, por outro lado, é a endocardite trombótica não bacteriana (designada ainda como endocardite marântica ou de Libman-Sachs), que se caracteriza pela deposição de vegetações estéreis nas valvas cardíacas, observada comumente em quadros de neoplasias avançadas.

Embora esteja associada a uma elevada morbidade e mortalidade, a endocardite infecciosa é uma entidade relativamente incomum, com incidência em torno de 3 a 10 casos por 100.000 indivíduos ao ano. Alterações ocorreram ao longo dos anos no perfil dos fatores de risco, nas características demográficas dos pacientes e na microbiologia da endocardite infecciosa. Com a miríade atual de fatores predisponentes à infecção associada à assistência à saúde, como os dispositivos intracardíacos e próteses valvares, a epidemiologia da doença se tornou mais complexa. Decorrente do envelhecimento populacional, observa-se aumento da incidência em idosos. Paralelamente, os estafilococos, em muitos centros, ultrapassaram os estreptococos como o agente etiológico mais frequente. No Brasil, no entanto, como a doença reumática ainda é o principal fator de risco para EI, o *Strepotococcus viridans* é considerado o organismo causador mais comum.

A alta suspensão clínica, o ecocardiograma e as hemoculturas positivas continuam formando os pilares do diagnóstico da EI. Estabelecer um diagnóstico rápido e instituir uma terapia antimicrobiana eficaz são elementos essenciais para se atingir a redução da taxa de complicações e da necessidade de intervenção cirúrgica.

→ ETIOLOGIA

Os microrganismos variam de acordo com o local da infecção, da fonte da bacteremia e dos fatores de risco do paciente. Os três agentes responsáveis pela maioria dos casos de EI (em torno de 80 - 90%) são os estafilococos, estreptococos e enterococos. O *Staphylococcus aureus* é o principal agente isolado em usuários de drogas injetáveis, podendo acometer tanto valvas nativas quanto protéticas. Os estafilococos coagulase - negativos (*Staphylococcus epidermidis, Staphylococcus lugdunensis* e *Staphylococcus capitis*) são os agentes mais comuns isolados em quadros de endocardite de prótese valvar precoce (< 1 ano após a cirurgia), além de ocasionarem frequentemente endocardite de valva nativa adquirida em ambiente hospitalar. Altas taxas de formação de abscessos, produção de biofilme e resistência a múltiplos antibióticos são características desses patógenos. Os estreptococos do grupo *viridans*, comensais da cavidade oral, comumente acometem as valvas cardíacas previamente anormais ou lesadas. O *Streptococcus gallolytycus* é notável por ocasionar quadros de EI geralmente associados a um tumor colônico subjacente.

Na EI por enterococos, geralmente provocada pelo *Enterococcus faecalis,* a idade avançada e o uso de cateteres venosos centrais podem atuar como fatores de predisposição. Demais agentes causadores incluem o grupo HACEK (*Haemophilus spp.*, *Actinobacillus spp.*, *Cardiobacterium hominis*, *Eikenella corrondes* e *Kingella spp.*), que perfazem cerca de 3% dos casos, e bacilos gram-negativos aeróbicos (*Pseudomonas aeruginosa, Acinetobacter spp).* Casos de endocardite fúngica, geralmente causados por Cândida e *Apergillus spp*, são raros, embora de alta letalidade, surgindo na maioria das vezes em portadores de próteses cardíacas, usuários de drogas intravenosas e em imunocomprometidos.

⮕ DIAGNÓSTICO

A apresentação clínica da endocardite infecciosa é particularmente diversa e não específica. Em relação à evolução clínica, pode se manifestar como um quadro agudo, rapidamente progressivo, ou como uma doença subaguda ou crônica, com sintomas constitucionais vagos.

Avaliações iniciais envolvem a análise dos fatores de risco, a busca por uma história de suporte e achados de exames. Os principais fatores de risco cardíacos são antecedentes de endocardite infecciosa, presença de prótese valvar ou de dispositivo intracardíaco, doença valvular ou congênita preexistente. Dentre os não cardíacos, fazem parte o uso de drogas intravenosas, cateteres venosos centrais, imunossupressão e história de procedimento odontológico ou invasivo recente. Deve ser considerada em qualquer paciente em vigência de sepse de origem desconhecida, febre associada a fenômenos embólicos ou a fatores de risco. A presença de febre (em cerca de 90% dos casos) e de sopro à ausculta cardíaca correspondem aos achados mais frequentes. Outros sintomas inespecíficos, como anorexia, perda de peso e calafrios estão geralmente associados. Nódulos de Osler, lesões de Janeway e manchas de Roth, apesar de altamente sugestivos, são manifestações relativamente raras. Sinais de complicações como insuficiência cardíaca, acidente vascular cerebral ou infecção metastática (como osteomielite vertebral e abscesso periférico) são muito mais comuns. Idosos ou pacientes imunocomprometidos podem ter uma apresentação atípica onde a febre é menos comum.

O diagnóstico de endocardite infecciosa requer integração de achados clínicos, análises microbiológicas e de exames de imagem. Os critérios modificados de Duke incorporam esses três domínios e são os mais utilizados para o diagnóstico de endocardite. Um diagnóstico definitivo requer dois maiores, um maior com três menores ou cinco critérios menores. Já um diagnóstico provável necessita de um maior ou três menores. Alternativamente, se amostras patológicas estiverem disponíveis (provenientes de cirurgia ou de autópsia), o diagnóstico pode ser feito por histologia, cultura positiva de vegetação ou de tecido de abscesso. Apresentam sensibilidade reduzida em pacientes com suspeita de endocardite de prótese valvar, de acometimento do lado direito do coração e de infecção de dispositivos intracardíacos. Com especificidade e sensibilidade em cerca de 80%, esses critérios devem ser utilizados como um guia diagnóstico, não substituindo o julgamento clínico. Avanços recentes em técnicas de imagem, como a tomografia computadorizada cardíaca, a ressonância magnética cerebral e a tomografia computadorizada por emissão de pósitrons (PET/CT), podem melhorar a detecção de fenômenos vasculares silenciosos (eventos embólicos e aneurismas infecciosos) e de envolvimento cardíaco (lesões paravalvulares), quando os achados ecocardiográficos são normais ou duvidosos, principalmente em casos de endocardite de prótese valvar e de dispositivos intracardíacos. (Tabela 1)

◼ Tabela 1.

Critérios modificados de Duke	
Hemoculturas positivas	• Agente típicos de endocardite em duas amostras separadas (Estreptococcus viridans, Streptococcus bovis, bactérias do grupo HACEK; Staphylococcus aureus ou enterococos adquiridos na comunidade sem evidência de outro foco de infecção; ou
	• Agentes que podem causar endocardite isolados de forma persistente nas hemoculturas – diuas amostras positivas colhidas com pelo menos 12 horas de diferença ou três ou mais amostras positivas; ou
	• Hemocultura positiva para Coxiella burneii ou IgG> 1:800
Métodos de imagem positivos para endocardite	• Ecocardiograma revelando vegetação, abscesso, fistula, pseudoaneurisma, perfuração de válvula ou folheto de prótese ou nova deiscência parcial de prótese valvar
	• Atividade anormal em torno do local da implantação da válvula protética detectada por 18F-FFDG-PET/TC (somente após 3 meses do implante da prótese) ou leucócitos radiomarcados SPECT/TC
	• Lesões paravalvulares detectadas por TC cardíaca

Critérios menores de Duke	
Fatores predisponentes	• EI prévia, uso de drogas injetáveis ou cardiopatia predisponente
Febre	• Temperatura superior a 38 graus
Fenômenos vasculares	• Fenômenos vasculares (incluindo aqueles detectados somente por imagem) • Embolia arterial, embolia séptica para os pulmões, aneurisma miscótico, hemorragia intracraniana, hemorragia conjuntival, manchas de Janeway
Fenômenos imunológicos	• Glomerulonefrite, nódulos de Osler, manchas de Roth, presença de fator reumatoide
Evidência microbiológica	• Hemoculturas positivas, mas que não preencham critérios maiores
O diagnóstico de Endocardite infecciosa é definitivo se: • 2 critérios maiores ou • 1 critério maior e três menores ou • 5 critérios menores	O diagnóstico de Endocardite infecciosa é provável se: • 1 critério maior e 1 menor ou • 3 critérios menores

Adaptado de Habib, et al. 2015

→ **Microbiologia:** As hemoculturas positivas são a pedra angular do diagnóstico microbiológico. Deve ser coletado três pares de hemoculturas (detectam 96-98% das bacteremias), previamente a instituição da terapia antimicrobiana, não havendo necessidade de aguardar o momento da febre (bacteremia é contínua na EI). Recomenda - se coletar novas amostras após 48 a 72 horas do início da antibioticoterapia para verificar a eficácia do tratamento e a cada 5 - 7 dias.

Hemoculturas negativas podem ocorrer pelo uso prévio de antibióticos ou devido a infecção por fungos, ou bactérias fastidiosas. O isolamento desses microrganismos requer cultivá-los em meios especializados, com testes sorológicos e moleculares direcionados conforme epidemiologia local.

→ **Avaliação laboratorial:** os resultados são normalmente não específicos. A leucocitose e a anemia normocítica - normocrômica (em até 90% dos casos) são achados presentes quase na totalidade dos quadros de EI. Provas de atividade inflamatória, como a velocidade de hemossedimentação das hemácias (VHS) e a proteína C - reativa (PCR), costumam estar com valores bastante aumentados, porém podem se encontrar normais, colocando em dúvida o diagnóstico de EI nesses cenários. Hipergamaglobulinemia, hipocomplementenemia e fator reumatóide positivo são outros possíveis achados. O exame de urina pode mostrar hematúria microscópica, piúria, bacteriúria, cilindros hemáticos e leucocitários.

→ **Eletrocardiograma (ECG):** É essencial, visto que novos distúrbios de condução (como bloqueio atrioventricular de primeiro grau, bloqueio atrioventricular total) podem sugerir extensão paravalvular ou miocárdica da infecção.

→ **Ecocardiograma:** O ecocardiograma tem um papel fundamental na endocardite, tanto no diagnóstico e na detecção de complicações como na abordagem terapêutica. Fornece, ainda, informações sobre o mecanismo e a repercussão hemodinâmica da lesão valvar, além da avaliação prognóstica dos pacientes. O exame inicial é o ecocardiograma transtorácico (ETT). No entanto, o ecocardiograma transesofágico (ETE) acaba sendo realizado na maioria dos casos, mesmo que o ETT tenha sido suficiente para chegar ao diagnóstico, visto a sua superioridade na identificação das principais complicações cardíacas, como abscesso, perfuração de folheto e pseudoaneurisma. Em casos de pacientes com ETT inconclusivo ou negativo, embora com alta probabilidade clínica de endocardite infecciosa, o ETE é necessário (sensibilidade > 90%). Um ETE normal prediz fortemente a ausência de doença, mas se a suspeita for alta, um novo exame deve ser feito em um intervalo de cinco a sete dias. O ETE é o método de escolha para a suspeita de endocardite infecciosa em portadores de próteses valvares ou de outros dispositivos intracardíacos. Se durante o seguimento terapêutico aventar a possibilidade de uma nova complicação, deve-se repetir o ETE, assim como após a conclusão da antibioticoterapia como linha de base para o acompanhamento. Em quadros de endocardite do lado direito do coração com boa qualidade do ETT, a realização do ETE não é obrigatória desde que os achados ecocardiográficos sejam inequívocos.

→ **Tomografia computadorizada cardíaca (TC):** auxilia na detecção de pseudoaneurisma, abscessos. Exibe informações sobre a extensão de acometimento perivalvar, com acurácia equivalente ou até superior ao ETE.

→ **Ressonância magnética cerebral:** auxilia na investigação de complicações neurológicas.

→ **18 F-FDG PET-TC (Tomografia por emissão de pósitrons - tomografia computadorizada com fluorodesoxiglicose) e SPECT/ TC**

(Tomografia computadorizada por emissão de fóton único): métodos importantes em cenários de pacientes com suspeita de EI e dificuldades diagnósticas. Auxiliam tanto no diagnóstico de endocardite de prótese valvar e de dispositivos intracardíacos (com mais de três meses de implante), sobretudo quando o ecocardiograma é normal ou gera dúvidas, como na detecção de complicações embólicas periféricas e infecciosas metastáticas.

Recomenda-se que os pacientes com EI sejam submetidos a uma avaliação odontológica completa (fontes ativas de infecção oral devem ser erradicadas).

→ TRATAMENTO

O uso da terapia combinada de antibióticos bactericidas, com duração prolongada, é a base do tratamento da endocardite infecciosa. O início da terapia antimicrobiana, geralmente, não deve ser postergado, devendo ser empiricamente instituída assim que as hemoculturas forem adquiridas, podendo ser modificada posteriormente de acordo com o microrganismo isolado nas culturas, o padrão de resistência e a gravidade da infecção. A duração da terapia deve ser calculada a partir do primeiro dia de hemoculturas negativas. Em EI de valva nativa varia de 2 a 6 semanas, já, em casos de infecção de prótese valvar, o tratamento deve ser mais prolongado, no mínimo, 6 semanas.

Casos em que for necessária a troca valvar, deve-se continuar no pós-operatório o esquema antibiótico recomendado para a valva nativa, mantendo como o primeiro dia de antibiótico a data efetiva das hemoculturas negativas (nos casos em que ocorreram hemoculturas positivas no início do tratamento), não a data da cirurgia. Um novo curso completo só deve ser iniciado após a intervenção cirúrgica em cenários que as culturas da válvula retirada sejam positivas. Nos casos em que se faz necessário o uso da rifampicina (como na endocardite de prótese), a mesma deve ser iniciada depois de 3 a 5 dias do início da antibioticoterapia efetiva (diminui o risco de o agente etiológico adquirir resistência). Não se recomenda a instituição de terapia antiplaquetária ou anticoagulação para a redução do risco de complicações tromboembólicas na EI.

No curso da endocardite infecciosa, cerca da metade dos pacientes acometidos necessitam de abordagem cirúrgica. As três principais causas são a insuficiência cardíaca (indicação mais comum), a infecção não controlada apenas com antibiótico e a prevenção de tromboembolismo. Em pacientes com indicação cirúrgica que evoluem com ataque isquêmico transitório ou embolia cerebral silenciosa, a cirurgia pode ser realizada. Por outro lado, em casos de hemorragia cerebral ou dano neurológico extenso, recomenda-se adiar a intervenção cirúrgica por, pelo menos, quatro semanas.

Recomenda-se a intervenção cirúrgica precoce (durante a hospitalização e antes de um ciclo terapêutico completo de antibióticos) para pacientes com EI do lado esquerdo com as seguintes características: associação de disfunção valvar com insuficiência cardíaca; EI por *S. aureus*, fungos ou outros microrganismos multirresistentes; extensão paravalvar da infecção (abscessos, pseudoaneurismas, fístulas ou bloqueios cardíacos); bacteremia persistente ou febres > 5 dias, apesar de antibioticoterapia adequada; embolização recorrente com vegetação persistente. Considerar, ainda, em casos de EI com vegetação móvel > 10 mm, assim como, em quadros de pacientes com EI de prótese e infecção recorrente após o término de um ciclo de antibióticos.

Vale salientar que a terapia medicamentosa geralmente é eficiente nos casos de EI do lado direito, considerar intervenção cirúrgica nos seguintes cenários: se insuficiência cardíaca direita secundária a regurgitação tricúspide refratária ao tratamento clínico; microrganismos de difícil erradicação (como fungos); bacteremia persistente por mais de 7 dias, apesar de tratamento clínico adequado; presença de vegetações > 20 mm na valva tricúspide mesmo após embolia pulmonar séptica recorrente. Em quadros de pacientes com EI de marcapasso ou de cardiodesfibrilador implantável (CDI), preconiza-se a retirada do dispositivo para melhores resultados terapêuticos.

→ ESQUEMAS DE ANTIBIOTICOTERAPIA PARA ENDOCARDITE INFECCIOSA

Tratamento Empírico	
Endocardite de valva nativa ou endocardite de prótese valvar tardia (>=12 meses após a cirurgia)	
Antibiótico	Dose e Via
Ampicilina	12g/ dia IV em 4-6 doses
Com Oxacilina	12g/ dia IV em 4-6 doses
Com Gentamicina	3mg/kg/ dia IV em 1 dose
Vancomicina	30mg/kg/ dia IV em 2 dose
Com Gentamicina	3mg/kg/ dia IV em 1 dose
Endocardite de prótese valvar precoce (<12 meses após cirurgia) ou nosocomial	
Vancomicina	30mg/kg/ dia IV em 2 dose
Com Gentamicina	3mg/kg/ dia IV em 1 dose
Com Rigampicina	900-1200 mg IV ou VO em 2 ou 3 doses divididas

Estreptococos viridans e Streptococcus bovis

Sensíveis à penicilina

TRATAMENTO PADRÃO: 4 SEMANAS

Antibiótico	Dose e Via	Duração
Penicilina G	12-18 milhões UI/dia IV em 4-6 doses ou dose contínua	4 semanas
OU Amoxicilina	100-200mg/kg/dia IV em 1 dose	4 semanas
OU Ceftriaxona	2g/dia IV ou IM em 1 dose	4 semanas

TRATAMENTO PADRÃO: 2 SEMANAS

Antibiótico	Dose e Via	Duração
Penicilina G	12-18 milhões UI/dia IV em 4-6 doses ou dose contínua	2 semanas
OU Amoxicilina	100-200mg/kg/dia IV em 4-6 doses	2 semanas
OU Ceftriaxona + Gentamicina	2g/dia IV ou IM em 1 dose + 3mg/kg/dia IV ou IM em 1 dose	2 semanas
OU Netilmicina	4-5 mg/kg/dia IV em 1 dose	2 semanas

ALÉRGICOS A BETA-LACTÂMICOS

Antibiótico	Dose e Via	Duração
Vancomicina	30mg/kg/dia IV em 2 doses	4 semanas

Estreptococos viridans e Streptococcus bovis

Resistentes à penicilina

TRATAMENTO PADRÃO

Antibiótico	Dose e Via	Duração
Penicilina G	24 milhões UI/dia IV em 4-6 doses ou dose contínua	4 semanas
OU Amoxicilina	200 mg/kg/dia IV em 4-6 doses	4 semanas
OU Ceftriaxona + Gentamicina	2 g/dia IV em 1 dose + 3 mg/kg/dia IV ou IM em 1 dose	4 semanas

ALÉRGICOS A BETA-LACTÂMICOS

Antibiótico	Dose e Via	Duração
Vancomicina com Gentamicina	30mg/kg/dia IV em 2 doses + 3mg/kg/dia IV ou IM em 1 dose	2 semanas

Spathylococcus spp.

Próteses Valvares

Sensíveis à meticilina

Antibiótico	Dose e Via	Duração
Oxacilina	12 g/dia IV em 4-6 doses	≥ 6 semanas
Com Rifampicina	900-1200 mg IV ou VO em 2 ou 3 doses	≥ 6 semanas
E Gentamicina	3 mg/kg/dia IV ou IM em 1 ou 2 doses	2 semanas

Alergia à penicilina ou resistência à meticilina

Vancomicina	30 mg/kg/dia IV em 2 doses	≥ 6 semanas
Com Rifampicina	900-1200 mg IV ou VO em 2 ou 3 doses divididas	≥ 6 semanas
E Gentamicina	3 mg/kg/dia IV ou IM em 1 ou 2 doses	2 semanas

Staphylococcus spp.

Valvas Nativas

Sensíveis à meticilina

Antibiótico	Dose e Via	Duração
Oxacilina	12g/dia em 4-6 doses	4-6 semanas

Alergia à penicilina ou Staphylococcos resistentes à meticilina

Vancomicina	30mg/kg/dia IV em 2 doses	4-6 semanas

Tratamento Alternativo

Daptomicina	10 mg/kg/dia IV 1vez/dia	4-6 semanas

Enterococcus spp.		
Sensíveis a beta-lactâmico e gentamicina		
Antibiótico	Dose e Via	Duração
Amoxicilina ou Ampicilina	200 mg/kg/dia IV em 4-6 doses	4-6 semanas
Com Gentamicina	3 mg/kg/dia em 1 dose	2-6 semanas
Ampicilina	200 mg/kg/dia IV em 4-6 doses	6 semanas
Com ceftriaxona	4 g/dia IV ou IM em 2 doses	6 semanas
Vancomicina	30 mg/kg/dia IV em 2 doses	6 semanas
Com gentamicina	3 mg/kg/dia IV em 1 dose	6 semanas

Adaptado de: Diretriz Europeia para tratamento da endocardite infecciosa, 2015.

→ ALGORITMO DE TRATAMENTO ANTIMICROBIANO EMPÍRICO DA ENDOCARDITE INFECCIOSA

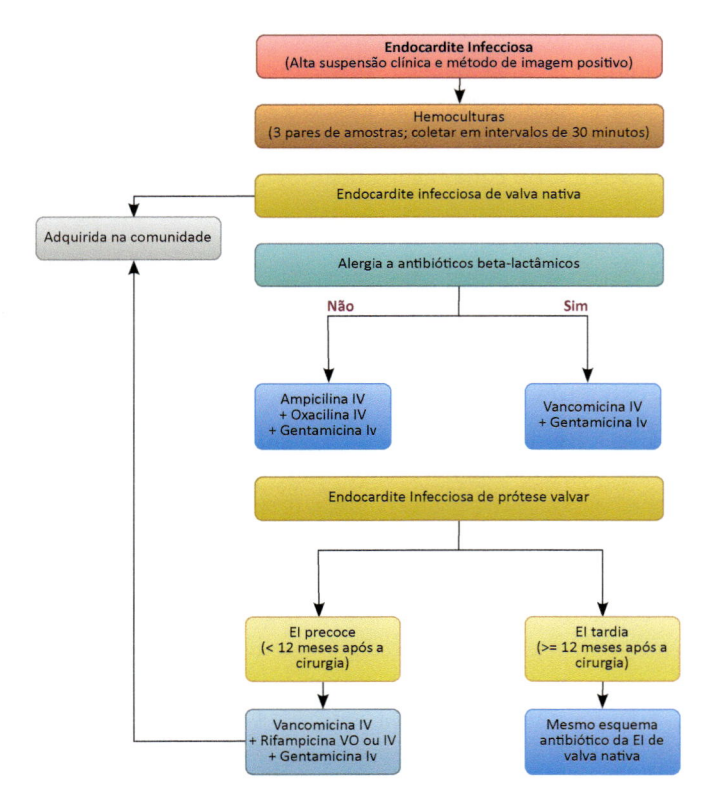

```
┌─────────────────────────────────────────────┐
│           Endocardite Infecciosa             │
│ (Alta suspensão clínica e método de imagem   │
│                  positivo)                   │
└─────────────────────────────────────────────┘
                      ↓
┌─────────────────────────────────────────────┐
│               Hemoculturas                   │
│ (3 pares de amostras; coletar em intervalos  │
│              de 30 minutos)                  │
└─────────────────────────────────────────────┘
                      ↓
┌─────────────────────────────────────────────┐
│    Endocardite infecciosa de valva nativa    │
└─────────────────────────────────────────────┘
                      ↓
┌─────────────────────────────────────────────┐
│    Alergia a antibióticos beta-lactâmicos    │
└─────────────────────────────────────────────┘
         Não ↙              ↘ Sim
┌─────────────────────┐  ┌─────────────────────┐
│    Ampicilina IV    │  │    Vancomicina IV   │
│    + Oxacilina IV   │  │    + Gentamicina Iv │
│    + Gentamicina Iv │  │                     │
└─────────────────────┘  └─────────────────────┘

┌─────────────────────────────────────────────┐
│   Endocardite Infecciosa de prótese valvar  │
└─────────────────────────────────────────────┘
         ↙                        ↘
┌─────────────────────┐  ┌─────────────────────┐
│     EI precoce      │  │      EI tardia      │
│  (< 12 meses após a │  │ (>= 12 meses após a │
│       cirurgia)     │  │      cirurgia)      │
└─────────────────────┘  └─────────────────────┘
         ↓                        ↓
┌─────────────────────┐  ┌─────────────────────┐
│    Vancomicina IV   │  │    Mesmo esquema    │
│ + Rifampicina VO ou │  │  antibiótico da EI  │
│          IV         │  │    de valva nativa  │
│    + Gentamicina Iv │  │                     │
└─────────────────────┘  └─────────────────────┘

[Adquirida na comunidade] ← ramo lateral
```

** Posologia dos medicamentos: ampicilina 2g IV de 4/4h; oxacilina 2g IV de 4/4h; gentamicina 3mg/kg/dia IV 1x/dia; vancomicina 30 mg/kg/dia IV de 12/12h; rifampicina 900-1200 mg VO ou IV de 8/8h
*A função renal deve ser monitorada uma vez por semana e, em caso de piora, realizar duas vezes por semana
*A gentamicina deve ser administrada em uma dose diária para reduzir nefrotoxicidade
*A rifampicina deve ser incluída ano esquema antimicrobiano recomendado após 3 a 5 dias do início dos demais antibióticos
EI = Endocardite infecciosa

Adaptado de: Diretriz Europeia para tratamento da endocardite infecciosa, 2015.

→ MIOCARDITE

Introdução

A miocardite é uma doença inflamatória não isquêmica do músculo cardíaco que pode resultar em disfunção cardíaca e arritmias. É possível encontrá-la de forma aguda, subaguda ou crônica, podendo apresentar-se com envolvimento focal ou difuso do miocárdio. Apresenta uma etiologia heterogênea, podendo ser amplamente categorizada em insultos infecciosos, tóxicos ou autoimunes. A incidência real da miocardite é difícil de ser estimada em virtude da sua ampla variedade de apresentações somada a falta de precisão de testes diagnósticos não invasivos que possam confirmar o seu diagnóstico. Ela acomete preferencialmente indivíduos do sexo masculino, especialmente jovens, perfazendo uma das principais causas de morte súbita cardíaca em indivíduos com menos de 40 anos de idade e em crianças. O prognóstico a curto prazo da miocardite aguda geralmente é bom, mas varia de acordo com a sua causa. A razão pela qual alguns pacientes se recuperam sem lesão miocárdica residual, enquanto outros desenvolvem miocardiopatia dilatada, atualmente ainda não está esclarecida. O seu diagnóstico requer um alto grau de suspeição, visto que a biópsia endomiocárdica (BEM) costuma ser empregada apenas em cenários de casos refratários ou que evoluem com choque cardiogênico. O tratamento inclui medidas gerais comuns a pacientes com vários tipos de miocardite, além de terapia apropriada direcionada a distúrbios específicos.

Etiologia

A etiologia da miocardite pode ser infecciosa ou não infecciosa (relativamente incomum), incluindo insultos tóxicos e autoimunes. No entanto, muitas vezes é difícil identificar um agente etiológico específico. Entre a variedade de doenças infecciosas que podem causar miocardite, as infecções virais são as mais comuns. Os vírus cardiotróficos mais prevalentes são adenovírus, enterovírus, parvovírus-B19, herpes simples, vírus da hepatite C (HCV), citomegalovírus (CMV), Epstein-Barr (EBV) e, mais recentemente estudado, o SARS-CoV-2.

A miocardite infecciosa, contudo, não se restringe apenas à etiologia viral, estando descritos outros agentes como fungos, bactérias, helmintos, protozoários, riquétsia e espiroquetas. O protozoário *Tripanosoma cruzi*, causador da miocardite chagásica, representa a forma mais prevalente de miocardite ou cardiomiopatia dilatada em algumas regiões do Brasil e da América do Sul. Causas não infecciosas de miocardite, por outro lado, são incomuns, mas importantes devido à morbidade substancial associada a essas condições e ao potencial para tratamentos específicos.

Inúmeros fármacos têm sido implicados na causa de miocardite de hipersensibilidade hipereosinofílica. É o caso, por exemplo, de antibióticos (penicilina, sulfonamidas e tetraciclinas), de agentes do sistema nervoso central (clozapina, carbamazepina, fenitoína, benzodiazepínicos), antihipertensivos (metildopa) e diuréticos (hidroclorotiazida, furosemida). De maneira análoga, doenças autoimunes sistêmicas, como as síndromes de Churg-Strauss e a de hipereosinofilia, podem estar também associadas à miocardite eosinofílica.

A miocardite autoimune pode ocorrer com acometimento cardíaco exclusivo ou no contexto de doenças autoimunes com manifestações extracardíacas. A artrite reumatoide, a dermatomiosite e o lúpus eritematoso sistêmico apresentam-se como as doenças de maior prevalência na agressão inflamatória miocárdica dentre as colagenoses. A sarcoidose cardíaca e a miocardite de células gigantes, outras causas raras de miocardite, quando diagnosticadas precocemente, podem ter o prognóstico alterado através de tratamento adequado. Casos decorrentes do abuso de cocaína também foram relatados na literatura.

Frisa-se que a miocardite é um evento adverso incomum após a imunização, porém, há evidências emergentes de que a vacinação contra a doença COVID-19 (as vacinas de RNA mensageiro) esteja associada à miocardite em uma minoria de pacientes.

Diagnóstico

O diagnóstico de miocardite se estabelece, inicialmente, com base na suspeita clínica somada a dados de métodos diagnósticos não invasivos. A confirmação diagnóstica só é definitiva mediante a análise histológica obtida por biópsia endomiocárdica (BEM). Embora esse exame seja o padrão-ouro para o seu diagnóstico, por sua natureza invasiva, não é utilizado de rotina, restringindo-se a cenários específicos. A grande maioria dos diagnósticos de miocardite, na prática clínica, acaba sendo realizada por suspeição diagnóstica.

As formas de apresentações clínicas da miocardite são diversas, variando de quadros subclínicos, como dilatação e disfunção ventricular assintomática, a casos de insuficiência cardíaca aguda, choque cardiogênico, arritmias, dor precordial, síncope, palpitações e morte súbita. Quadros agudos de dor torácica podem mimetizar uma síndrome coronariana aguda (SCA), incluindo alterações no eletrocardiograma e elevação de marcadores de lesão miocárdica. Em casos de insuficiência cardíaca, a suspeita de miocardite deve ser aventada quando as causas mais frequentes já tenham sido excluídas (isquêmica, valvular e hipertensiva). Pistas relacionadas à etiologia subjacente podem apoiar o diagnóstico, como sinais de doença do tecido conjuntivo ou pródomos virais, esses observados em até 80%

dos pacientes nas formas agudas de manifestações da miocardite. A cardiopatia dilatada crônica de início recente ou de tempo indeterminado corresponde frequentemente à primeira manifestação de miocardite subaguda e crônica. Já a miocardite fulminante, forma de miocardite aguda, evolui rapidamente (< 2 semanas) com choque cardiogênico, requerendo inotrópicos ou suporte circulatório mecânico. Nesses casos, estudos mostram reversão da disfunção ventricular esquerda em até 90% dos pacientes quando há manejo de suporte hemodinâmico adequado.

Dado ao seu amplo espectro de sinais e sintomas, na suspeita de miocardite, deve-se sempre proceder à exclusão de causas mais comuns de doenças cardiovasculares, como doença arterial coronariana e valvopatias.

→ **Avaliação Laboratorial:** Velocidade de hemossedimentação (VHS), proteína C reativa (PCR) e leucometria, podem estar elevados ou inalterados. Marcadores de lesão miocárdica (troponina I ou T) costumam estar elevados, principalmente em quadros iniciais da doença, porém, sua ausência não exclui a miocardite. Não exibem um espectro de curva de elevação e queda, característico das SCA, habitualmente sustentam um platô por um maior tempo e conferem um pior prognóstico quando em níveis elevados. Pesquisas de sorologias virais não devem ser realizadas de forma rotineira e investigação de doença de chagas deve ser feita em paciente de áreas endêmicas do Brasil.

→ **Eletrocardiograma (ECG):** ampla variedade de alterações. Os achados podem incluir bloqueios de ramo, supradesnivelamento ou infradesnivelamento do segmento ST, inversão da onda T, arritmias supraventriculares e ventriculares. Em quadros de miopericardite é comum encontrar supradesnivelamento do segmento ST difuso e infra do segmento PR (padrão clássico de pericardite).

→ **Ecocardiograma:** achados são inespecíficos. As alterações na contração ventricular geralmente são difusas, podendo ser segmentares, com predomínio em parede lateral. A presença de derrame pericárdico geralmente corresponde a quadros de miopericardite, na ausência de insuficiência cardíaca congestiva. A disfunção ventricular direita é incomum e indica pior prognóstico. Casos de miocardite fulminante usualmente estão associados a importante disfunção sistólica com diâmetros cavitários normais e hipertrofia septal, enquanto formas clássicas de miocardite costumam se apresentar com dilatação ventricular. Desempenha importante papel no diagnóstico diferencial com outras patologias (como doenças valvares agudas, cardiomiopatia de Takotsubo e infarto agudo do miocárdio).

→ **Ressonância magnética cardíaca (RMC):** além da avaliação morfológica e funcional, proporciona adequada caracterização tecidual, identificando lesão inflamatória nas fases agudas e subagudas, e as lesões cicatriciais frequentemente presentes na fase crônica. As três principais técnicas que são classicamente utilizadas para o diagnóstico de miocardite são as sequências ponderadas em T2 (edema miocárdico), o realce miocárdico global precoce e o realce tardio após a passagem do gadolínio (RT). A distribuição do RT encontrada no miocárdio geralmente é mesoepicárdica ou epicárdica, poupando o endocárdio, padrões distintos aos observados em quadros de infarto agudo do miocárdio (disposição transmural ou subendocárdica, respeitando os territórios coronarianos). Tem melhor acurácia diagnóstica em cenários agudos de miocardite, principalmente, nas apresentações de dor precordial com troponina elevada. É altamente recomendada em casos suspeitos de miocardite com marcadores de lesão miocárdica positivo e coronárias angiograficamente normais.

→ **Biópsia endomiocárdica (BEM):** embora seja o método padrão-ouro para o diagnóstico de miocardite, a BEM (do ventrículo direito ou esquerdo) não é amplamente utilizada na prática clínica, considerada apenas para casos selecionados. É um procedimento de natureza invasiva, com taxa de complicações maiores inferior a 1%, e de baixa sensibilidade (deve-se em grande parte à natureza focal e transitória dos infiltrados inflamatórios, ao erro de amostragem e a alta variabilidade de interpretação interobservador). Os achados histológicos clássicos incluem infiltrados linfocitários com necrose de miócitos, conforme descrito pelos critérios de Dallas. Maior precisão diagnóstica pode ser alcançada com análise do genoma viral, imunohistoquímica ou de biomarcadores transcriptômicos quando existe incerteza diagnóstica. A BEM guiada pela ressonância cardíaca tende a apresentar melhor rendimento ao identificar previamente as áreas suspeitas. As indicações principais para o uso desse tipo de biópsia são para pacientes com insuficiência cardíaca aguda (< 2 semanas), sem etiologia definida, de rápida evolução, com deterioração hemodinâmica e refratário à terapêutica inicial ou para casos de insuficiência cardíaca de início recente (2 semanas a 3 meses), sem etiologia definida, associados com doença progressiva do sistema de condução (bloqueios atrioventriculares de segundo ou terceiro grau) ou arritmias ventriculares complexas ou, aos que não responderam ao tratamento padrão dentro de uma a duas semanas após o diagnóstico.

TRATAMENTO

Pacientes portadores de miocardite aguda não complicada não necessitam de tratamento específico. Se, apesar da terapêutica de suporte, o paciente evoluir desfavoravelmente, a BEM assume um papel crucial na detecção de causas potencialmente tratáveis.

Medidas Gerais

A prática de exercício físico deve ser limitada até a completa remissão do quadro agudo e recuperação da função ventricular esquerda. Recomenda-se evitar atividade física vigorosa por até seis meses do evento agudo. O tabagismo e o consumo excessivo de álcool também são contraindicados. O uso de agentes anti-inflamatórios não esteroides, ao contrário dos casos de pericardite, não é indicado.

Em casos de pacientes hemodinamicamente estáveis, de baixo risco, pode-se realizar a farmacoterapia padrão para a insuficiência cardíaca, independentemente da causa subjacente, com inibidores da enzima conversora da angiotensina (IECA), betabloqueadores, antagonista da aldosterona e diuréticos, quando necessários. Em cenários mais graves, com choque cardiogênico, pode haver a necessidade de uso de inotrópicos, vasopressores e de suporte circulatório mecânico, como ponte para a recuperação ou transplante cardíaco.

Pacientes com miocardite aguda apresentam risco aumentado para o desenvolvimento de arritmias independente da fração de ejeção do ventrículo esquerdo, com resolução geralmente após a fase aguda da doença, sendo a terapia habitualmente de suporte. O tratamento das emergências arrítmicas em quadros de miocardite aguda segue a terapêutica convencional recomendada pelas diretrizes nesses cenários. A implantação precoce do cardiodesfibrilador implantável (CDI), de modo geral, deve ser evitada. Em pacientes com alto risco de morte súbita cardíaca, como os portadores de miocardite linfocítica, o uso de um desfibrilador cardioversor vestível pode ser considerado.

▶ TERAPÊUTICA ESPECÍFICA

Antiviral: Não é recomendada de rotina para tratamento de miocardite. Estudos demonstraram que, em casos secundários a infecções por enterovírus e adenovírus, pacientes com miocardite podem se beneficiar do tratamento com interferon-β (IFN-β) para reduzir a carga viral e melhorar a função ventricular. Esse tratamento se mostrou menos eficaz na eliminação do parvovírus B, caso em que outra opção terapêutica em investigação seria o uso de telbivudina. A administração de valganciclovir ou ganciclovir é uma alternativa terapêutica nos casos de infecções por herpesvírus - 6 humano (HHV6). Na ausência de estudos randomizados multicêntricos, não há recomendações específicas para o uso de imunoglobulina intravenosa na miocardite. Pode ser usada em casos refratários à terapia convencional da insuficiência cardíaca, tanto nas formas virais quanto autoimune, principalmente se mediada por autoanticorpos.

Imunossupressão: Indicação limitada para casos de miocardite, podendo ser eficaz em casos selecionados. Para indicação da terapêutica imunossupressora, faz-se necessária a comprovação de atividade inflamatória miocárdica através da BEM associada à pesquisa negativa para genoma viral. Em quadros de miocardite por hipersensibilidade eosinofílica, autoimune, sarcoidose cardíaca ou de células gigantes, a terapêutica de imunossupressão com glicocorticóides pode ser considerada. Assim como, em casos de pacientes com miocardite linfocítica vírus – negativo refratária à terapia padrão para insuficiência cardíaca. Medicamentos que causam miocardite de hipersensibilidade devem ser identificados e não reintroduzidos após a recuperação. A terapêutica imunossupressora mais comumente utilizada na miocardite pós - viral é a associação de prednisona com azatioprina pelo período de seis meses.

Tratamentos específicos para Miocardites

Medicamentos/Dose

Imunossupressão

Miocardite de células gigantes	ATG: 100mg/dia por 3 dias Ciclosporina: dose inicial de 200mg/24h (100mg/12h) – nível alvo entre 75-300ng/ml dentro de 12 horas Metilprednisolona: 1g/dia por 3 dias seguido por Prednisona 1 mg/kg/dia reduzindo gradualmente, diminuindo para 5-10 mg/dia após 6 a 8 semanas
Sarcoidose Cardíaca	Metilprednisolona: 1mg/kg – após 4 semanas, diminuir 10mg e em seguida 10mg a cada 2 semanas até a dose de manutenção de 5-10mg com duração de 6 meses
Miocardite Pós Viral	Prednisona: dose inicial de mg/kg/dia nas primeiras 4 semanas, da semana 5 a 12 reduzir a dose em 0,08mg/kg/semana, da semana 13 a 20 manter a dose em 0,3 mg/kg/dia e da semana 21 a 24 reduzir a dose em 0,08 mg/kg/semana Azatioprina: 2mg/kg/dia por 6 meses

Antiviral

Miocardite por enterovírus/adenovírus	Interferon beta: 4.000.000 de UI via SC a cada 48h na primeira semana 8.000.000 de UI via SC a cada 48h da semana 2 durante 6 meses Suspender tratamento se plaquetas < 100.000 ou leucócitos < 2000
Miocardite por PVB19 (RNA mensageiro positivo)	4.000.000 de UI via SC a cada 48h na primeira semana 8.000.000 de UI via SC a cada 48h da semana 2 durante 6 meses Outra medicação potencial: Telbivudina
Miocardite por HHV-6	Ganciclovir: 100mg/dia por 5 dias Após: Vanganciclovir 900mg/24h ou 1800mg/24h por 6 meses Suspender tratamento se neutropenia, anemia ou hepatite

ATG: imunoglobulina antitmócito; PVB19: Parvovírus; HIV-6: Herpes Vírus Humanos Tipo 6

ENDOCARDITES, MIOCARDITES E PERICARDITES

■ Algoritmo de avaliação e tratamento da miocardite com sinais de insuficiência cardíaca (adaptado de *Montera e cols, 2013*).

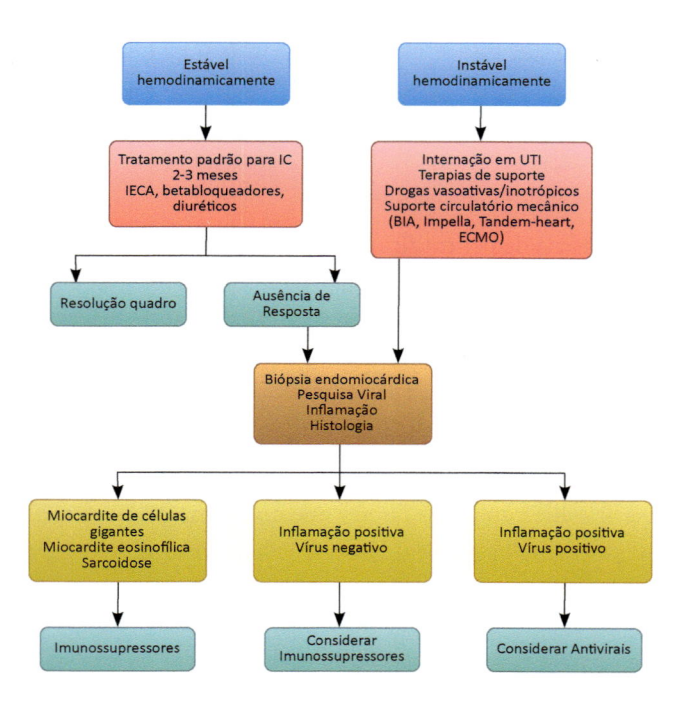

Suspeita de Miocardite + Insuficiência Cardíaca

```
                    Suspeita de Miocardite + Insuficiência Cardíaca
                              │                    │
                    ┌─────────┘                    └─────────┐
           Estável hemodinamicamente        Instável hemodinamicamente
                    │                                        │
      Tratamento padrão para IC              Internação em UTI
            2-3 meses                         Terapias de suporte
      IECA, betabloqueadores,               Drogas vasoativas/inotrópicos
            diuréticos                      Suporte circulatório mecânico
                │                            (BIA, Impella, Tandem-heart,
        ┌───────┴───────┐                              ECMO)
   Resolução quadro  Ausência de                       │
                     Resposta                          │
                        └──────────┬───────────────────┘
                                   │
                         Biópsia endomiocárdica
                              Pesquisa Viral
                                Inflamação
                                Histologia
                                   │
          ┌────────────────────────┼────────────────────────┐
   Miocardite de células     Inflamação positiva      Inflamação positiva
        gigantes                Vírus negativo           Vírus positivo
   Miocardite eosinofílica            │                        │
        Sarcoidose                    │                        │
           │                          │                        │
    Imunossupressores             Considerar              Considerar
                               Imunossupressores           Antivirais
```

IC: Insuficiência Cardíaca; BIA: Balão intraórtico; ECMO: Oxigenação por membrana extracorpórea; IECA: Inibidores da enzima de conversão

➜ PERICARDITE

Introdução

A pericardite é um processo inflamatório das camadas pericárdicas e a forma mais comum de doença pericárdica em todo o mundo.

Pode ser categorizada, de acordo com o tempo de evolução, como aguda (até 4 a 6 semanas), incessante (> 4 a 6 semanas, mas < 3 meses, sem remissão), recorrente (após um intervalo sem sintomas de 4 a 6 semanas) ou crônica (>3 meses). Casos de recorrência afetam cerca de 30% dos pacientes após um primeiro episódio de pericardite aguda. Apesar de geralmente apresentar um curso benigno e autolimitado, a pericardite pode evoluir com complicações, como derrame, tamponamento cardíaco ou constrição pericárdica, creditando maior morbidade ao quadro.

A incidência da pericardite é de difícil exatidão visto que quadros leves podem se resolver sem diagnóstico. Em necropsias, a frequência é estimada em 1%. De todas as admissões hospitalares cardiovasculares, a pericardite aguda representa 0,2% das internações e responde por 5% de todas as causas não isquêmicas de dor torácica na sala de emergência.

Promover um diagnóstico imediato e um adequado tratamento para pericardite aguda são fatores que podem acarretar diminuição do risco de complicações e de recorrência do quadro.

Etiologia

As causas de pericardite podem ser infecciosas ou não infecciosas, embora a maioria dos casos geralmente seja considerada idiopática. A pericardite de etiologia viral é a mais comum dentre as infecções pericárdicas, havendo a possibilidade de ser secundária a infecções bacterianas (como a tuberculose) e a afecções sistêmicas. A pericardite pós-infarto pode ocorrer precocemente após um evento de infarto agudo do miocárdio (IAM), designada pericardite epistenocárdica, ou tardiamente, de três a seis meses, por atividade autoimune denominada de síndrome de Dressler.

Diagnóstico

A pericardite aguda classicamente se manifesta com pródromos virais (como febre, mialgia e sintomas de vias aéreas superiores ou do trato gastrointestinal), dor torácica e atrito pericárdico, esse presente em 85% dos casos. A dor torácica apresenta característica pleurítica, distinta da dor anginosa, de início súbito, com correlação ao padrão ventilatório e de caráter postural. Demais sinais e sintomas adicionais podem estar presentes de acordo com a etiologia subjacente. O diagnóstico de pericardite aguda é realizado quando se encontra pelo menos dois dos seguintes critérios: dor torácica sugestiva, atrito pericárdico, alterações no eletrocardiograma sugestivas e derrame pericárdico novo ou aumento do preexistente. Elevação de marcadores inflamatórios (proteína C reativa, velocidade de hemossedimentação e contagem de leucócitos) e evidência de inflamação pericárdica por uma técnica de imagem (tomografia computadorizada ou ressonância magnética cardíaca) podem auxiliar no diagnóstico e no monitoramento da atividade da doença.

→ **Avaliação Laboratorial:** Velocidade de hemossedimentação (VHS), proteína C reativa (PCR) e leucometria, comumente se encontram elevados (em cerca de 75% dos casos), sendo que a ausência desses marcadores na avaliação inicial não afasta o diagnóstico, sobretudo nos pacientes que estão em uso de anti-inflamatórios não hormonais ou com comprometimento imunológico. Tendem a normalizar ao fim de duas semanas do início do quadro de pericardite. Alteração dos marcadores de lesão miocárdica (troponinas cardíacas I ou T, CK-MB) pode ocorrer por comprometimento miocárdico, sugerindo o diagnóstico de miopericardite. As avaliações de sorologias virais e cultura para vírus têm baixo rendimento diagnóstico e não alteram conduta. As provas de atividade reumatológica devem ser guiadas e realizadas apenas na suspeita clínica de doença autoimune.

→ **Radiografia de tórax:** geralmente é normal em pacientes com pericardite aguda, uma vez que um índice cardiotorácico aumentado só ocorre com derrames pericárdicos acima de 200 ml. Em casos de doenças pleuropulmonares, sinais de acometimento pleuropericárdico podem ser evidenciados.

→ **Eletrocardiograma (ECG):** as alterações típicas incluem supradesnivelamento do segmento ST com concavidade para cima difuso e infradesnivelamento de PR. A evolução eletrográfica é variável e sofre influência do tratamento.

→ **Ecocardiograma transtorácico:** está indicado em todos os casos, especialmente quando há alteração dos marcadores de lesão miocárdica ou sinais de comprometimento hemodinâmico. Embora seja normal em 40% dos casos, esse teste é importante para detectar a presença de derrame pericárdico, sinais de tamponamento cardíaco, pericardite constritiva ou alterações de contratilidade segmentar.

→ **Ressonância magnética cardíaca (RMC):** apresenta boa sensibilidade para a detecção do derrame pericárdico, avaliação da espessura do pericárdio e do comprometimento do miocárdio. A presença de realce tardio pericárdico pelo gadolínio pode sugerir inflamação aguda, apresentando relevância prognóstica e terapêutica.

→ **Biópsia pericárdica (percutânea ou cirúrgica):** pode ser considerada em casos selecionados de suspeita de pericardite neoplásica ou tuberculosa.

Tratamento

A terapêutica, na maioria dos casos de pericardite aguda, pode ser feita ambulatorialmente. Recomenda-se a internação hospitalar de pacientes que apresentam sinais de alto risco de complicações (febre acima de 38°C, início subagudo, derrames pericárdicos volumosos ou tamponamento cardíaco, ausência de resposta a terapia com anti-inflamatórios não esteroides após uma semana de tratamento, evidência de envolvimento miocárdico, imunossupressão, anticoagulação oral, trauma) ou com aspectos clínicos sugestivos de uma etiologia subjacente não viral. Deve ser considerada a realização da PCR sérica para orientar a duração do tratamento e avaliar a resposta à terapia após uma semana.

Vale salientar que é incomum não obter uma resposta satisfatória a um regime de anti-inflamatórios não hormonais com adição de colchicina.

Medidas gerais:

Considerar restrição a atividade física extenuante até a resolução dos sintomas e normalização dos testes diagnósticos (PCR, ECG, ecocardiograma).

→ **Anti-inflamatórios não hormonais (AINH):** promovem o alívio dos sintomas. O tempo de tratamento usualmente é em torno de 14 dias, podendo ser guiado pela normalização do nível da PCR. A descontinuação do AINH deve ser progressiva e lenta (frequentemente em duas a quatro semanas até a suspensão completa). Recomenda-se a todos os pacientes o uso de inibidores de bomba de prótons para proteção da mucosa gástrica.

Ibuprofeno na dose de 600 a 800 mg três vezes ao dia. Devido ao seu excelente perfil de segurança, é o AINH de preferência. Em pacientes portadores de doença arterial coronariana, o ácido acetilsalicílico (AAS) é o agente de escolha.

→ **Colchicina:** apresenta-se como terapêutica adjuvante ao AINH, demonstrando ser efetiva no alívio dos sintomas e na prevenção da recorrência de pericardite. Colchicina na dose de 0,5 mg duas vezes ao dia, por 3 meses. Utilizar uma vez ao dia em pacientes com menos de 70 kg. A diarreia, contudo, é o evento adverso mais comum.

→ **Corticoide:** relaciona-se a melhora rápida dos sintomas, no entanto, encontra-se associado ao aumento das taxas de recidiva. Pode ser considerado em casos de pericardite idiopática com falha terapêutica ao uso de AINH e para indicações específicas (pericardite secundária a uremia, doenças autoimunes, tuberculose e em eventos vigentes durante a gravidez). Deve-se iniciar com prednisona na dose 0,2 - 0,5 mg/Kg/dia e promover a redução gradual lentamente, devendo ser efetuadas apenas em pacientes assintomáticos e se a PCR estiver em níveis normais.

→ **Terapia antimicrobiana:** indica-se em casos específicos dirigidos ao agente etiológico causador da pericardite purulenta, uma doença rara, mas potencialmente fatal, em que a drenagem pericárdica é crucial.

→ **Complicações da pericardite aguda:** as principais complicações da pericardite são derrame pericárdico, tamponamento cardíaco e constrição pericárdica, no entanto, apresentam uma baixa incidência em cenários secundários a infecção viral ou de causa não identificada. A miopericardite (extensão da inflamação pericárdica ao miocárdio), por sua vez, é considerada uma condição associada e possui bom prognóstico, com manejo terapêutico semelhante ao recomendado para a pericardite aguda (terapia empírica com AINH; a colchicina não é recomendada).

→ **Tamponamento cardíaco:** o derrame pericárdico encontra-se presente em cerca de 60% dos pacientes com pericardite e pode evoluir para quadro de tamponamento cardíaco, com maior risco dessa progressão em casos de pericardite neoplásica, tuberculosa ou relacionada ao hipotireoidismo. O tamponamento cardíaco modifica, de modo acentuado, a dinâmica do enchimento cardíaco. Sinais de colapso hemodinâmico podem ser identificados durante o exame físico, como hipotensão, distensão da veia jugular e sons cardíacos abafados, conhecidos como a tríade de Beck. A taquicardia (sinal mais sensível), a presença de pulso paradoxal (sinal mais específico) e de alternância elétrica nos complexos QRS no ECG podem ser achados presentes nesses cenários. O seu diagnóstico se baseia na suspeita clínica, corroborado por evidências de comprometimento hemodinâmico pelo ecocardiograma. Os sinais ecocardiográficos usuais, nesses casos, são a presença de derrame pericárdico, a dilatação da veia cava inferior e das veias supra-hepáticas, o colapso diastólico da parede livre do ventrículo direito e do átrio direito. Entidade que oferece risco à vida, requerendo tratamento imediato. A terapêutica consiste na drenagem do conteúdo pericárdico com orientação por imagem, guiada pelo ecocardiograma à beira do leito ou por radioscopia no laboratório de hemodinâmica. Recomenda-se a drenagem cirúrgica em casos de recidiva do derrame após a drenagem via cateter, em casos de hemopericárdio coagulado ou de derrames localizados não acessíveis por via percutânea (pericardiocentese).

→ **Pericardite constritiva:** é uma possível complicação de qualquer processo de doença pericárdica. O risco de progressão está relacionado principalmente com a etiologia subjacente (baixo em quadros de pericardite viral e idiopática, elevado na pericardite bacteriana, sobretudo na forma purulenta). A tuberculose é a principal causa de pericardite constritiva nos países em desenvolvimento, com risco de 20 a 30% de evoluir após um episódio de pericardite tuberculosa. Deve-se suspeitar do diagnóstico de pericardite constritiva em casos de insuficiência cardíaca de predomínio à direita e fração de ejeção do ventrículo esquerdo preservada. Sintomas inespecíficos, incluindo anorexia, fadiga, dispneia e perda de peso. No pulso venoso jugular observa-se colapso «Y» proeminente e aumento, em 20% dos casos, da sua distensão durante a inspiração (sinal de Kussmaul). Pulso paradoxal e estalido protodiastólico à ausculta cardíaca (Knock pericárdico), sinais que podem também ser encontrados.

O diagnóstico de pericardite constritiva se baseia na associação de sinais e sintomas de insuficiência cardíaca direita e de evidência instrumental de um enchimento diastólico comprometido devido à constrição do pericárdio, por métodos de imagem ou por cateterismo cardíaco (pode ser necessário quando a avaliação não invasiva é inconclusiva). A radiografia de tórax é normal na maioria das vezes, todavia pode mostrar calcificações pericárdicas principalmente nas projeções laterais. O ecocardiograma transtorácico demonstra tipicamente função ventricular esquerda preservada e pericárdio espessado, embora sua ausência não exclua o seu diagnóstico. Dentre os principais achados, incluem-se o espessamento pericárdico, movimento anormal do septo interventricular, dilatação e ausência do colapso inspiratório da veia cava inferior, variação respiratória dos fluxos mitral e tricúspide e velocidade do doppler tecidual septal maior que 8 cm/s associado a redução da velocidade lateral (*annulus reversus*). Na suspeita de pericardite constritiva, a espessura do pericárdio deve ser medida (espessura > 3 mm apresenta 95% de sensibilidade e 86% de especificidade para espessamento pericárdico). A tomografia de tórax tem a maior especificidade para mostrar a calcificação e a RMC com pesquisa de realce tardio pelo gadolínio, o padrão-ouro no diagnóstico da fisiologia constritiva e identificação do grau de espessamento e inflamação do pericárdio. Quando há evidência de pericardite constritiva inflamatória, é indicado um curso de terapia com anti-inflamatórios, além de diurese cautelosa em pacientes com evidência de sobrecarga de volume. Quando o processo constritivo é crônico, com sintomas persistentes e proeminentes, sem evidência de inflamação ativa, o tratamento clínico não mostra bons resultados e a pericardiectomia não deve ser adiada. O diagnóstico diferencial com miocardiopatia restritiva é extremamente importante, visto que a estratégia terapêutica empregada se difere completamente.

→ A pericardite efusivo-constritiva corresponde a casos de derrame pericárdio associado a pericardite constritiva. Deve-se aventar o seu diagnóstico em cenários em que, mesmo posteriormente a drenagem do derrame pericárdico, há a persistência da elevação da pressão atrial direita após redução da pressão intrapericárdica para níveis normais e o paciente continua com sintomas de insuficiência cardíaca. A abordagem terapêutica segue as mesmas recomendações da pericardite constritiva.

→ Pericardite recorrente caracteriza-se por episódios repetidos de pericardite, podendo ser acompanhados de derrame pericárdico, enquanto tamponamento cardíaco e constrição pericárdica são elementos raros nesses casos. Uma causa comum é a terapêutica inadequada no primeiro episódio de pericardite (doses insuficientes, descontinuação rápida das doses prescritas, duração abreviada de tratamento), além de reativação da doença de base ou reinfecção. É mais frequente em mulheres e nos pacientes tratados com corticoide.

O tratamento da pericardite recorrente deve ser orientado para a etiologia subjacente em pacientes com uma causa identificada. Os AINHs permanecem como o pilar fundamental da terapêutica, associado à colchicina. Na ausência de resposta a esta abordagem medicamentosa, corticoides, imunossupressores e imunoglobulina podem ser considerados. A pericardiectomia deve ser considerada com cautela, pois raramente realiza-se ressecção completa do pericárdico visceral e parietal, favorecendo episódios de recidiva.

Algoritmo terapêutico da pericardite aguda e recorrente

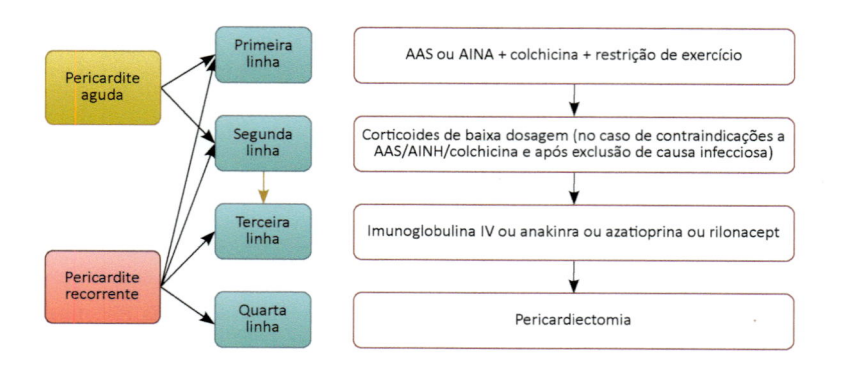

- **Pericardite aguda**
  - Primeira linha: AAS ou AINA + colchicina + restrição de exercício
  - Segunda linha: Corticoides de baixa dosagem (no caso de contraindicações a AAS/AINH/colchicina e após exclusão de causa infecciosa)
- **Pericardite recorrente**
  - Terceira linha: Imunoglobulina IV ou anakinra ou azatioprina ou rilonacept
  - Quarta linha: Pericardiectomia

AAS: Ácido acetilsalicílico; AINH: anti-inflamatórios não hormonais; IV: intravenosa
Os corticites de baixa dosagem são considerados quando existem contraindicações para os outros medicamentos ou quando há uma resposta incompleta a AAS/AINH com colchicina; neste caso os corticoides devem ser adicionados como terapia tripla.

Tratamento para Pericardite Aguda e Recorrente

Tipo de Pericardite	Medicamento	Dose	Duração da Dose Inicial
Pericardite Aguda	AAS	750 a 1000 mg a cada 8h	1 a 2 semanas
	Ibuprofeno	600 a 800 mg a cada 8h	1 a 2 semanas
	Indometaacina	25 a 50mg a cada 8h	1 a 2 semanas
	Colchicina	0,5 a 1,0 mg em uma dose ou em doses divididas	3 meses
	Prednisona	0,2 a 0,5 mg/kd/dia	2 a 4 semanas
Pericardite Recorrente	AAS	750 a 1000mg a cada 8h	Semanas a meses
	Ibuprofeno	600 a 800mg a cada 8h	Semanas a meses
	Colchicina	0,5 a 1,0 mg em uma dose ou em doses divididas	Semanas a meses
	Indometacina	25 a 50 mg a cada 8h	Semanas a meses
	Prednisona	0,2 a 0,5 mg/kd/dia	2 a 4 semanas
	Anakinra	1 a 2 mg/kg/dia (dose máxima 100mg/dia)	Meses
	Rilonacept	320mg uma vez, depois 160mg/semana	Meses
	Azatioprina	1 mg/kg/dia até a 2 a 3 mg/kg/dia	Meses
	IGIVs	400 a 500 mg/kg/dia	5 dias

AAS: Ácido Acetilsalicílico; IGIV: Imunoglobulina intravenosa

BIBLIOGRAFIA RECOMENDADA

1. Habib G, Lancellotti P, Antunes MJ, Bongiorni MG, Casalta JP, Del Zotti F, et al. 2015 ESC Guidelines for the management of infective endocarditis. European Heart Journal [Internet]. 29 ago 2015 [citado 22 fev 2022];36(44):3075-128. Disponível em: https://doi.org/10.1093/eurheartj/ehv319

2. Otto CM, Nishimura RA, Bonow RO, Carabello BA, Erwin JP, Gentile F, et al. 2020 ACC/AHA Guideline for the Management of Patients With Valvular Heart Disease: Executive Summary: A Report of the American College of Cardiology/American Heart Association Joint Committee on Clinical Practice Guidelines. Circulation [Internet]. 17 dez 2020 [citado 22 fev 2022]. Disponível em: https://doi.org/10.1161/cir.0000000000000932

3. Cahill TJ, Baddour LM, Habib G, Hoen B, Salaun E, Pettersson GB, et al. Challenges in Infective Endocarditis. Journal of the American College of Cardiology [Internet]. Jan 2017 [citado 22 fev 2022];69(3):325-44. Disponível em: https://doi.org/10.1016/j.jacc.2016.10.066

4. Baddour LM, Wilson WR, Bayer AS, Fowler VG, Tleyjeh IM, Rybak MJ, et al. Infective Endocarditis in Adults: Diagnosis, Antimicrobial Therapy, and Management of Complications. Circulation [Internet]. 13 out 2015 [citado 22 fev 2022];132(15):1435-86. Disponível em: https://doi.org/10.1161/cir.0000000000000296

5. Cahill TJ, Prendergast BD. Infective endocarditis. The Lancet [Internet]. Fev 2016 [citado 22 fev 2022];387(10021):882-93. Disponível em: https://doi.org/10.1016/s0140-6736(15)00067-7

6. Montera MW, Mesquita ET, Colafranceschi AS, Oliveira Junior AM, Rabischoffsky A, Ianni BM, et al. I Diretriz Brasileira de Miocardites e Pericardites. Arquivos Brasileiros de Cardiologia [Internet]. 2013 [citado 22 fev 2022];100(4):01-36. Disponível em: https://doi.org/10.5935/abc.2013s004

7. Adler Y, Charron P, Imazio M, Badano L, Barón-Esquivias G, Bogaert J, et al. 2015 ESC Guidelines for the diagnosis and management of pericardial diseases. European Heart Journal [Internet]. 7 nov 2015 [citado 22 fev 2022];36(42):2921-64. Disponível em: https://doi.org/10.1093/eurheartj/ehv318

8. Montzka SA, Dutton GS, Portmann RW, Chipperfield MP, Davis S, Feng W, et al. A decline in global CFC-11 emissions during 2018–2019.

Nature [Internet]. 10 fev 2021 [citado 22 fev 2022];590(7846):428-32. Disponível em: https://doi.org/10.1038/s41586-021-03260-5

9. Leone O, Pieroni M, Rapezzi C, Olivotto I. The spectrum of myocarditis: from pathology to the clinics. Virchows Archiv [Internet]. 11 jul 2019 [citado 22 fev 2022];475(3):279-301. Disponível em: https://doi.org/10.1007/s00428-019-02615-8

10. Ammirati E, Frigerio M, Adler ED, Basso C, Birnie DH, Brambatti M, et al. Management of Acute Myocarditis and Chronic Inflammatory Cardiomyopathy. Circulation: Heart Failure [Internet]. Nov 2020 [citado 22 fev 2022];13(11). Disponível em: https://doi.org/10.1161/circheartfailure.120.007405

19
PÓS-OPERATÓRIO DE CIRURGIA CARDÍACA

Fabrício Schultz Medeiros

INTRODUÇÃO

O grande número de cirurgias cardíacas realizadas no mundo e a importante morbimortalidade associada a estes procedimentos trouxeram a necessidade de cuidados intensivos no pós-operatório de cirurgia cardíaca (POCC) e fomentaram o desenvolvimento de unidades de tratamento intensivo dedicadas a tais pacientes. A alta complexidade, custo elevado e grande potencial de complicações graves no pós-operatório fizeram com que as instituições e equipes assistenciais desenvolvessem rotinas específicas para o cuidado após as cirurgias cardiovasculares, e o crescente entendimento de que a qualidade de assistência prestada no período pós-cirúrgico impacta fortemente o desfecho dos pacientes impulsionando esta tendência.

Dados do registro mantido pela Society of Thoracic Surgeons (STS) mostram um volume anual de cerca de 300 mil procedimentos cardiovasculares realizados por ano nos EUA e no Canadá. Cirurgias de revascularização miocárdica (CRM) compõem mais de 50%

destes procedimentos; a maioria dos demais são cirurgias valvares – troca valvar aórtica (TVA) e troca ou reparo valvar mitral representam de 8% a 9% do total cada um. A mortalidade operatória reportada (morte por todas as causas até 30 dias após a cirurgia) pela STS no ano de 2018 foi de 1,2% para reparo valvar mitral, 1,9% para troca valvar aórtica, 2,2% para cirurgia de revascularização, 4,5% para troca valvar mitral (TVM) e 9,6% para procedimentos combinados de revascularização e troca valvar mitral. Historicamente, os procedimentos combinados resultam em maior mortalidade, em parte porque são realizados em pacientes de maior gravidade, mas também porque ocasionam grande morbidade operatória.

No Brasil, dados publicados após análise do registro BYPASS, uma base de dados nacional formada pela colaboração de 17 centros através de iniciativa da Sociedade Brasileira de Cirurgia Cardiovascular (SBCCV), apontam para uma taxa de mortalidade hospitalar após CRM de 2,8% e 5% para TVA ou TVM. Nos procedimentos combinados, a mortalidade atingiu 14,7% para TVA+CRM e 12% para TVM+CRM.

A despeito do desenvolvimento de técnicas *off-pump* nas últimas décadas, a vasta maioria dos procedimentos continuam sendo realizados com uso de circulação extracorpórea (CEC). No Brasil, 87% das CRM são realizadas com CEC, e o método continua sendo um elemento fundamental nas cirurgias valvares e da aorta torácica.

→ CONCEITOS BÁSICOS EM CIRCULAÇÃO EXTRACORPÓREA

Bypass cardiopulmonar, ou circulação extracorpórea, é realizado por uma máquina coração-pulmão capaz de fornecer perfusão com sangue oxigenado para a circulação sistêmica enquanto o coração e os pulmões do paciente são excluídos do circuito, permitindo a manipulação cirúrgica destes órgãos e demais estruturas vasculares do mediastino.

Entre os principais componentes da CEC estão uma ou mais bombas, uma membrana oxigenadora, um sistema trocador de calor, um reservatório venoso, um filtro arterial e as cânulas que drenam sangue do sistema venoso do paciente e o devolvem na circulação arterial sistêmica, entregando continuamente um fluxo não pulsátil de sangue oxigenado. As cânulas e tubos do circuito são normalmente feitos de PVC (policloreto de vinila), podendo haver também componentes de silicone e policarbonato. Podem ser usados circuitos revestidos com heparina, que aumentam a biocompatibilidade e atenuam a liberação de citocinas pró-inflamatórias, ativação de leucócitos e do sistema complemento.

O circuito precisa ser preenchido com cristaloides (*priming*) e estar livre de ar antes do início da CEC, o que demanda um volume de 1400 a 1800 mL habitualmente e causa hemodiluição significativa. Existem circuitos de tamanho reduzido, que empregam volumes menores de priming e assim potencialmente reduzem a reação inflamatória à CEC e a sobrecarga de fluidos no pós-operatório (PO). Estudos demonstraram redução de taxas de transfusão, de liberação de troponinas, da incidência de lesão neurológica e de fibrilação atrial no PO com uso destes circuitos.

É necessária anticoagulação sistêmica durante todo o período em CEC para evitar a formação de trombos no circuito – habitualmente é administrada uma dose alta de heparina antes de iniciar o suporte, com reversão usando protamina ao término da CEC. A anticoagulação é monitorada e ajustada usando medidas de tempo de coagulação ativada (TCA); tendo como objetivo atingir um TCA acima de 480 segundos ou acima de 400 segundos nos casos de circuitos revestidos com heparina.

Após início da perfusão e clampeamento aórtico, o fluxo nas artérias coronárias será interrompido, levando a isquemia do miocárdio, que, se prolongada (superior a 15 minutos), ocasionará lesão de isquemia-reperfusão com disfunção miocárdica grave. Portanto, é indispensável o emprego de estratégias de proteção do miocárdio, que visam reduzir o metabolismo e dessa forma atenuar a injúria celular por isquemia-reperfusão. Parada cardíaca farmacologicamente induzida e hipotermia são os meios utilizados para reduzir o metabolismo cardíaco e por consequência a demanda de oxigênio do tecido. São utilizadas as chamadas soluções cardioplégicas para manter o coração em assistolia e mitigar o insulto isquêmico – soluções cristaloides que podem ter composições variadas, que são administradas de forma anterógrada (na raiz aórtica) ou retrógrada (pelo seio coronário), podem ser resfriadas ou aquecidas, e habitualmente empregam concentrações elevadas de potássio (20-25 mEq/L) para manter o coração em parada diastólica. Estas soluções podem ser infundidas na forma de cristaloide puro ou misturadas à sangue oxigenado em proporções predefinidas.

⇨ CONSEQUÊNCIAS DA CEC

O contato do sangue com o circuito induz uma potente resposta inflamatória, através da ativação da cascata de coagulação e múltiplas outras: ocorre produção de trombina; ativação do sistema complemento e do sistema calicreína-cininas; ativação e adesão de leucócitos e de plaquetas. O resultado é um estado de inflamação sistêmica exacerbada comparável à síndrome de resposta inflamatória sistêmica vista em casos de sepse – ocorre vasodilatação inapropriada e extravasamento de fluido do compartimento intravascular por aumento da permeabilidade capilar. Esta resposta pode ser atenuada com a heparinização do paciente, com o uso de circuitos biocompatíveis revestidos com heparina e com a redução do tempo em CEC, entre outras medidas.

A resposta inflamatória produzida parece ser maior com o aumento da exposição do sangue ao circuito – por prolongamento do tempo em CEC e pela utilização de circuitos que demandam volumes maiores para serem preenchidos; além disso, a reintrodução no circuito de sangue aspirado do campo cirúrgico também contribui com a resposta inflamatória – este sangue, frequentemente aspirado do espaço pericárdico, tende a trazer citocinas inflamatórias e lipídeos em grande quantidade, favorecendo a ativação de cascatas inflamatórias no paciente.

Ativação da coagulação e geração de trombina induzem a formação de coágulos no circuito e no campo cirúrgico, com subsequente ativação de plasminogênio e fibrinólise, criando uma coagulopatia de consumo à semelhança de coagulação intravascular disseminada. O consumo de fatores de coagulação nesse processo, associado à hemodiluição e à hipotermia induzidas durante o procedimento resultam em coagulopatia e sangramento aumentado. A administração de ácido tranexâmico ou ácido ε-aminocaproico, agentes antifibrinolíticos, diminui o sangramento perioperatório e é realizada rotineiramente no transoperatório.

O clampeamento aórtico e a canulação arterial são manobras com risco elevado de ateroembolismo, por ocasionar fragmentação de placas de ateroma e liberação deste material na circulação sistêmica. O filtro arterial normalmente impede a passagem de êmbolos maiores de 40 μm, porém, durante a CEC são lançados na circulação uma grande quantidade de partículas e agregados menores do que 40 µm: trombos, lipídeos, gases e material exógeno que podem se distribuir difusamente em leitos vasculares diversos, causando embolia de capilares e morte celular de pequenos grupos de células em múltiplos tecidos.

Aos fenômenos embólicos, somam-se a reação inflamatória sistêmica, hipoperfusão tecidual ocasionada por hipotensão ou hipofluxo em alguns capilares no perioperatório, edema ocasionado pela permeabilidade aumentada do endotélio e administração de fluidos e lesão de isquemia-reperfusão do miocárdio, levando a disfunção de múltiplos órgãos no pós-operatório. O coração, os rins, o sistema nervoso central e os pulmões são os órgãos mais comumente afetados por estes fatores. Na maioria dos pacientes de baixo risco, isso ocasiona disfunções orgânicas subclínicas, sem maiores repercussões observadas, mas nos pacientes de alto risco ou com baixa reserva funcional, e também nos que apresentam resposta inflamatória sistêmica mais intensa, pode ocorrer dano clinicamente importante aos órgãos mencionados, às vezes acompanhados de desfechos clínicos desfavoráveis: aumento de tempo de internação, ventilação mecânica prolongada, necessidade de hemodiálise, disfunção neurológica, necessidade prolongada de suporte hemodinâmico.

Todos estes efeitos da CEC se somam às consequências do insulto cirúrgico em si, da cardioplegia e da lesão de isquemia-reperfusão cardíaca que se segue, gerando um conjunto de alterações fisiopatológicas que serão observadas e manejadas no pós-operatório. Inflamação, vasoplegia, disfunção miocárdica, coagulopatia e hipovolemia relativa são as manifestações preponderantes.

→ MANEJO NO POCC

Admissão e cuidados padronizados

O paciente deve ser transportado para a unidade de cuidado pós-operatório pela equipe cirúrgica e anestésica, e a transferência de cuidados deve ser realizada de forma organizada e meticulosa. Informações sobre a doença de base e comorbidades do paciente, intercorrências no transoperatório, medicamentos administrados, necessidade de vasopressores e inotrópicos, necessidade de marca-passo, fluidos e hemocomponentes infundidos são alguns dos itens essenciais a serem transmitidos pela equipe anestésica. A equipe cirúrgica fornece informações sobre o procedimento, como tempo de clampeamento aórtico e tempo em CEC, intervenções realizadas, sangramento estimado, intercorrências, drenos e dispositivos inseridos. Pode ser empregado um *checklist* para otimizar a transferência de cuidado.

O paciente tipicamente é recebido sedado e em ventilação mecânica, com fios de marca-passo epicárdicos inseridos e drenos tubulares – geralmente um no mediastino e um na cavidade pleural esquerda, mas pode haver drenos adicionais conforme o caso e a preferência da equipe cirúrgica.

Monitorização cardíaca e oximetria de pulso contínuas, pressão arterial invasiva, pressão venosa central, controle rigoroso do débito urinário e dos drenos torácicos, balanço hídrico e temperatura são essenciais, especialmente nas primeiras horas de pós-operatório. Realizar exame físico cuidadoso, obtenção de ECG de 12 derivações e uma radiografia de tórax são condutas imediatas e fundamentais logo após a admissão na UTI. O ECG permite avaliar possíveis modificações isquêmicas ou arritmias que demandem intervenção imediata; o raio X visa verificar a posição do tubo traqueal, de cateteres centrais e cateter de artéria pulmonar (quando houver), a largura do mediastino, presença de sinais de sobrecarga de fluidos, de derrame pleural ou pneumotórax.

Exames de laboratório também são tipicamente coletados logo após a admissão do paciente – pedidos usuais para esta coleta são mencionados na Tabela 1. Os pacientes tendem a perder potássio e magnésio devido à CEC e a reposição destes eletrólitos frequentemente é necessária. A administração de magnésio reduz o risco de arritmias no POCC.

Tabela 1. Cuidados de rotina após admissão na UTI.

Sinais vitais de 15/15 minutos até estabilidade, e após conforme protocolo local
Monitorização contínua eletrocardiográfica, oximetria de pulso, PA invasiva, pressão venosa central
Cabeceira elevada a 30°
Débito da sonda vesical de hora em hora inicialmente e a cada 6 horas após estabilidade
Débito dos drenos torácicos 15/15 minutos na primeira hora ou até drenagem < 60 mL/h, após conforme protocolo local
Manter os drenos torácicos em aspiração contínua e realizar ordenha
Controle de balanço hídrico
Rx de tórax logo após admissão
Laboratórios na admissão: gasometria arterial, hemograma com plaquetas, eletrólitos, TP, TTPA, fibrinogênio, glicose
ECG de 12 derivações após admissão

Controlar a temperatura do paciente desde a admissão é um cuidado óbvio, e sua importância não deve ser subestimada – hipotermia no pós-operatório imediato (temperatura inferior a 36° por 2 a 5 horas após a admissão) está relacionada a piores desfechos, como sangramento aumentado, infecções, e aumento da permanência hospitalar. É recomendado manter a temperatura do paciente acima de 36°C, evitando hipotermia, utilizando métodos de aquecimento ativo conforme a necessidade.

Antibioticoprofilaxia

A aplicação nasal de pomada mupirocina 2% para erradicação da colonização nasal por *Staphylococcus aureus* visa reduzir o risco de infecção do sítio cirúrgico e bacteremia por este organismo, e deve ser rotineiramente empregada em todos os pacientes. Alternativamente, se disponível teste de *polymerase chain reaction* (PCR) nasal para MRSA (*methicillin resistant Staphylococcus aureus*), pode-se limitar a aplicação aos indivíduos com teste positivo. A pomada pode ser aplicada nas narinas duas vezes ao dia, iniciando na noite anterior à cirurgia e estendendo-se por até três dias.

Antibioticoprofilaxia sistêmica é iniciada no centro cirúrgico e deve ser mantida por 24- 48 horas após o procedimento. Cefazolina 1-2g EV de 8/8h é o regime de escolha na maioria dos casos; outras drogas como vancomicina podem eventualmente ser empregadas. O período de 48h de administração não deve ser excedido, independentemente da permanência de dispositivos invasivos ou curso clínico do paciente, com intuito de evitar efeitos adversos e indução de resistência bacteriana. Se houver suspeita de infecção ativa, um regime de antibioticoterapia terapêutica deve ser iniciado conforme protocolo local.

Prevenção de trombose venosa profunda e embolia pulmonar

As medidas de profilaxia do tromboembolismo venoso devem ser definidas mediante ponderação do risco de hemorragia *versus* o risco de evento trombótico. A literatura descreve como fatores de risco preponderantes para trombose venosa profunda (TVP) no POCC: idade acima de 70 anos, transfusão de hemocomponentes, ventilação mecânica durante mais de 24 horas e complicações no pós-operatório (insuficiência renal, infecção, complicações neurológicas).

Em pacientes sem fatores de risco para trombose venosa e considerados de risco elevado para sangramento, recomenda-se profilaxia mecânica com compressão pneumática intermitente.

Nos casos com risco elevado de TVP, além do uso da compressão pneumática intermitente, deve ser iniciada quimioprofilaxia assim que obtida hemostasia adequada (geralmente a partir do 1º dia de pós-operatório).

Controle glicêmico

O estresse metabólico induzido pela cirurgia leva a hiperglicemia. Medidas que melhoram o controle glicêmico no perioperatório resultam em desfechos melhores.

Alguns estudos mostraram redução da glicemia no pós-operatório em pacientes que receberam soluções de carboidratos no pré-operatório (exemplo: 25 g de glicose em 250 mL de volume administrados duas horas antes da anestesia).

Manter a glicemia inferior a 180 mg/dL deve ser um dos objetivos de cuidado no pós-operatório; a literatura favorece o uso de protocolos de infusão endovenosa de insulina para esta finalidade, mas é importante evitar a hipoglicemia – protocolos com alvos muito rígidos de glicemia, visando mantê-la abaixo de 120 mg/dL por exemplo, tendem a causar mais hipoglicemia e são potencialmente perigosos.

Controle da dor

Doses de 1-4 mg de morfina EV em bolus conforme a necessidade, tipicamente em intervalos de 2 a 3 horas, somada a administração fixa de paracetamol e/ou dipirona a cada 6 horas, é um regime eficaz para a maioria dos pacientes em POCC e comumente empregado em UTIs. No entanto, a morfina e os demais opioides trazem diversos efeitos adversos clinicamente relevantes e dose-dependentes: sedação, depressão respiratória, náuseas, vômitos, constipação, íleo adinâmico e delirium.

Em anos recentes, o reconhecimento de que o uso excessivo de opioides pode se associar com piores desfechos motivou a busca por estratégias poupadoras de opioides. Os métodos multimodais visam controlar a dor utilizando sinergismo ou efeitos aditivos de múltiplas classes de medicamentos e eventualmente métodos não farmacológicos, e assim obter analgesia satisfatória com mínimo emprego de opiáceos. Paracetamol parece ser a alternativa mais segura; estudos demonstraram que sua administração (adicionalmente à opioides) pode reduzir a dosagem de opiáceos necessária e até mesmo produzir analgesia superior. Pregabalina e gabapentina são usualmente utilizadas no manejo de dor crônica, mas estudos de analgesia perioperatória demonstraram que a administração destas drogas iniciando antes da cirurgia reduz o requerimento de opioides e efetivamente auxilia no controle da dor.

Os anti-inflamatórios não esteroidais estão associados a disfunção renal e devem ser utilizados com cautela ou evitados completamente no POCC.

Dexmedetomidina é um α-agonista administrado em infusão contínua tipicamente com objetivo de produzir sedação leve, mas apresenta também efeito analgésico e antiemético – sua infusão também reduz a demanda por opioides.

Infusões de cetamina são utilizadas com frequência em pacientes críticos e produzem ótima analgesia; seu uso no POCC não é usual, mas pode ser uma alternativa viável em casos selecionados.

Suporte hemodinâmico

Durante as primeiras horas após admissão, os pacientes em POCC manifestam intensa labilidade hemodinâmica.

Hipotermia com vasoconstrição periférica, o aumento do tônus vascular relacionado ao despertar, a eliminação dos sedativos e anestésicos, dor e hiperativação do sistema simpático são elementos comuns nestes pacientes e causam elevação da pressão arterial, podendo causar hipertensão significativa demandando uso de vasodilatadores para controle.

Entretanto, a maioria dos pacientes se apresenta com hipotensão, demandando administração de fluidos e vasopressores para manter o alvo de pressão arterial média acima de 65 mmHg. Alguns pacientes desenvolvem acentuada vasodilatação inapropriada, ou vasoplegia, atingindo doses moderadas ou altas de vasopressor para estabilização.

Bloqueios de condução atrioventricular ocorrem em cerca de 6% dos pacientes; alguns pacientes com condução elétrica nativa preservada, em ritmo sinusal, apresentam frequência cardíaca inapropriadamente baixa – estes podem ser prontamente submetidos a estimulação cardíaca externa usando os fios de marca-passo epicárdicos inseridos durante a cirurgia.

Além disso, disfunção do miocárdio e complacência ventricular reduzida estão presentes em quase todos os indivíduos nas primeiras horas de POCC, até o coração se recuperar da cardioplegia e injúria por isquemia-reperfusão.

Estas manifestações estão relacionadas às consequências da CEC descritas previamente. Vigilância e temperança são fundamentais nesta etapa, pois deve haver equilíbrio entre reconhecimento da fisiologia normal do pós-operatório e suspeição de complicações graves que venham a causar deterioração hemodinâmica e precisem de pronta intervenção.

Monitorização avançada

O método padrão-ouro para medida do débito cardíaco é a termodiluição usando cateter de artéria pulmonar (CAP), mas o emprego deste dispositivo invasivo normalmente não é necessário e pode se associar com complicações (pneumotórax, sangramento, lesão de artéria pulmonar, infecção). Seu uso é justificado em casos selecionados, como pacientes com hipertensão pulmonar grave, disfunção sistólica grave de ventrículo esquerdo ou cor pulmonale agudo. Termodiluição transpulmonar, monitorização de fluxo aórtico por doppler esofágico e análise de contorno de pulso são métodos alternativos de determinar o débito cardíaco, mas com dados limitados na literatura e disponibilidade variável.

A análise de contorno de pulso é um método minimamente invasivo, capaz de fornecer medidas hemodinâmicas utilizando os cateteres venoso central e arterial do paciente já instalados na sala cirúrgica, porém não calibrado, o que limita sua precisão.

Dispositivos de análise de contorno de pulso calibrados usando termodiluição transpulmonar demonstraram boa correlação com termodiluição com CAP, porém perdem a precisão e precisam ser recalibrados com as modificações do tônus vascular – mudanças que ocorrem com muita frequência em pacientes instáveis.

A ecocardiografia é um método complementar de avaliação que pode estimar o débito cardíaco, fornecer diversas outras informações e detectar complicações importantes, porém, o exame transtorácico é muito limitado no POCC devido a presença de ar no mediastino, pericárdio e/ou cavidade pleural, inviabilizando a obtenção de imagens adequadas na maioria dos casos. Portanto, o acesso a ecocardiografia transesofágica é indispensável para o cuidado adequado dos pacientes após cirurgia cardíaca: o exame pode identificar sinais de tamponamento cardíaco, hipovolemia, cor pulmonale, disfunção do ventrículo esquerdo, isquemia do miocárdio e avaliar o funcionamento de próteses valvares implantadas.

Havendo um dispositivo com capacidade de monitorização do débito cardíaco instalado, manter um índice cardíaco acima de 2,2 L/min/m^2 é uma meta razoável – em última instância, o objetivo é fornecer perfusão e oferta de oxigênio adequada aos tecidos, não perseguir obstinadamente uma meta rígida de débito cardíaco aferido. Não há benefício em almejar valores supranormais de débito cardíaco.

A medida da saturação venosa central ($S_{vc}O_2$) ou da saturação venosa mista (S_vO_2) provê uma avaliação global da extração de oxigênio nos tecidos e indiretamente do débito cardíaco, e pode ser usada isoladamente ou em conjunto com outras variáveis (perfusão periférica, lactato, débito urinário, pressão venosa central, débito cardíaco, requerimento de vasopressores, dados ecocardiográficos) para estabelecer o perfil hemodinâmico do paciente. Medidas de $S_{vc}O_2$ acima de 70% ou de S_vO_2 acima de 60% sugerem bom acoplamento da extração de oxigênio ao fluxo nos tecidos, mas trata-se de um indicador global, incapaz de detectar hipoperfusão regional.

Reposição volêmica

Muitos pacientes nas primeiras horas de POCC parecem se beneficiar da otimização da volemia com infusão de fluidos, mesmo que tenham recebido volume expressivo de líquidos no intraoperatório – perdas por sangramento, diurese, extravasamento de volume intravascular para os tecidos e vasodilatação sistêmica levam a pressões de enchimento reduzidas no átrio direito e tornam o paciente "fluido responsivo", ou seja, seu débito cardíaco pode ser aumentado com expansão volêmica. No entanto, se administrados em excesso, os fluidos levam a hipervolemia, coagulopatia e anemia por hemodiluição, edema tecidual e disfunções orgânicas. Deve-se manter o foco em promover adequada perfusão tecidual e entrega de oxigênio, objetivando o mínimo aumento de pré-carga necessário para este fim, e, portanto, o menor volume de fluidos necessário.

O desafio de administrar fluidos em volume apropriado para o paciente, sem excessos potencialmente deletérios, é um tópico de grande interesse na Terapia Intensiva e gerou muitas pesquisas sobre avaliação de fluido responsividade. O método padrão-ouro para definir fluido responsividade é a realização de um desafio de volume e demonstração de aumento do volume sistólico após a infusão da alíquota prescrita, tipicamente acima de 10%. A elevação passiva das pernas produz um aumento transitório do retorno venoso que pode substituir o bolus de fluido, múltiplos estudos descrevem este método como uma forma válida de avaliar fluido responsividade. Medidas de variação de pressão de pulso e variação de volume sistólico também são usadas para guiar a administração de volume e são acuradas nas condições ideais, mas possuem muitas restrições que limitam seu uso no POCC (pacientes não podem estar em ventilação espontânea, apresentar arritmia cardíaca, disfunção ventricular direita, hipertensão pulmonar etc.). Medidas hemodinâmicas estáticas como pressão venosa central e pressão de oclusão da artéria pulmonar não se correlacionam bem com fluido responsividade, mas podem ser consideradas limites de segurança para interromper a administração de líquidos quando atingem níveis elevados.

Na ausência de um método adequado para aferir débito cardíaco antes e após a administração de volume, a resposta a um desafio hídrico pode ser considerada usando julgamento clínico e a variação de outros dados mais facilmente obtidos – avaliar a modificação da pressão venosa central, pressão arterial, perfusão periférica e $S_{vc}O_2$ em conjunto podem auxiliar na determinação da resposta ao volume infundido.

Em relação à escolha de fluidos, deve-se dar preferência às soluções de cristaloide balanceadas. A solução salina 0,9%, se administrada em grandes volumes, pode levar a hipercloremia, hipernatremia e acidose hiperclorêmica. As soluções de coloides sintéticos não são superiores aos cristaloides e estão associadas com insuficiência renal e piora da coagulopatia. Albumina pode eventualmente ser empregada, mas também não é superior aos cristaloides e não é recomendada na expansão volêmica inicial.

Necessidade persistente de receber fluidos deve alertar a equipe para a possibilidade de hemorragia – é muito incomum que o paciente demande reposição de volume acima de 3 litros, por exemplo.

Vasopressores

A vasoplegia e labilidade hemodinâmica observados no POCC frequentemente demandam o uso de vasopressores para manter a pressão arterial em níveis adequados. Noradrenalina e vasopressina são os agentes comumente usados; o primeiro é uma catecolamina com potente ação α-adrenérgica e algum efeito β-agonista e o último é um agente hormonal que atua nos receptores vasomotores V1 e renais V2, causando aumento da resistência vascular sistêmica e sem efeitos diretos no coração. A doses terapêuticas de noradrenalina vão de 0,01 μg/Kg/min até 1,0 μg/Kg/min; vasopressina pode ser usada em doses de 0,01 até 0,1 unidades/min, porém doses acima de 0,04 unidades/min foram associadas à isquemia mesentérica e necrose de pele em alguns estudos, portanto devem ser usadas com cautela. Também pode ocasionar vasoconstrição de enxertos coronários de artéria torácica interna ou radial. Manter a pressão arterial média (PAM) entre 60 e 90 mmHg é um objetivo razoável, mas metas mais específicas ou rígidas podem ser adotadas para adequação às necessidades de cada paciente. Pressões menores são desejáveis nos casos de cirurgias aórticas ou mitrais, função ventricular gravemente reduzida ou sangramento ativo. Pressões mais elevadas podem ser adequadas para pacientes cronicamente hipertensos ou com insuficiência renal; mas para a maioria dos pacientes a manutenção de uma PAM entre 70 e 80 mmHg parece ser adequada. A busca por alvos mais elevados de PA tende a demandar doses maiores de vasopressores e um possível aumento na ocorrência de fibrilação atrial.

Vasodilatadores

Alguns pacientes apresentam-se hipertensos após a admissão na UTI – o efeito evanescente dos anestésicos e a hiperativação simpática gerada por hipoperfusão tecidual durante o período de CEC podem levar a aumento do tônus vascular e/ou débito cardíaco, causando elevação da pressão arterial. Devido a grande labilidade hemodinâmica do pós-operatório imediato, são preferíveis drogas de ação curta para controlar a pressão: os agentes mais usados são nitroprussiato de sódio e nitroglicerina; clevidipina, esmolol, labetalol, hidralazina, nicardipina são alternativas possíveis cujo uso depende da disponibilidade e circunstâncias clínicas.

O nitroprussiato de sódio causa vasodilatação arterial e venosa potente através da liberação de óxido nítrico (NO), tem uma meia-vida de dois minutos e ocasiona redução da resistência vascular sistêmica, da pressão arterial e aumento do débito cardíaco (através da redução de pós-carga). Este agente pode induzir toxicidade por cianeto se usado em doses elevadas, períodos prolongados e em pacientes com disfunção renal (doses acima de 2 mcg/Kg/minuto e tempo de uso acima de dois dias são considerados de maior risco), além disso pode ocorrer taquifilaxia e necessidade de doses progressivamente maiores.

A nitroglicerina também atua através da geração de NO, mas sua molécula demanda biotransformação mais complexa até ocorrer a formação de NO, o que implica em um início de ação um pouco mais lento (2 a 5 minutos) e efeito hemodinâmico diferente, especialmente em doses menores: ocorre principalmente a dilatação de veias de capacitância, mas também de artérias e arteríolas de grande e médio calibre. A venodilatação leva a redução de pré-carga, de pressões de enchimento e possivelmente do débito cardíaco. A droga também ocasiona dilatação dos vasos de condutância coronarianos, melhorando o fluxo em áreas isquêmicas. É a droga de escolha no caso de vasoespasmo coronariano.

Intervalos de dose e modos de ação de drogas vasoativas e inotrópicas comumente usadas estão resumidos na Tabela 2.

Disfunção ventricular

Depressão da função cardíaca frequentemente ocorre em decorrência da injúria de isquemia-reperfusão resultante de parada cardioplégica. É comum o emprego de agentes inotrópicos para auxiliar no desmame da CEC, e este suporte normalmente é continuado por algumas horas após a admissão à UTI. Alternativamente, um débito cardíaco inapropriadamente baixo pode ser detectado na UTI, e então iniciada a infusão de inotrópicos. Os agentes mais comumente usados são dobutamina, milrinona, adrenalina e isoproterenol. As drogas com efeito inodilatador tendem a causar hipotensão, necessitando infusão concomitante de um vasopressor para manter níveis adequados de pressão arterial durante seu uso.

Na maioria dos pacientes, a função cardíaca retornará ao basal após algumas horas, permitindo a retirada gradual dos inotrópicos em pouco tempo. Pacientes com disfunção sistólica importante pré-operatória podem necessitar períodos mais prolongados de suporte inotrópico, assim como pacientes com isquemia continuada, infarto recente, ou que permaneceram em CEC por período prolongado.

Apesar do efeito potencialmente benéfico de elevar o débito cardíaco, os inotrópicos são arritmogênicos e seu uso no POCC está associado com incidência aumentada de infarto e AVE, e também com aumento de mortalidade – devem ser usados com cautela e retirados quando possível.

Para pacientes que persistirem com débito cardíaco baixo apesar do manejo com inotrópicos, deve ser considerada a instalação de balão de contrapulsação aórtica, ou mesmo o emprego de dispositivos

■ Tabela 2. Drogas vasoativas e inotrópicas usadas no POCC.

Droga	Modo de ação
Nitroprussiato de sódio	Vasodilatação arterial
Nitroglicerina	Vasodilatação venosa
Esmolol	Betabloqueador de curta ação
Noradrenalina	Catecolamina alfa-agonista (↑↑↑) e beta-agonista (↑)
Vasopressina	Ativação de receptores vasomotores V1 e renais V2
Dobutamina	Agonista de receptores adrenérgicos beta 1 e 2; inotropico positivo e vasodilatador
Adrenalina	Catecolamina beta e alfa-agonista, inotropismo positivo e aumento de RVP
Milrinona	Inibidor da fosfodiesterase-3; inotrópico positivo e vasodilatador
Isoproterenol	Agonista de receptores adrenérgicos beta 1 e 2; inotrópico e cronotrópico positivo; vasodilatação pulmonar e sistêmica.

de assistência ventricular mecânica em situações de deterioração acentuada com baixa expectativa de recuperação usando BIA.

Outra estratégia frequentemente empregada para manter o débito cardíaco adequado é a estimulação com cabos de marca-passo epicárdico colocados durante a cirurgia, para aqueles pacientes mantendo débito cardíaco baixo ou limítrofe e frequência cardíaca relativamente baixa. A estimulação atrial ou atrioventricular proporciona

Intervalo de dose	Efeitos adversos
0,1 a 8 µg/Kg/min	Toxicidade por cianeto, metemoglobinemia, hipotensão
0.1 a 5 µg/Kg/min	Cefaleia, taquicardia reflexa, metemoglobinemia
50–200 µg/Kg/min	Bradicardia, hipotensão, bloqueio atrioventricular, redução do débito cardíaco
0,05-3,3 mcg/Kg/min	Taquicardia, arritmias (principalmente fibrilação atrial)
0,01 a 0,1 UI/min	Aumento de RVP*, vasoconstrição esplâncnica, vasoespasmo de enxertos de art. radial ou mamária
5 a 20 mcg/Kg/min	Taquicardia, fibrilação atrial, hipotensão
0,01 a 0,05 mcg/g/min	Taquicardia, fibrilação atrial, hipertensão, elevação de lactato
0,125 a 0,75 mcg/Kg/min	Taquicardia, hipotensão
0,0075 a 0,1 mcg/Kg/min	Taquicardia acentuada, hipotensão, isquemia cardíaca

uma forma de aumentar a frequência cardíaca e, portanto, o débito, com pleno controle da frequência desejada. A estimulação ventricular tem a desvantagem de reduzir o débito cardíaco em virtude da perda de pré-carga gerada pela contração atrial normal; mas permanece como opção adequada para o manejo de pacientes com bloqueio de condução atrioventricular no pós-operatório – uma complicação particularmente frequente após cirurgias de troca valvar.

→ CONSIDERAÇÕES SOBRE PROCEDIMENTOS ESPECÍFICOS

O status hemodinâmico e cardíaco no POCC dependem em boa parte do tipo de disfunção valvar e características morfofuncionais do coração no pré-operatório, e também do tipo de intervenção realizada. Nos parágrafos seguintes, situações usuais e cuidados dirigidos no PO das cirurgias cardiovasculares mais comuns serão brevemente revisados.

Valva aórtica

Troca valvar aórtica é a segunda cirurgia cardiovascular mais realizada. Como previamente citado, a morbimortalidade dos procedimentos valvares é um pouco maior do que das cirurgias de *bypass* das coronárias, e ainda maior nos procedimentos combinados (por exemplo, troca valvar aórtica + CRM).

Os pacientes submetidos a incisões e suturas da aorta (como na troca valvar aórtica) demandam um controle rigoroso da pressão arterial, para proteger as suturas de pressões excessivas. Iniciar um vasodilatador de curta ação é um cuidado usual para pacientes com PAS > 120 mmHg após estas cirurgias.

Nos indivíduos com antecedente de estenose aórtica e hipertrofia ventricular, a manutenção de pré-carga apropriada é especialmente importante, pois a complacência ventricular reduzida nesses casos faz com que pressões de enchimento maiores sejam necessárias para obter enchimento ventricular adequado, e estes pacientes podem ser fluido-responsivos a despeito de pressões de enchimento elevadas (por exemplo, pressão de oclusão da artéria pulmonar > 20 mmHg).

Colocação de suturas próximas ao tecido de condução, bem como edema, sangramento e/ou desbridamento local tende a ocasionar bloqueios de condução – o ECG pós-operatório é fundamental para a identificação dessas complicações.

As próteses valvares podem ficar mal posicionadas no ânulo e ocasionar oclusão dos óstios coronários levando a isquemia; a coronária direita é mais frequentemente afetada. Anormalidades isquêmicas no ECG, arritmias ventriculares e/ou disfunção sistólica grave após a retirada de CEC são motivos para considerar a possibilidade de oclusão coronária.

Valva mitral

Em pacientes com regurgitação mitral submetidos a reparo ou troca valvar, o aumento significativo de pós-carga resultante da correção cirúrgica leva a disfunção do VE e mesmo pessoas com fração de ejeção do VE > 50% no pré-operatório podem desenvolver disfunção sistólica importante no PO. Redução da pós-carga com vasodilatadores, otimização da volemia e infusão de inotrópicos são os pilares do suporte. O uso de vasodilatadores para controle da pós-carga pode ser empregado como rotina de cuidado nos pacientes previamente portadores de regurgitação mitral, desde que bem tolerado.

Após cirurgias de reparo mitral, é possível ocorrer obstrução da via de saída por deslocamento anterior sistólico do folheto mitral anterior. Hipovolemia e taquicardia prejudicam o enchimento ventricular e acentuam o fenômeno de obstrução, portanto, controle adequado da volemia e da frequência cardíaca são necessários para evitar deterioração hemodinâmica.

Lesão do sulco atrioventricular é uma complicação infrequente, mas que leva a hemorragia maciça e tem elevada letalidade; o tratamento é cirúrgico.

Alguns pacientes submetidos a cirurgia de valva mitral são portadores de hipertensão pulmonar crônica, e o estresse cirúrgico pode precipitar disfunção e falência de ventrículo direito aguda no PO. O suporte à disfunção de VD é baseado em otimização da volemia, uso de inotrópicos (principalmente milrinone e/ou dobutamina) e eventualmente vasodilatadores da circulação pulmonar – como óxido nítrico inalado administrado pelo circuito do respirador em concentrações de 20 a 40 ppm.

Cirurgia de revascularização do miocárdio

O tratamento farmacológico de cardiopatia isquêmica deve ser retomado assim que possível nestes pacientes. Ácido acetilsalicílico (AAS), em doses de 100 a 325 mg por dia, deve ser reiniciado após controlado o sangramento inicial do PO – este medicamento aumenta a durabilidade dos enxertos e reduz a ocorrência de infarto do miocárdio, AVE e morte. Antiplaquetários antagonistas do receptor $P2Y_{12}$, como clopidogrel, não são habitualmente usados após cirurgia cardíaca, mas podem ser necessários em pacientes com alergia a AAS ou implante recente de *stent* coronariano.

O uso de estatina também deve ser retomado em todos os pacientes pós-CRM assim que houver condições de administrar medicamentos via oral. As estatinas têm o potencial de reduzir mortalidade, oclusão de enxertos e fibrilação atrial.

No primeiro dia de PO, se houver estabilidade hemodinâmica suficiente, um betabloqueador deve ser iniciado (ou retomado, se já usado no pré-operatório) – os betabloqueadores podem reduzir a ocorrência de fibrilação atrial, isquemia cardíaca e mortalidade. Metoprolol 12,5 a 25 mg duas vezes ao dia é um regime inicial apropriado, a dose deve ser aumentada conforme o status hemodinâmico e frequência cardíaca.

Sinais de isquemia continuada devem alertar a equipe – arritmias ventriculares, necessidade prolongada de suporte hemodinâmico ou disfunção cardíaca acentuada podem ser secundários a complicações como oclusão de enxertos, reperfusão incompleta, anastomoses estenosadas ou vasoespasmo coronariano. O ECG de 12 derivações no PO faz parte da rotina de cuidados e auxilia na identificação de isquemia ativa, bem como a ecocardiografia para identificar anormalidades de contratilidade segmentar das paredes ventriculares. Nessas situações, iniciar uma infusão de nitroglicerina e providenciar uma angiografia coronária de urgência é recomendado. O paciente pode então ser submetido a uma intervenção coronária percutânea ou reabordagem cirúrgica.

Complicações comuns

Existe uma ampla variedade de eventos adversos que podem se manifestar no POCC. Arritmias cardíacas levando a estados de baixo débito, disfunção ventricular exacerbada, vasoplegia, tamponamento cardíaco e hemorragia mediastinal estão entre as complicações hemodinâmicas mais frequentes.

Infecções nosocomiais, que podem ser do sítio cirúrgico, do trato respiratório, trato urinário ou relacionada a dispositivo intravascular ocorrem em até 20% dos pacientes. Protocolos institucionais para prevenção de infecções hospitalares têm grande impacto nestes eventos, podendo reduzir significativamente o número de infecções.

Disfunções de órgãos como consequência da CEC e hipoperfusão no perioperatório ocorrem em graus variados, com repercussões clínicas que podem ser insignificantes ou ameaçadoras à vida.

Injúria renal associada a cirurgia cardíaca é particularmente frequente – até 30% dos pacientes desenvolvem algum grau – e leva a um aumento importante da mortalidade. Uma minoria de pacientes (de 1% a 2%) apresentam disfunção renal demandando hemodiálise, estes tendem a sofrer desfechos particularmente piores. Estudos propondo pacotes de medidas de suporte visando prevenir injúria renal no POCC mostram resultados positivos, mas com pouco ou nenhum impacto nos desfechos clínicos mais relevantes, e as medidas empregadas nos referidos pacotes frequentemente são cuidados já integrados à assistência usual prestada aos pacientes em POCC de muitas instituições (por exemplo: manutenção de volemia adequada e suporte hemodinâmico otimizado).

Outra ocorrência frequente após cirurgia cardíaca é a disfunção neurológica, principalmente por encefalopatia, delirium e acidente vascular encefálico. A incidência de AVEs em POCC se aproxima de 4%, sendo mais elevada nas cirurgias com maior manipulação de aorta. Estes eventos são na maioria de natureza isquêmica e microembólica, mas também ocorrem por hipofluxo relacionado a hipotensão e hipoperfusão no perioperatório ou doença carotídea oclusiva. Ressonância magnética de crânio demonstra novas áreas de isquemia cerebral em 45% dos pacientes em POCC, porém a grande maioria dessas ocorrências são clinicamente silenciosas, com os pacientes permanecendo assintomáticos. A tomografia de crânio tem utilidade clínica limitada no POCC, mas pode auxiliar a identificar áreas de transformação hemorrágica após AVE, achado que repercute no manejo de agentes anticoagulantes ou antiplaquetários no PO. O manejo dos AVEs isquêmicos em POCC é majoritariamente baseado em suporte.

Delirium é uma complicação de etiologia pouco compreendida e presumivelmente multifatorial, que leva a aumento do tempo de permanência na UTI e no hospital, se associa com aumento de mortalidade, readmissões hospitalares, redução na qualidade de vida e disfunção cognitiva duradoura, que pode persistir por mais de um ano. Sua prevenção é uma das metas de cuidado em todos os pacientes críticos, e envolve uso criterioso de sedativos e analgésicos, mobilização precoce, correção de distúrbios metabólicos, remoção de dispositivos invasivos, entre outras.

Hemorragia mediastinal

Sangramento mediastinal excessivo é uma complicação potencialmente catastrófica no POCC. A coagulopatia induzida pela CEC se traduz em sangramento pelos drenos torácicos em quase todos os pacientes no pós-operatório imediato, no entanto, a maior parte deles vai evoluir com resolução da coagulopatia e da hemorragia após algumas horas; o sangramento advindo da coagulopatia pode ser chamada de "clínico" neste contexto, em contrapartida a sangramento por hemostasia cirúrgica insatisfatória, considerado "cirúrgico". O surgimento súbito de hemorragia significativa e/ou persistência da hemorragia na ausência de anormalidades de coagulação nos testes de laboratório são sugestivos de etiologia cirúrgica do sangramento. Não há consenso sobre o volume de sangramento pelos drenos que pode ser considerado "dentro do esperado", mas 200 mL/h é um limite razoável. Na primeira hora após admissão, este volume de sangramento pode ser tolerado, mas a persistência de volumes acima de 200 mL nas horas subsequentes, ou o aumento progressivo do débito dos drenos deve desencadear intervenções visando o controle da hemorragia e estabilização hemodinâmica. A interrupção brusca de débito dos drenos em alguns casos ocorre por obstrução dos dispositivos, que leva a acúmulo de sangue no mediastino, pericárdio ou cavidades pleurais. Ordenha manual cuidadosa dos drenos é uma medida útil para mantê-los desobstruídos.

No paciente com sangramento, devemos manter a temperatura próxima de 37ºC, pH acima de 7,2, obter estudos de coagulação, controlar a hipertensão (se houver, usar vasodilatadores endovenosos para manter a pressão arterial sistólica entre 90 e 100 mmHg), e evitar administração excessiva de cristaloides – fluidos não hemocomponentes acentuam anemia e coagulopatia por diluição. Tempo de protrombina (TP, convertido pelo laboratório em RNI), tempo de tromboplastina parcial ativada (TTPA), contagem de plaquetas, dosagem de fibrinogênio e de cálcio iônico são os exames básicos para avaliação da coagulação, que ajudam a orientar a administração de hemocomponentes: RNI < 1,5, TTPA < 1,5 x limite superior do controle, fibrinogênio > 150 mg/dL, plaquetas acima de 100.000/mcL e cálcio ionizado > 1,0 mmol/L são valores desejáveis. Alternativamente, elementos da história clínica podem gerar suspeição de determinada alteração da coagulação e direcionar a reposição de fatores de coagulação: disfunção plaquetária por uremia ou uso pré-operatório de antiagregantes plaquetários (especialmente antagonistas $P2Y_{12}$) sugere transfusão de plaquetas mesmo na ausência de plaquetopenia significativa, suspeita de efeito remanescente de heparina sugere administração de protamina, doença de von Willebrand (portadores de estenose aórtica podem apresentar uma forma adquirida) sugere uso de desmopressina (DDAVP) e/ou crioprecipitado.

Se disponíveis, os ensaios viscoelásticos de coagulação, tromboelastografia (TEG) e tromboelastometria rotacional (ROTEM) fornecem uma rápida avaliação qualitativa da formação de coágulo, sendo muito úteis para guiar o tratamento da hemorragia por coagulopatia. Estudos sugerem que estes testes podem reduzir a perda sanguínea e o requerimento de hemotransfusões.

É importante ressaltar que na ausência de sangramento significativo, alterações nos testes de coagulação não indicam necessidade de transfusão. Por outro lado, sangramento continuado a despeito de testes normais ou que persiste após correção das anormalidades de coagulação sugere a necessidade de reexploração cirúrgica.

Ecografia à beira do leito também tem utilidade na identificação de acúmulo de sangue nas cavidades pleurais e no pericárdio, com o benefício adicional de fornecer várias informações sobre o desempenho cardíaco, apesar de frequentemente ser impossível obter janelas adequadas no exame transtorácico. Na suspeita de tamponamento cardíaco e exame transtorácico não diagnóstico, recomenda-se a realização de ecocardiografia transesofágica, que pode identificar mesmo pequenos volumes de coágulo em posição posterior prejudicando o enchimento das câmaras cardíacas.

A radiografia de tórax é um exame menos acurado, mas quando seriado num paciente com sangramento, pode demonstrar alargamento progressivo do mediastino ou acúmulo de fluidos nos espaços pleurais.

Em relação ao alvo da reposição de hemácias, a literatura recente sugere que pacientes em pacientes estáveis o nível de hemoglobina acima de 7,5 g/dL é suficiente; alvos mais elevados levarão a um maior volume de transfusões. Este limiar de 7,5 g/dL perde significado frente a um paciente instável, com sinais de hipoperfusão tecidual, isquemia do miocárdio ou sangramento importante continuado – nestes casos, faz sentido administrar concentrados de hemácia com os objetivos de restaurar a perfusão e atenuar a injúria isquêmica cardíaca, elevando o alvo de hemoglobina para 8-9 g/dL se necessário. A infusão de hemocomponentes não é inócua e está associada a desfechos adversos, portanto recomenda-se estratégias conservadoras para a administração destes produtos.

O status hemodinâmico do paciente é um fator preponderante nas decisões sobre intervenções de maior risco. Frente a um cenário de sangramento importante ou tamponamento cardíaco, deve ser prontamente considerada a reexploração cirúrgica, e agilidade ao realizar a reintervenção é fundamental. Na eventualidade de hemorragia ou tamponamento com deterioração hemodinâmica acelerada, criando uma situação de parada iminente, está indicada reexploração de emergência, no leito de UTI.

Fibrilação Atrial

É a complicação mais comum vista após cirurgia cardíaca, ocorrendo em 20% a 40% dos pacientes, e está associada com aumento do tempo de internação hospitalar e eventos adversos como isquemia cerebral e morte. A fibrilação atrial (FA) do pós-operatório de cirurgia cardíaca (POCC) costuma ocorrer de forma transitória e seguir um curso característico, com o pico ocorrendo entre o segundo e quarto dia após a cirurgia. Historicamente, esta arritmia do POCC era considerada autolimitada e benigna, porém a literatura recente indica que sua ocorrência aumenta em cinco vezes o risco de desenvolver a forma permanente, além de aumentar o risco de acidente vascular encefálico (AVE) e a mortalidade cardiovascular a longo prazo.

A anticoagulação sistêmica é recomendada habitualmente para os pacientes que desenvolvem FA, mas é indispensável a avaliação clínica criteriosa do risco de sangramento versus risco de tromboembolismo. Os escores de risco CHA2DS2-VASc e HAS-BLED não foram validados para este contexto clínico.

As estratégias de controle de frequência e controle de ritmo estão ambas respaldadas em guidelines internacionais; porém é preferível a reversão da arritmia em casos de instabilidade (causada pela ocorrência da FA) ou para pacientes sintomáticos.

Estratégias de prevenção de FA no POCC

Múltiplas intervenções foram investigadas com intuito de reduzir a incidência de FA no pós-operatório de cirurgia cardiotorácica, dentre elas se destacam como estratégias recomendadas a administração de betabloqueadores e amiodarona.

Os betabloqueadores, extensamente estudados neste contexto, reduzem significativamente a incidência de FA quando comparados ao controle, efeito demonstrado em metanálise da Cochrane incluindo 33 estudos, porém sem modificar tempo de internação, incidência de AVE ou mortalidade. Recomenda-se a manutenção ou início de um betabloqueador no POCC, na ausência de contraindicações relevantes. O estudo POISE (Lancet, 2008) demonstrou aumento da incidência de AVE e morte em pacientes que iniciaram betabloqueador no pré-operatório de cirurgias não cardiotorácicas, gerando contraindicação a esta intervenção neste cenário.

Amiodarona é um antiarrítmico com capacidade de bloquear canais de sódio, cálcio e receptores beta-adrenérgicos. Na metanálise Cochrane, demonstrou redução significativa da incidência de FA no pós-operatório de cirurgia cardíaca e redução do tempo de internação hospitalar, sem modificar mortalidade ou incidência de AVE. Este medicamento tem menor inotropismo negativo quando comparado aos betabloqueadores e eficácia maior ou equivalente a eles na prevenção de FA do POCC. Apesar dos efeitos adversos consideráveis a longo prazo, como indução de fibrose pulmonar e hipotireoidismo, o uso profilático por curto período no POCC é seguro.

O uso de magnésio endovenoso também se mostrou eficaz para prevenir a FA do POCC em diversos estudos, porém há divergências na literatura mais recente e em geral o uso de betabloqueadores e/ou amiodarona para profilaxia da FA não deve ser preterido pelo magnésio, devendo a utilização ser reservada para casos selecionados de pacientes com contraindicações aos agentes preferenciais ou como adjuvante destes. Além disso, pode ser utilizado também como adjuvante aos agentes bloqueadores do nó AV para atingir controle de frequência em pacientes com FA estabelecida. Em doses convencionais, a administração de magnésio EV é bastante segura – os efeitos adversos mais comuns são hipotensão e rubor facial, são dose-dependentes e costumam ocorrer principalmente com infusão rápida. Tais eventos costumam ter pouca repercussão em pacientes de UTI, que estão adequadamente monitorizados e frequentemente já em uso de drogas vasoativas.

Colchicina, sotalol, bloqueadores de canais de cálcio, *overdrive* de pacing atrial são algumas estratégias alternativas estudadas para prevenção da FA em POCC, com menor respaldo em dados publicados; podem ser empregadas em situações selecionadas, especialmente quando contraindicados os betabloqueadores e/ou amiodarona.

A realização de pericardiotomia posterior esquerda é uma intervenção intraoperatória que permite a drenagem de fluido do pericárdio para cavidade pleural esquerda, e que tem o potencial de reduzir a ocorrência de fibrilação atrial.

BIBLIOGRAFIA RECOMENDADA

1. Engelman DT, Ben Ali W, Williams JB, Perrault LP, Reddy VS, Arora RC, Roselli EE, Khoynezhad A, Gerdisch M, Levy JH, et al. Guidelines for Perioperative Care in Cardiac Surgery: Enhanced Recovery After Surgery Society Recommendations. JAMA Surg. 2019 Aug 1;154(8):755-766.

2. Bojar R. Manual of perioperative care in adult cardiac surgery. 6th ed. Hoboken, NJ: Wiley-Blackwell; 2021.

3. Aneman A, Brechot N, Brodie D, Colreavy F, Fraser J, et al. Advances in critical care management of patients undergoing cardiac surgery. Intensive Care Med. 2018 Jun;44(6):799-810.

4. Doenst T, Bargenda S, Kirov H, Moschovas A, Tkebuchava S, Safarov R, Velichkov I, Diab M. Cardiac Surgery 2019 Reviewed. Thorac Cardiovasc Surg. 2020 Aug;68(5):363-376.

5. Paez RP, Hossne Junior NA, Santo JADE, Berwanger O, Santos RHN, Kalil RAK, Jatene FB, Cavalcanti AB, Zilli AC, Bettiati LC Jr, et al. BYPASS Registry Study Group. Coronary Artery Bypass Surgery in Brazil: Analysis of the National Reality Through the BYPASS Registry. Braz J Cardiovasc Surg. 2019 Mar-Apr;34(2):142-148.

6. Zilli AC, Guizilini S, Rocco IS, Santo JADE, Berwanger O, Kalil RAK, Jatene FB, Cavalcanti AB, Santos RHN, Gomes WJ. Valve Heart Surgery in Brazil - The BYPASS Registry Analysis. Braz J Cardiovasc Surg. 2020 Feb 1;35(1):82-90.

7. Dobrev D, Aguilar M, Heijman J, Guichard JB, Nattel S. Postoperative atrial fibrillation: mechanisms, manifestations and management. Nat Rev Cardiol. 2019 Jul;16(7):417-436.

8. Murphy GJ, Angelini GD. Side effects of cardiopulmonary bypass: what is the reality? J Card Surg. 2004 Nov-Dec;19(6):481-8.

9. Raphael J, Mazer CD, Subramani S, Schroeder A, Abdalla M, Ferreira R, et al. Society of Cardiovascular Anesthesiologists Clinical Practice Improvement Advisory for Management of Perioperative Bleeding and Hemostasis in Cardiac Surgery Patients. Anesth Analg. 2019 Nov;129(5):1209-1221.

10. Wang Y, Bellomo R. Cardiac surgery-associated acute kidney injury: risk factors, pathophysiology and treatment. Nat Rev Nephrol. 2017 Nov;13(11):697-711.

11. Stephens RS, Whitman GJ. Postoperative critical care of the adult cardiac surgical patient. Part I: routine postoperative care. Critical care medicine. 2015 Jul 1;43(7):1477-97.

12. Mazer CD, Whitlock RP, Fergusson DA, Hall J, Belley-Cote E, Connolly K, Khanykin B, Gregory AJ, et al. TRICS Investigators and Perioperative Anesthesia Clinical Trials Group. Restrictive or Liberal Red-Cell Transfusion for Cardiac Surgery. N Engl J Med. 2017 Nov 30;377(22):2133-2144.

13. Society of Thoracic Surgeons Task Force on Resuscitation After Cardiac Surgery. The Society of Thoracic Surgeons Expert Consensus for the Resuscitation of Patients Who Arrest After Cardiac Surgery. Ann Thorac Surg. 2017 Mar;103(3):1005-1020.

20
SUPORTE MECÂNICO CARDÍACO

Luana Monferdini ▪ Mariana Zalla Ozório de Oliveira ▪ Sandra Mara Caetano Moraes

⇥ INTRODUÇÃO

A insuficiência cardíaca (IC) avançada é uma patologia cada vez mais prevalente em decorrência do aumento da expectativa de vida, bem como da evolução do arsenal terapêutico que proporciona uma maior sobrevida a esses pacientes. Nesse contexto, os pacientes portadores dessa condição apresentam progressão da doença por muitas vezes alcançando sua fase terminal com indicação de transplante cardíaco. Porém, a escassez de doadores de órgãos e a presença de contraindicações ao transplante fez com que novas alternativas se tornassem necessárias.

O desenvolvimento dos dispositivos de assistência circulatória mecânica (DACM) cardíacos foi de suma importância nesse cenário. Inicialmente, foram desenvolvidos para suporte adicional em situações de choque cardiogênico agudo como ponte para recuperação ou decisão terapêutica. Com o passar do tempo seu uso foi expandido tornando-se, inclusive, uma alternativa ao transplante cardíaco.

A evolução tecnológica tem permitido ampliar o espectro de utilização desses dispositivos com redução de complicações associadas, tanto relacionadas ao implante quanto decorrentes do uso a médio-longo prazo, permitindo uma maior durabilidade com melhores desfechos clínicos.

CONCEITO

Os DACM são capazes de fornecer suporte cardíaco esquerdo, direito ou biventricular em situações de grave comprometimento da função miocárdica. Tem papel essencial no manejo do choque cardiogênico, fornecendo débito cardíaco total ou parcial, nas disfunções agudas ou crônicas, permitindo a manutenção da perfusão tecidual e reduzindo pressões intracavitárias.

Há inúmeros tipos de dispositivos capazes de fornecer suporte circulatório; eles diferem entre si com relação ao tipo de bombeamento (pulsátil, centrífugo, axial, pneumático), ao débito fornecido, à técnica de inserção (cirúrgica ou percutânea), aos sítios de inserção e ao tempo de permanência (temporários ou longa permanência). Assim, com base nessas características, a escolha do suporte ideal para cada paciente deve ser individualizada, levando-se em consideração o grau de disfunção miocárdica, o potencial de reversão do quadro, a indicação ou não de transplante cardíaco, entre outros.

Os principais dispositivos utilizados na prática clínica serão abordados mais à frente neste capítulo.

INDICAÇÃO E CANDIDATURA

Todos os pacientes com IC avançada devem estar sob regime terapêutico otimizado com causas reversíveis abordadas e avaliados quanto à indicação ou contraindicação de transplante cardíaco. Os pacientes são identificados de acordo com a classificação proposta pelo Registro Interinstitucional de Suporte Circulatório Mecânico (INTERMACS), a qual permite uma análise de risco ao longo do tempo, auxiliando na definição do momento oportuno para a indicação de terapias de suporte.

▣ Classificação de INTERMACS (*Interagency Registry for Mechanically Assisted Circulatory Support*):

Perfil	Descrição	Estado hemodinâmico	Tempo para intervenção
1	Choque cardiogênico grave	Hipotensão persistente apesar de inotrópicos e balão intraórtico (BIA) associada a disfunção orgânica	Horas
2	Declínio progressivo apesar do uso de inotrópico	Declínio de função renal, hepática, nutricional e lactatemia apesar de inotrópicos	Dias
3	Estável às custas de inotrópico	Estabilidade clínica em uso de inotrópico com falência na tentativa de desmame	Semanas a meses
4	Internações frequentes	Sintomático ao repouso, sinais de congestão e passagens frequentes na emergência	Semanas a meses

5	Em casa – intolerante aos esforços	Limitação importante para atividades, porém confortável ao repouso	Urgência variável
6	Limitação aos esforços	Limitação moderada aos esforços e ausência de sinais de hipervolemia	Urgência variável
7	NYHA III	Estabilidade hemodinâmica e ausência de hipervolemia	Sem indicação

Adaptado de INTERMACS (*Indicates Interagency Registry for Mechanically Assisted Circulatory Support*).

A partir dessa classificação, a perspectiva de sucesso para o uso de dispositivos de assistência está diretamente relacionada à indicação clínica adequada e à seleção precisa do paciente. Antes de qualquer candidatura, faz-se necessário assegurar que não existam contraindicações ao implante.

ESTRATÉGIAS

Como citado previamente, os DACM podem ser usados em um amplo espectro clínico desde terapia de resgate para pacientes em choque cardiogênico até terapia definitiva de longo prazo. Para cada estratégia, tem-se um dispositivo mais apropriado. No caso de terapia de resgate, didaticamente, alocam-se os DACM como sendo ponte para recuperação, transplante, candidatura ao transplante e decisão, como veremos a seguir.

→ **Ponte para recuperação:** Geralmente dispositivos de curta duração em pacientes com choque cardiogênico de etiologias agudas e perspectiva de recuperação a curto prazo como miocardite, Takotsubo, miocárdio atordoado pós-infarto ou síndrome pós-pericardiotomia;

→ **Ponte para transplante:** Pacientes já candidatos ao transplante que evoluam com descompensação aguda ou crônica progressiva. Neste cenário os DACM são usados para estabilização clínica até a oferta do órgão;

→ **Ponte para candidatura:** Pacientes que apresentam contraindicações reversíveis ao transplante e podem se beneficiar de DACM até que a condição seja revertida e o paciente possa ser novamente listado para transplante (ex.: hipertensão pulmonar, neoplasia com perspectiva de cura etc.);

→ **Ponte para decisão:** Pacientes que apresentam choque cardiogênico crítico em deterioração clínica e necessitam de intervenção imediata para estabilidade até que seja discutida a proposta definitiva. Como exemplo podemos citar um paciente pós-parada cardiorrespiratória em choque cardiogênico, no qual ainda não se conhece o status neurológico. O implante do dispositivo fornecerá, além de estabilidade hemodinâmica, tempo para se definir a estratégia de tratamento.

→ **Terapia de destino:** Os DACM de longa duração funcionam como terapia definitiva com a proposta de trazer qualidade de vida aos pacientes com IC refratária e terminal, nos quais o transplante cardíaco seja contraindicado.

◼ Fluxograma de indicação e decisão para dispositivos de assistência circulatória mecânica

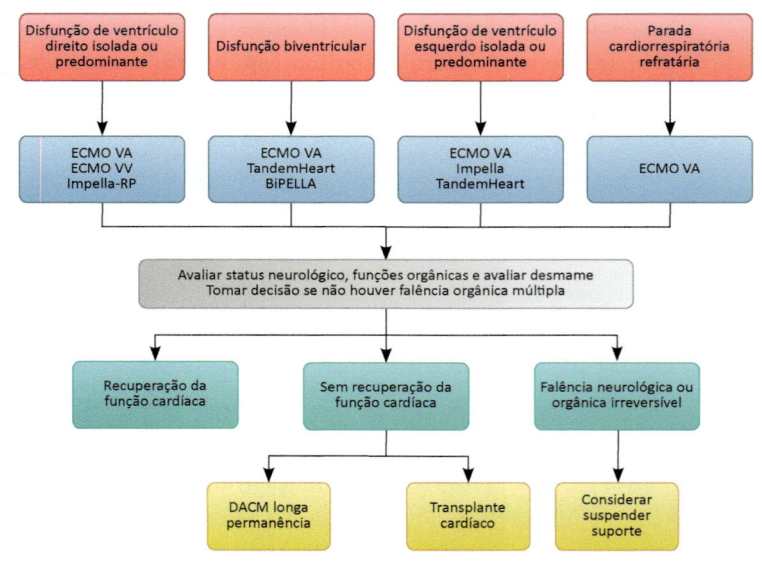

```
┌─────────────────────┐  ┌─────────────────┐  ┌─────────────────────┐  ┌─────────────────┐
│ Disfunção de        │  │ Disfunção       │  │ Disfunção de        │  │ Parada          │
│ ventrículo direito  │  │ biventricular   │  │ ventrículo esquerdo │  │ cardiorrespira- │
│ isolada ou          │  │                 │  │ isolada ou          │  │ tória refratária│
│ predominante        │  │                 │  │ predominante        │  │                 │
└──────────┬──────────┘  └────────┬────────┘  └──────────┬──────────┘  └────────┬────────┘
           ▼                      ▼                      ▼                      ▼
    ┌─────────────┐        ┌─────────────┐        ┌─────────────┐        ┌─────────────┐
    │ ECMO VA     │        │ ECMO VA     │        │ ECMO VA     │        │ ECMO VA     │
    │ ECMO VV     │        │ TandemHeart │        │ Impella     │        │             │
    │ Impella-RP  │        │ BiPELLA     │        │ TandemHeart │        │             │
    └─────────────┘        └─────────────┘        └─────────────┘        └─────────────┘
```

Avaliar status neurológico, funções orgânicas e avaliar desmame
Tomar decisão se não houver falência orgânica múltipla

- Recuperação da função cardíaca
- Sem recuperação da função cardíaca
  - DACM longa permanência
  - Transplante cardíaco
- Falência neurológica ou orgânica irreversível
  - Considerar suspender suporte

Adaptado de *Temporary circulatory support for cardiogenic shock.*

➡ AVALIAÇÃO PRÉ-IMPLANTE DE DISPOSITIVO

A avaliação pré-implante do dispositivo deve ser completa para conhecimento anatômico e hemodinâmico individualizado.

O ecocardiograma é um exame imprescindível para pacientes candidatos a implante de dispositivos. Através dele pode-se mensurar quantitativamente a função biventricular, avaliar estruturas valvares, presença de *shunts*, trombos e/ou vegetações intracardíacas e descartar variações anatômicas que possam dificultar ou contraindicar o implante.

As câmaras esquerdas devem ter suas dimensões, espessuras, volumes e funções descritas, sendo que a função sistólica do VE deve ser avaliada pelo método de Simpson.

A função ventricular direita é primordial para o sucesso do procedimento, visto que o débito cardíaco do ventrículo direito (VD) determina a pré-carga do ventrículo esquerdo (VE) e, portanto, uma redução importante na função ventricular direita pode levar a um baixo débito do dispositivo. Portanto, caso haja disfunção de VD moderada a importante, deve-se considerar a progressão para suporte biventricular.

Os principais fatores de risco para disfunção de VD após implante de dispositivos incluem uso de vasopressor e/ou BIA pré-implante, ventilação invasiva, disfunção hepática (TGO ≥ 80 UI/L e bilirrubina ≥ 2,0 mg/dL, disfunção renal (Cr > 2,3g /dL) ou necessidade de terapia de substituição renal prévia), desnutrição (albumina < 3,0g/dL), plaquetopenia (plaquetas < 120.000/mm^3), disfunção de VD prévia (diâmetro diastólico > 35mm, FAC < 30%, átrio direito > 50mm), pressão venosa central ≥ 15mmHg, pressões baixas de artéria pulmonar, baixo índice cardíaco ou resistência vascular periférica elevada.

Presença de valvopatia também pode ser fator limitante para o implante de dispositivos, pois estenoses importantes limitam o fluxo sanguíneo e insuficiências levam à recirculação com redução do débito e sobrecarga ventricular.

A presença de comunicação interatrial ou forame oval patente pode evoluir com *shunt* direita-esquerda após implante de dispositivo e descompressão de câmaras esquerdas com risco de hipoxemia e embolia paradoxal.

Alteração de função renal é comum em pacientes com IC avançada e indicação de DACM, geralmente de etiologia multifatorial, tendo como fatores mais comuns hipertensão venosa renal, hipoperfusão renal e abuso de diurético. Há correlação direta entre grau de disfunção renal e morbimortalidade após implante de DACM.

CONTRAINDICAÇÕES

Durante a avaliação para implante de DACM se faz necessária uma análise minuciosa do caso, avaliando a possibilidade de contraindicações. Primeiramente, deve-se definir o contexto clínico e expectativa de vida do paciente, individualizando a decisão.

Fatores psicossociais que poderão interferir diretamente na adesão ao tratamento devem ser avaliados rigorosamente, visto que situações financeiras, sociais e cognitivas podem contraindicar o implante de dispositivos. Gestantes são inelegíveis para implante de dispositivos de assistência circulatória.

Em pacientes portadores de neoplasia se faz necessária uma avaliação conjunta com oncologista para definição prognóstica. Caso o prognóstico seja reservado associado à baixa expectativa de vida, o implante de dispositivos é contraindicado.

Pacientes vasculopatas com doença arterial periférica conhecida apresentam maior risco de complicações tromboembólicas como isquemia mesentérica e/ou de membros. Nesse contexto, pode-se considerar outro sítio para inserção. Esses pacientes devem ser submetidos a rastreio de sistema aortocarotídeo para estimar o risco de complicações neurológicas associadas. Caso já seja um portador de lesão neurológica irreversível, o escalonamento de suporte é contraindicado.

No caso de doenças valvares, com ênfase na insuficiência aórtica moderada a importante, pode haver uma piora hemodinâmica após o implante de dispositivos de fluxo contínuo. Nesses casos, deve-se avaliar a possibilidade de correção cirúrgica, sempre dando preferência a próteses biológicas visto menor risco de trombose associado. A estenose aórtica e a insuficiência mitral, de modo geral, não precisam ser corrigidas. A estenose mitral, por sua vez, pode comprometer o bom funcionamento dos dispositivos de assistência, uma vez que limita o fluxo sanguíneo para o interior do ventrículo esquerdo e consequente drenagem, sobretudo em dispositivos como Heartmate e Berlin Heart, nos quais o sangue é drenado diretamente do VE. Assim, é necessária avaliação caso a caso para indicação de correção.

Pacientes portadores de miocardiopatia infiltrativa, restritiva, hipertrófica ou doenças congênitas complexas devem ser avaliados com cautela visto que o posicionamento da cânula pode ser um desafio em pacientes com ventrículos menores ou anatomia difícil.

A caquexia cardíaca evidencia pacientes com quadro de desnutrição grave, acarretando maiores riscos de infecções, podendo prolongar tempo de recuperação e, portanto, deve ser um fator a ser levado em consideração no momento da indicação.

Doença renal é uma condição frequente nesses pacientes e importante fator prognóstico e preditor de mortalidade após implante de dispositivos, sendo que a necessidade de terapia renal substitutiva se torna um agravante com altos índices de morbimortalidade associados, especialmente no contexto de terapia de destino.

A disfunção hepática decorrente de choque circulatório ou hipertensão venosa crônica também tem maior morbimortalidade associada, sendo que pacientes com MELD elevado ou cirrose hepática confirmada apresentam contraindicação para o implante de DACM. A presença isolada de hipoalbuminemia e INR aumentado implicam maior correlação com desfechos clínicos desfavoráveis.

A avaliação hematológica se faz necessária devido à possibilidade de complicações trombóticas e/ou hemorrágicas. É necessária a realização de anamnese detalhada sobre a condição clínica do paciente, coleta de TP, TTPA, fibrinogênio, tempo de sangramento e coagulação, bem como outras condições clínicas que possam aumentar risco de sangramento como insuficiência renal e hepática já previamente citadas. Os pacientes candidatos a implante de dispositivos devem ser capazes de tolerar terapia de anticoagulação, sendo que os anticoagulantes diretos não devem ser usados, pois ainda não há evidência científica suportando o uso neste cenário. Se o paciente apresentar coagulopatia irreversível ou contraindicação à anticoagulação torna-se inelegível ao implante de DACM.

Por fim, deve-se avaliar em todos os candidatos para implante de dispositivos de suporte circulatório o risco de disfunção de ventrículo direito, que está associado ao aumento da mortalidade pós-operatória. Os preditores de falha de ventrículo direito incorporam critérios clínicos, ecocardiográficos e hemodinâmicos, conforme citados previamente e ilustrados na tabela abaixo.

As contraindicações específicas para cada tipo de dispositivo de assistência circulatória devem ser cuidadosamente avaliadas antes da implantação e serão discutidas a seguir.

Fatores de risco para disfunção de VD pós-implante de DACM	
Indicação de implante	Terapia de destino
Sexo	Feminino
Suporte pré-implante	Necessidade de vasopressor e/ou BIA
Disfunções orgânicas	Suporte ventilatório invasivo
	Disfunção hepática (TGO > 80 UI/L, BT > 2,0 mg/dL)
	Disfunção renal (Cr > 2,3 g/dL) ou necessidade de terapia de substituição renal
	Nutricional: Albumina < 3,0 g/dL
	Coagulação: Plaquetas < 120.000
Disfunção VD	Diâmetro diastólico >35mm; FAC < 30%; átrio direito > 50 mm
Medidas hemodinâmicas	PVC ≥ 15 mmHg ou PVC/RCP ≥ 0,63; trabalho indexado VD ≤ 300 mmHg ml/m2; pressões de artéria pulmonar baixas; índice cardíaco baixo ou RVP elevada
Outros	Miocardiopatia não isquêmica; reoperação; IT importante; TEP prévio

Adaptado da Diretriz de Assistência Circulatória Mecânica da Sociedade Brasileira de Cardiologia.

TIPOS DE DISPOSITIVOS

Abordaremos a seguir os principais tipos de DACM, divididos entre os temporários e os de longa duração. Os temporários são paracorpóreos e podem ser de acesso percutâneo ou cirúrgico, entre eles estão o balão intra-aórtico, o TandemHeart e o Impella – para suporte ventricular esquerdo, a ECMO (Extracorporeal membrane oxygenation) e o Centrimag – para suporte biventricular e o Impella

RP – para suporte ventricular direito. Falaremos ainda do Berlin Heart Excor, que possui uma durabilidade maior que a ECMO e o Centrimag.

Já os DACM de longa duração são de implante exclusivamente cirúrgico, representados pelo HeartMate I, II e III, programados para uso domiciliar.

DACM temporários

Os dispositivos temporários são usados por um período variável de dias a semanas como ponte para recuperação, ponte para transplante, ponte para candidatura ou ponte para decisão.

Balão Intraórtico

O BIA é um dispositivo de assistência circulatória de curta duração com implante percutâneo através de punção arterial simples. É um suporte de baixo custo e atualmente o mais utilizado no Brasil em pacientes que necessitam de suporte hemodinâmico por curto período.

O dispositivo apresenta um cateter duplo lúmen com um balão inflável em sua extremidade distal. É inserido via percutânea, habitualmente através da artéria femoral, porém outras vias de acesso como subclávia e axilar são possíveis com potencial benefício em pacientes portadores de doença arterial periférica ou que irão necessitar de maior tempo de uso, favorecendo a reabilitação global. Após inserção, o balão fica posicionado na aorta torácica descendente, imediatamente após a artéria subclávia esquerda; já a extremidade proximal aloca-se próximo emergência das artérias renais.

Idealmente, a passagem do balão deve ser guiada por fluoroscopia, porém quando indisponível, pode ser passado à beira do leito com confirmação de seu posicionamento através da radiografia de tórax, onde a ponta do cateter deve estar posicionada ao nível da carina da traqueia.

Seu modo de ação fundamenta-se em um mecanismo de contrapulsação que consiste na insuflação do balão na diástole e desinsuflação na pré-sístole, causando efeito na pré e pós-carga o que permite melhorar o desempenho ventricular, aumentando o suprimento miocárdico de oxigênio e reduzindo o seu consumo, com consequente melhoria no equilíbrio entre oferta e demanda de oxigênio.

A insuflação, que ocorre imediatamente após o fechamento da válvula aórtica (diástole), contribui com retorno de sangue levando a uma melhor perfusão coronariana. Na desinsuflação, que ocorre durante a contração isovolumétrica, pouco antes da abertura da válvula aórtica (sístole), o balão se esvazia rapidamente criando um mecanismo de vácuo, reduzindo a resistência vascular periférica, o estresse da parede do ventrículo esquerdo e levando a um menor consumo de oxigênio, podendo alcançar um acréscimo ao débito cardíaco próximo a 0,5 L/minuto.

Após posicionado e liberado para uso, é necessário definir a forma de disparo (*trigger*) que comandará os ciclos de insuflação do balão. Este ajuste da terapia é realizado a partir da sincronização do dispositivo com o ciclo cardíaco de acordo com a pressão arterial invasiva ou eletrocardiograma, sendo que esse último modo pode ter menor benefício em situações de taquicardia ou irregularidade de ritmo.

O BIA poderá dar assistência em todos os ciclos cardíacos (1:1) ou, quando já em programação de retirada, pode ser ajustado para entrar a cada 2, 3 ou 4 ciclos cardíacos a depender da necessidade de oferta do suporte hemodinâmico para o paciente.

As principais contraindicações ao seu uso são insuficiência aórtica moderada a grave, dissecção de aorta e doença arterial periférica grave. Como complicações principais tem-se maior risco de sangramentos, complicações isquêmicas, infecciosas e acidente vascular cerebral.

Alguns ensaios clínicos demonstraram resultado neutro em relação ao uso do BIA refletindo em um menor grau de recomendação em diretrizes mundiais. Porém muitos desses estudos foram realizados no contexto de síndrome coronariana aguda e disfunção ventricular nova, podendo justificar um menor benefício por um impacto modesto desse dispositivo no débito cardíaco. Pacientes com insuficiência cardíaca crônica, por outro lado, podem apresentar maior benefício e estabilização hemodinâmica com esse mesmo ganho de 0,5 L/minuto. Entretanto, ainda há uma escassez de dados na literatura para esse perfil de pacientes.

Apesar dos dados científicos pouco favoráveis ao uso do BIA, ainda é um dispositivo amplamente utilizado como suporte mecânico inicial, principalmente em território nacional.

TandemHeart

O TandemHeart é um dispositivo de implante percutâneo que aspira o sangue oxigenado do átrio esquerdo passando por uma bomba centrífuga extracorpórea e o devolve para a aorta em um fluxo contínuo.

O implante é realizado através de uma técnica avançada que exige profissionais capacitados. É realizada uma punção na veia femoral direita, progredida a cânula pela veia cava inferior até alcançar o átrio direito onde é realizada uma punção transeptal e posicionada a cânula de entrada no átrio esquerdo. A cânula de saída, por sua vez, é posicionada na artéria femoral através de punção arterial simples.

O trabalho sincrônico do TandemHeart com o ventrículo esquerdo contribui com o fluxo de sangue para a aorta, reduzindo as pressões de enchimento e o consumo de oxigênio, gerando um débito cardíaco em torno de 4 L/minuto. Como contraponto, esse mecanismo tem o efeito indesejado de aumentar a pós-carga do VE.

Os estudos até o momento não evidenciaram diferença na mortalidade em comparação ao balão intraórtico, embora demonstre melhora nos parâmetros hemodinâmicos. Além disso, seu uso se torna mais restrito pela maior complexidade técnica para implante quando comparado ao BIA.

O TandemHeart pode ainda ser usado em associação à ECMO para ajudar na descompressão do ventrículo esquerdo, evitando estase sanguínea e formação de trombos intracardíacos em situações em que há resistência à abertura da valva aórtica.

Após a retirada do dispositivo o paciente permanece com uma comunicação interatrial residual.

Impella

Trata-se de um dispositivo que consiste em uma bomba rotatória de fluxo axial inserida retrogradamente através da válvula aórtica até o VE, de onde aspira o sangue, ejetando-o na aorta ascendente. Com isso, ele promove a descompressão do ventrículo esquerdo e redução da pré-carga com consequente redução no consumo de oxigênio pelo miocárdio e melhora na perfusão coronariana.

O dispositivo pode oferecer fluxos de 2,5 e 4 L/min com técnica de implante percutâneo ou um incremento no débito cardíaco de até 5 L/min à custa de um implante cirúrgico por via femoral ou axilar.

Diferentemente do BIA, o Impella não requer disparo do eletrocardiograma ou pressão arterial o que facilita a estabilidade em pacientes com taquiarritmias ou dissociação eletromecânica.

O contexto torna seu uso menos custo-efetivo, visto que se trata de um dispositivo de alto custo com tempo ideal de uso de no máximo 7 dias devido ao risco de hemólise, isquemia de membro ou sangramentos.

Impella RP

O Impella RP tem uma proposta semelhante à do Impella convencional, porém desenvolvido para pacientes com insuficiência cardíaca direita, seja em um cenário de falência primária de VD ou após o implante de dispositivo de assistência ventricular esquerda.

É inserido através da veia femoral com seu posicionamento guiado por fluoroscopia e o seu tempo ideal de uso é de até 14 dias.

O dispositivo é composto por uma bomba microaxial com sua entrada posicionada na veia cava inferior e a saída na artéria pulmonar; funciona através da aspiração do sangue da veia cava inferior e ejeção na artéria pulmonar fornecendo um fluxo de 4 L/min e desta forma reduzindo a pré-carga com consequente descompressão do ventrículo direito.

Oxigenação por Membrana Extracorpórea (ECMO)

A ECMO, sigla em inglês para *Extracorporeal Membrane Oxygenation*, consiste em uma terapia de suporte extracorpóreo a qual, em sua modalidade venoarterial (VA) é capaz de substituir ou incrementar a função cardíaca no choque cardiogênico. A sigla VA refere-se aos sítios de inserção das cânulas – drenagem venosa (V) e devolução arterial (A). Existe ainda a modalidade venovenosa (VV), que substitui apenas o pulmão em casos de hipoxemia ou hipercapnia refratárias e que não será abordada neste capítulo.

No caso da ECMO VA, o sangue é drenado através de uma cânula posicionada em veia calibrosa (cava, jugular, femoral), a seguir ele passa por uma bomba centrífuga e dali é propelido através de uma membrana oxigenadora. Após oxigenado, o sangue é reintroduzido em uma artéria de grande calibre. A canulação pode ser central (através de toracotomia) ou periférica (com dissecção ou punção de vasos segundo a técnica de Seldinger) e, nesse último caso, pode ser realizada à beira do leito. Devido à sua rápida instalação e capacidade de fornecer alto fluxo sanguíneo (podendo chegar a 6 L/min/m^2), nas últimas décadas a ECMO vem se tornando uma das principais terapias de escolha no tratamento do choque cardiogênico. Trata-se de um dispositivo cujo tempo de uso é limitado pelo risco potencial de complicações.

Complicações em ECMO

Para prevenção de trombose do circuito, lança-se mão de anticoagulação do sistema com heparina. Soma-se a isso o consumo e a hemodiluição de plaquetas e fatores de coagulação pelo circuito da ECMO e tem-se um risco de sangramento significativamente elevado. Os sangramentos podem ocorrer no sítio de inserção das cânulas ou manifestar-se como eventos de maior importância como hemorragias gastrointestinais, pulmonares e cerebrais.

Salientamos ainda as complicações infecciosas nos sítios de canulação, o risco de trombose relacionada ao estado pró-inflamatório e ao decúbito prolongado, hemólise podendo agravar uma possível lesão renal aguda, falha da membrana, entre outras. Assim, deve-se restringir o uso da ECMO a poucas semanas, com tentativas diárias de desmame. Caso não haja reversão da causa que levou ao choque cardiogênico ou possibilidade de transplante cardíaco, deve-se pensar em escalonamento para um dispositivo de longa duração.

Sobrecarga do ventrículo esquerdo (VE)

Sobretudo na ECMO com canulação periférica, onde o sangue arterial é devolvido de forma retrógrada no contrafluxo aórtico, há um aumento da pós-carga do VE, já gravemente disfuncionante. Assim, há uma dificuldade na abertura da valva aórtica, predispondo à estase sanguínea no VE, edema pulmonar e formação de trombo intracardíaco. Visando prevenir ou minimizar esse problema, lança-se mão de algumas estratégias. Pode-se tentar reduzir o fluxo da ECMO, diminuindo as rotações por minuto da bomba centrífuga a fim de se reduzir a pós-carga, desde que se mantenha uma PAM em torno de 60 mmHg. O uso de inotrópicos também deve ser encorajado e, caso não haja resposta adequada, considera-se o uso sinérgico de BIA, Impella, TandemHeart ou mesmo septostomia descompressiva. Em alguns serviços, é comum associar sempre um BIA à ECMO VA periférica, como forma de reduzir o impacto do aumento da pós-carga, minimizando a sobrecarga do VE e a consequente congestão pulmonar.

Na modalidade de ECMO central, devido ao posicionamento estratégico das cânulas, há uma melhor descompressão ventricular.

Desmame da ECMO

Para que se realize uma tentativa de desmame da ECMO VA, alguns pré-requisitos devem ser cumpridos. O paciente deve estar hemodinamicamente estável, com baixas doses de inotrópico e apresentar algum grau de recuperação da função cardíaca e aumento da pressão de pulso (≥ 30 mmHg). A contratilidade miocárdica deve ser avaliada diariamente à beira do leito através do ecocardiograma pelo qual se analisam parâmetros como VTI (integral da velocidade-tempo) na valva aórtica e fração de ejeção do ventrículo esquerdo, que devem ser idealmente superiores a 12 cm e 20%-25%, respectivamente.

Cumpridos esses requisitos, procede-se com a redução gradual do fluxo. Essa redução não deve ser inferior a 1 L/min e por um período não maior do que 15 minutos, pelo risco de trombose do circuito potencializada por uma maior estase. Caso não haja deterioração hemodinâmica, faz-se o teste do clampeamento das cânulas por 20-30 minutos, sendo o débito cardíaco sustentado doravante tão somente pelo coração do paciente e, caso mantenha estabilidade hemodinâmica, o paciente é decanulado.

Centrimag

O Centrimag é um dispositivo paracorpóreo, de instalação cirúrgica com possibilidade de fornecimento de suporte uni ou biventricular, auxiliando na descompressão das câmaras cardíacas. Trata-se de uma bomba centrífuga de levitação magnética que fornece fluxo contínuo de até 10 L/min com tempo ideal de uso de até 30 dias.

A proposta de canulação é variável a depender do tipo de suporte. No caso de suporte exclusivo para VD, é realizada através do átrio direito e tronco da artéria pulmonar e, em caso de suporte esquerdo canula-se o átrio esquerdo e a aorta ascendente. Apresenta baixa tensão de cisalhamento pelo mecanismo de funcionamento, o que leva a um baixo risco trombótico e hemolítico trazendo grande vantagem e uma maior flexibilidade em relação à anticoagulação.

Berlin Heart Excor

O Berlin Heart Excor é uma bomba pulsátil, paracorpórea e de implante cirúrgico capaz de gerar fluxo de até 8 L/min. Apresenta durabilidade maior que a Centrimag podendo se estender a meses de uso e utilizado neste cenário como ponte para decisão. O dispositivo pode ser ajustado a um sistema de transporte com baterias que geram um potencial de duração para deambulação por até 10 horas.

DACM de longa duração

Os dispositivos de longa duração são usados como terapia de destino naqueles pacientes que possuem contraindicação ao transplante cardíaco. Em alguns países desenvolvidos, utilizam-se os DACM de longa duração também como ponte para transplante, permitindo que um paciente outrora em INTERMACS 3 receba alta hospitalar e aguarde o transplante de forma ambulatorial. Porém, o alto custo desses dispositivos ainda limita sua utilização nesses cenários na maioria dos países.

O estudo REMATCH, avaliou 129 pacientes com IC terminal que não eram elegíveis para transplante e que receberam DACM de longa permanência; observou-se um aumento significativo na sobrevida e na qualidade de vida entre os pacientes selecionados.

Trata-se de dispositivos de assistência ventricular esquerda e implante exclusivamente cirúrgico, representados principalmente pelos HeartMate (HM) I, II e III que tratam de diferentes gerações de um mesmo dispositivo com avanço tecnológico progressivo.

O primeiro a ser desenvolvido foi o HM I, uma bomba de fluxo pulsátil se espelhando no funcionamento cardíaco fisiológico. Apresentou redução importante do risco de óbito nessa população, porém às custas de elevada taxa de complicações, como eventos tromboembólicos e hemólise.

A seguir foi desenhado o HM II, o mais implantado até o momento. É representando por uma bomba de fluxo axial contínuo, proporcionando menor atrito de sangue com o dispositivo o que tornou o número de complicações significativamente menores em relação ao dispositivo de primeira geração.

O HM III, última geração, trouxe um design menor com fluxo centrífugo, funcionamento por levitação magnética e implante cirúrgico intrapericárdico. Foi projetado com amplas vias de fluxo, movimento livre de fricção e pulsatilidade intrínseca, reduzindo o estresse de cisalhamento e estase sanguínea com diminuição significativa da necessidade de substituição de bomba em 2 anos bem como de complicações trombóticas e hemorrágicas associadas quando comparado ao HM II, conforme evidenciado no estudo MOMENTUM 3.

O avanço tecnológico associado ao aumento do número de implantes e consequente melhora da *expertise* das equipes de saúde ocasionaram uma melhora na sobrevida desses pacientes, apesar disso, apenas 30% apresentam-se livres de complicações no primeiro ano após implante.

BIBLIOGRAFIA RECOMENDADA

1. Combes A, Price S, Slutsky AS, Brodie D. Temporary circulatory support for cardiogenic shock. Lancet. 2020 Jul 18;396(10245):199-212.

2. Ayub-Ferreira SM, Souza Neto JD, Almeida DR, Biselli B, Avila MS, Colafranceschi AS, et al. Diretriz de Assistência Circulatória Mecânica da Sociedade Brasileira de Cardiologia. Arq Bras Cardiol 2016; 107(2Supl.2):1-33

3. Rose EA, Moskowitz AJ, Packer M, Sollano JA, Williams DL, Tierney AR, Heitjan DF, Meier P, Ascheim DD, Levitan RG, Weinberg AD, Stevenson LW, Shapiro PA, MD, Lazar RM, Watson JT, Goldstein DJ, et al. The REMATCH Trial: Rationale, Design, and End Points. 1999 by The Society of Thoracic Surgeons Published by Elsevier Science Inc. DOI: 10.1016/s0003-4975(99)00042-9

4. Stewart GC, Kittleson MM, Patel PC, Cowger JA, Patel CB, Mountis MM, Johnson FL, Guglin ME, Rame JE, Teuteberg JJ, et al. INTERMACS (Interagency Registry for Mechanically Assisted Circulatory Support) Profiling Identifies Ambulatory Patients at High Risk on Medical Therapy After Hospitalizations for Heart Failure; Circ Heart Fail. 2016;9.

5. Vieira JL, Ventura HO, Mehra MR. Mechanical circulatory support devices in advanced heart failure: 2020 and beyond, Progress in Cardiovascular Diseases, https://doi.org/10.1016/j.pcad.2020.09.003

6. Mehra MR, Uriel N, Naka Y, Cleveland JC, Salerno CT, Walsh MN, Milano CA, Patel CB, Hutchins SW, Ransom J, Ewald GA, Itoh A, Raval NY, Silvestry SC, Cogswell R, John R, Bhimaraj A, Bruckner BA, Lowes BD, Um JY, Jeevanandam V, Sayer G, Mangi AA, Molina EJ, Sheikh F, et al. A Fully Magnetically Levitated Left Ventricular Assist Device - Final Report. N Engl J Med 2019;380:1618-27.

7. Figueiredo N, Albuquerque J. Insuficiência Cardíaca DEIC - SBC. 1 ed. - Santana de Parnaíba [SP]: Manole, 2022.

21

DISTÚRBIOS HIDROELETROLÍTICOS E O CORAÇÃO

Marina Mendes Felisberto ▪ *Amadeu Antonio Bertuol Filho*

→ INTRODUÇÃO

Os eletrólitos exercem inúmeras funções no organismo, sendo de grande importância para a fisiologia elétrica do coração. Os distúrbios eletrolíticos podem gerar inúmeras consequências, principalmente em pacientes já com cardiopatias estabelecidas. A contratilidade e a atividade elétrica cardíaca são controladas, além de outros fatores, pelo cálcio, fósforo, potássio, magnésio e sódio.

Os batimentos cardíacos são mediados por canais de membrana íons-específicos. O potencial de ação de uma célula cardíaca é dividido em 4 fases. Fase 0 é quando ocorre a despolarização da célula, há uma abertura dos canais de sódio, com influxo do mesmo para dentro das células miocárdicas. Na fase 1 inicia-se a repolarização precoce, com saída de K da célula. Na fase 2 ocorre a repolarização lenta, ou platô, com entrada de cálcio na célula garantindo a contração muscular. Na fase 3 fecham-se os canais de cálcio e o potássio continua a sair da célula. Na fase 4 o potencial retorna ao repouso, ou célula polarizada, com mais potássio intracelular e sódio e cálcio extracelular.

➡ DISTÚRBIOS DO POTÁSSIO

As desordens do potássio são muito comuns na prática médica, e possuem desfechos importantes no que diz respeito ao coração. Por isso, faremos uma revisão abrangente de hipercalemia e hipocalemia.

O potássio é o principal cátion intracelular e o responsável por manter a neutralidade elétrica dentro da célula. Seu valor normal varia na faixa de 3,5 a 5,5 mEq/L.

Hipercalemia

A Hipercalemia é definida quando níveis de potássio sérico estão acima de 5,5 mmol/L. Em determinados casos é uma condição ameaçadora à vida.

Causas

São diversas as causas e os mecanismos fisiopatológicos da hipercalemia. Basicamente, os mecanismos principais são a troca (*shift*) transcelular de potássio e diminuição da excreção urinária.

As causas podem ser divididas entre:

1. **Liberação de potássio pela célula**
    - → Acidose metabólica
    - → Deficiência de insulina
    - → Beta bloqueadores
    - → Exercícios
    - → Aumento do catabolismo
    - → Lesão muscular (esmagamento, trauma, cirurgia)

2. Redução da excreção urinária de potássio

→ Redução da secreção de aldosterona (insuficiência adrenal)
→ Redução da resposta à aldosterona (acidose tubular renal tipo 4)
→ Insuficiência renal aguda ou doença renal crônica

3. Medicamentosa

→ Inibidores da enzima conversora de angiotensina (IECA)
→ Bloqueadores do receptor de angiotensina (BRA)
→ Sulfas
→ Succinilcolina
→ Espironolactona
→ Inibidores da calcineurina
→ Manifestações e alterações eletrocardiográficas

Raramente causa sintomas específicos, e o diagnóstico é realizado por um achado ocasional em exames laboratoriais. Porém, em alguns pacientes, pode se manifestar com fraqueza muscular e até mesmo paralisia.

Entretanto, a principal e mais ameaçadora à vida são as complicações cardíacas. O potássio é o responsável por manter o potencial transmembrana adequado. A hipercalemia produz um potencial de repouso menos negativo dentro da célula e gera uma despolarização da membrana, a qual quando persistente inativa os canais de sódio e diminui a excitabilidade da membrana.

Por vezes estas modificações podem ser vistas no eletrocardiograma. A primeira e mais característica alteração é o apiculamento da onda T, chamada de T em tenda; uma onda com base estreita e apiculada, simétrica, vista principalmente nas derivações precordiais (Figuras 1). Em casos mais graves, a onda T se funde com o QRS já alargado, tornando uma forma mais sinusoidal (Figura 2).

Com a progressão da hipercalemia também pode ocorrer a redução da velocidade de condução do sistema His Purkinje ocasionando bloqueios de ramo e fasciculares.

Por último, pode ser tão grave a ponto de gerar arritmias fatais, como a fibrilação ventricular.

Nem sempre estas alterações eletrocardiográficas estão presentes na hipercalemia. Os achados podem surgir com níveis de potássio acima de 6,5 meq/L mas são bem mais frequentes quando acima de 9 mEq/L. Entretanto, podem existir hipercalemias severas e sem alterações no eletrocardiograma, principalmente no paciente com doença renal crônica já estabelecida e hipercalemias crônicas.

A presença das alterações eletrocardiográficas está mais relacionada ao aumento rápido do potássio do que seu próprio valor, e irá determinar e principalmente guiar o tratamento, visto a seguir.

Tratamento

A primeira medida é determinar se há alguma emergência hipercalêmica, as quais são: alterações no eletrocardiograma e aumento rápido de potássio com níveis acima de 6,5 meq/L. Confirmada a emergência, o primeiro passo é a infusão de gluconato de cálcio e aumentar a passagem de potássio do extra para o intracelular, com uso da insulina. Isso deve ser feito até as medidas definitivas serem realizadas (diálise, correção da causa de base, retirada de medicamentos causadores etc).

■ Figura 1. Comportamento do Eletrocardiograma conforme o nível de potássio sérico. A onda T cresce e apicula. Progressivamente ocorre diminuição da onda P, podendo desaparecer. O QRS alarga-se e adquire aspecto sinusoidal.

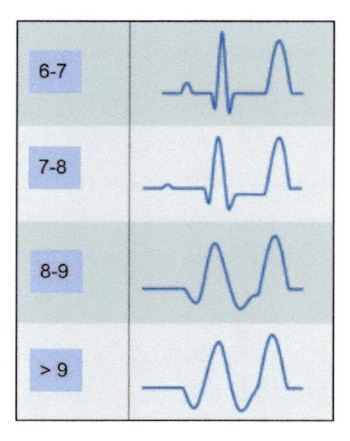

■ Figura 2. Apiculamento onda T. A onda costuma ter um ápice agudo. O diagnóstico diferencial deve ser com isquemia e infarto hiperagudo, bloqueios de ramo e repolarização precoce, dentre outros menos comuns.

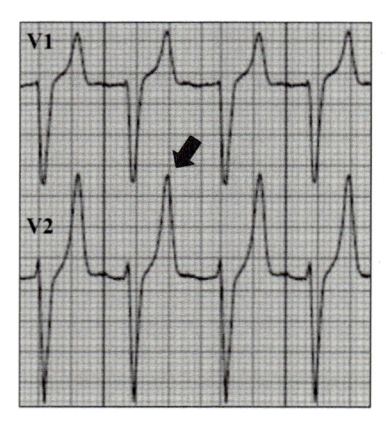

Gluconato ou cloreto de cálcio: Inativa os efeitos de despolarização da hipercalemia, evitando arritmias e estabilizando a membrana cardíaca. Não interfere no nível sérico de potássio. As mudanças no ECG podem ser vistas após 5 minutos da infusão endovenosa e duram até 60 minutos.

→ **Administração gluconato de cálcio:** 1000 mg ou 10 mL da solução de 10%. Infundir em 3-5 minutos com monitorização cardíaca. Pode-se repetir em 1 hora.

→ **Administração cloreto de cálcio:** 500 mg ou 10 mL da solução 10%. Pode ocorrer irritação na pele se extravasamento.

Se o paciente estiver em uso de digitálicos, pode-se usar uma solução diluída em soro glicosado para minimizar os seus efeitos caso ocorra hipercalcemia.

Após utilizar o cálcio endovenoso para estabilização da membrana cardíaca, deve-se infundir insulina endovenosa com objetivo de mover o potássio do extra para o intracelular, que é a medida mais rápida para baixar os níveis séricos. Recomenda-se 10 unidades de insulina regular e administrar glicose, aproximadamente 25 g, caso paciente apresente glicemia abaixo de 250.

Insulina Regular 10 unidades

→ Diluir em soro glicosado 50% 50 mL ou soro glicosado 10% 250 mL (se glicemia abaixo de 250 mg/dL)

→ Administrar em aproximadamente 1 hora

Após estas medidas iniciais, deve-se focar no tratamento definitivo da hipercalemia. Terapias com objetivo de espoliação de potássio: diuréticos de alça se não houver hipovolemia, laxativos se houver constipação, resinas de troca ou terapia de substituição renal. Geralmente a diálise já está indicada caso haja alterações eletrocardiográficas na apresentação clínica inicial.

A acidose metabólica e hipovolemia devem ser corrigidas, além de retirados medicamentos que possam aumentar os níveis de potássio, como as enzimas conversoras de angiotensina e os antagonistas dos receptores da angiotensina, que são medicamentos amplamente utilizados na população com doenças cardiovasculares.

Hipocalemia

É menos comum nas emergências, porém pode contribuir para desfechos ruins em pacientes cardiopatas. É definida quando potássio sérico abaixo de 3,5 mEq/lL

Causas

São divididas entre diminuição de aporte, aumento da passagem de potássio para dentro da célula, aumento da excreção urinária e perdas gastrointestinais.

Causas de hipocalemia

- → Perdas gastrointestinais
- → Redução aporte nutricional
- → Laxativos
- → Alcalose metabólica
- → Aumento da atividade de insulina
- → Aumento da atividade beta adrenérgica
- → Hipotermia

- → Acidose tubular renal
- → Uso de diuréticos
- → Hiperaldosteronismo
- → Poliúria
- → Hipomagnesemia

→ MANIFESTAÇÕES CLÍNICAS E ALTERAÇÕES ELETROCARDIOGRÁFICAS

Os principais e mais graves sintomas surgem quando os níveis séricos atingem valores abaixo de 2,5 mEq/L. Nestes níveis podem ocorrer fraqueza muscular, capaz de atingir a musculatura respiratória causando hipoventilação e até parada respiratória.

A última fase de repolarização cardíaca depende do influxo de potássio para dentro da célula, portanto, a hipocalemia promove uma hiperpolarização da membrana celular, dificultando a contração muscular. Por esta razão pode ocorrer um prolongamento do intervalo QT. No ECG também se identifica um infradesnivelamento do segmento ST, diminuição da amplitude da onda T e aumento da onda U (Figura 3).

A hipocalemia torna o miocárdio mais sensível a arritmias. Concomitante a estado crítico, pós operatório, doença coronariana ou uso de digitais, a incidência de arritmias tanto atriais como ventriculares aumenta linearmente.

É comum vermos arritmias frequentes na terapia intensiva como fibrilação atrial, taquicardias supraventriculares ou mesmo taquicardia ventricular serem resolvidas após a normalização do potássio sérico.

Adicionalmente, a hipocalemia é uma condição bastante presente nos pacientes com insuficiência cardíaca (IC), principalmente pelo uso em excesso de diuréticos. O nível de potássio deve ser monitorado regularmente, dado que suas alterações estão intimamente ligadas às arritmias e morte súbita neste grupo de pacientes.

A reposição endovenosa está indicada quando os valores estão abaixo de 3,5 mEq/L, respeitando uma velocidade de 20 mEq/hora. Formulações orais podem ser indicadas em pacientes com uso crônico de diuréticos, como os pacientes com IC.

Cloreto de Potássio 10%

→ Diluir 30 mL em 220 mL
→ NaCl 0,9% – simples – administrada em 2-4h.
→ Diluir 30 mL em 70 mL NaCl 0,9% – concentrada – correr em 2-4h somente em acesso central.

O tratamento definitivo vai depender da causa de base, ou seja, tratamento das doenças que venham a espoliar potássio como vômitos ou diarreia, corrigir eventual alcalose metabólica e acidose tubular renal, e retirada de medicamentos causadores.

Medicamentos que cursam com hipocalemia

→ Diuréticos
→ Anfotericina
→ Beta agonistas

Deve-se também atentar para a correção de magnésio, pois a hipomagnesemia quando presente dificulta a correção do potássio, mesmo com reposição agressiva deste último.

Figura 3. Onda U na hipocalemia. A onda U pode existir em indivíduos normais e bradicárdicos, porém é um indício da hipocalemia. Quando muito proeminente, indica anormalidade.

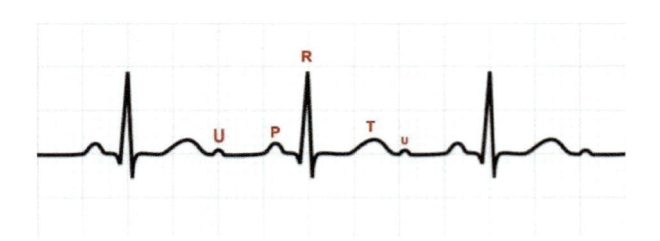

DISTÚRBIOS DO CÁLCIO

O corpo humano é um grande reservatório de cálcio, grande parte armazenada nos ossos. Uma pequena fração está presente no plasma, e desta, a maioria ligada à albumina. Por este motivo, o cálcio sérico total irá diminuir em 0,8 mg/dL para cada queda de 1 mg/dL de albumina. As concentrações séricas de cálcio são reguladas pelo paratormônio (PTH), vitamina D e pelos rins.

O cálcio exerce várias funções no organismo, participa de reações enzimáticas, no processo de agregação plaquetária e é essencial para a contração muscular, como já mencionado anteriormente.

Hipocalcemia

Tem como definição valores abaixo de 8,5 mg/dL. As principais causas são o hipoparatireoidismo primário, deficiência pós paratireoidectomia, deficiência de vitamina D e a doença renal crônica. No ambiente de UTI e pacientes críticos que estão submetidos a hemodiálise contínua pode ocorrer também devida a infusão de citrato.

Os sintomas são muito variados, desde tetania a manifestações psiquiátricas. Os efeitos cardíacos decorrem principalmente da dificuldade em realizar a contração miocárdica.

A hipocalcemia prolonga a fase 2 do potencial de ação (que é dependente do influxo de cálcio para dentro da célula) e a primeira manifestação eletrocardiográfica é o prolongamento do intervalo QT (Figura 4). Entretanto, arritmias ventriculares são raras.

O tratamento depende da causa e de quão grave é a hipocalcemia. Quando houver sintomas, alterações no ECG ou níveis abaixo de 7,5 mg/dL deve-se realizar infusão intravenosa de cálcio (1-2 g de gluconato de cálcio). Se não houver essas indicações, preferir reposição via oral até diagnóstico da causa com consequente tratamento.

Gluconato de cálcio 10% 10 mL – endovenosa puro ou diluído em 100 mL de soro fisiológico 0,9%

→ Administrar em 10 minutos

Figura 4. Prolongamento do intervalo QT. Como regra prática, suspeita-se do QT longo quando a onda T estiver mais próxima da próxima P do que do complexo QRS a qual faz parte.

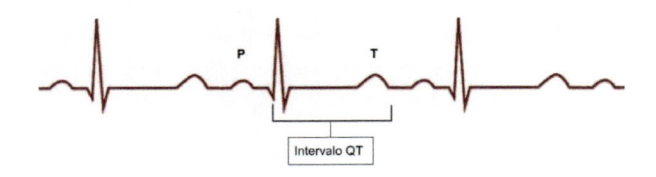

Hipercalcemia

É definida quando os níveis de cálcio estão acima de 10 mg/dL, corrigido pelos níveis de albumina conforme discutido anteriormente. As causas principais são: hiperparatireoidismo primário, relacionadas à malignidade, intoxicação por vitamina D, uso de diuréticos tiazídicos, lítio, reposição exógena. Outra causa que é bastante comum entre os pacientes críticos é a hipercalcemia da imobilidade.

A investigação da causa se inicia com a confirmação de hipercalcemia verdadeira seguida da dosagem de paratormonio (PTH). (conforme abaixo)

Os sintomas geralmente se iniciam com níveis acima de 12 mg/dL e incluem confusão, rebaixamento do nível de consciência, fraqueza, depressão e quando valores maiores podem evoluir até para coma.

A hipercalcemia aguda diminui o potencial de ação miocárdico e consequentemente o intervalo QT, podendo levar a arritmias (Figura 5). Já a hipercalcemia crônica (como pacientes com hiperparatireoidismo primário ou doentes renais crônicos em uso de carbonato de cálcio como quelantes de fósforo) cursa com calcificações vasculares e valvares além de hipertensão e miocardiopatia.

O tratamento da hipercalcemia dependerá dos níveis séricos e da presença ou não de sintomas. Quando níveis acima de 14 mg/dL deve-se realizar hidratação vigorosa com soro fisiológico, pois muitos pacientes estão com o intravascular depletado, além de aumentar a excreção de cálcio em troca de sódio. Tem como objetivo uma diurese de 100 a 150 mL/hora. O uso de furosemida somente está indicado se o paciente apresentar sinais de congestão, já que se usado em pacientes hipovolêmicos pode até mesmo piorar a hipercalcemia. Outros medicamentos precisam ser administrados para o controle a longo prazo, como a calcitonina, bifosfonatos, cinacalcete ou denosumab. Lembrar que estas medicações levam, no mínimo, 24 horas para ter seu efeito esperado.

Hipercalcemia com PTH baixo

→ Malignidade
→ Intoxicação vitamina D
→ Doenças granulomatosas
→ Mieloma múltiplo

Hipercalcemia com PTH elevado

→ Hiperparatireoidismo primário
→ Hipocalciúrica familiar

O eletrocardiograma mostra a onda J de Osbourne, encurtamento do QT e pode inclusive causar elevação do segmento ST, confundindo com síndrome coronariana aguda.

■ Figura 5. Paciente com Hipercalcemia grave. O intervalo QT é curto, existe um pequeno entalhe compatível com onda J de Osbourne, e uma discreta elevação do segmento ST.

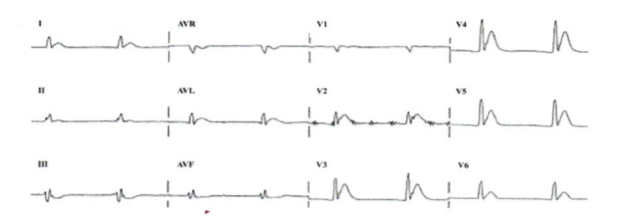

→ DISTÚRBIOS DO MAGNÉSIO

O magnésio, assim como potássio, é um íon predominantemente intracelular. O magnésio é necessário para o equilíbrio de sódio, potássio e cálcio.

Hipomagnesemia

Possui valores de magnésio sérico abaixo de 1,6 mEq/L e é bem mais comum que o seu inverso, a hipermagnesemia, principalmente em pacientes críticos. Tem como causas principais a diminuição da absorção, perdas gastrointestinais e renais. É comum em pacientes que estão em uso de altas doses de diurético de alça e hipocalemia. Há também as causas medicamentosas, principalmente antibióticos comuns em pacientes internados, como aminoglicosídeos, anfotericina, polimixina.

Frequentemente é vista associada à hipocalemia (por perdas gastrointestinais e renais) e hipocalcemia (menor ação do paratormônio).

Nem sempre presentes, os sintomas são tremores, fasciculações, nistagmo. No coração, ocorre um aumento da excitabilidade cardíaca. Os achados no ECG incluem principalmente um aumento do intervalo QT, que pode evoluir para condições fatais como Torsades de Pointes (Figura 6).

O tratamento quando níveis baixos é a reposição intravenosa com sulfato de magnésio, que pode ser feita da seguinte maneira:

→ Sulfato de magnésio 10% ou 50%.

→ Bolus: 2 g em 1 minuto (IV lento).

→ Reposição: 5 g em fisiológico de 250 mL, correr em 4-6 h.

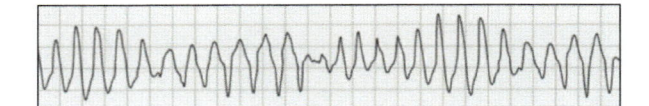

Figura 6. Taquicardia ventricular polimórfica tipo Torsades de Pointes. Há uma variação do eixo cardíaco de padrão sinusoidal. Nota-se também dissociação atrioventricular com presença de algumas ondas P.

Hipermagnesemia

É definida quando os valores estão acima de 2,2 mEq/L e sua causa mais comum é a insuficiência renal e administração excessiva de magnésio.

Os sintomas cardiovasculares são hipotensão e bradicardia, decorrente de vasodilatação, pois níveis altos de magnésio bloqueiam os canais de cálcio e potássio. No ECG, as alterações podem surgir quando os níveis estão acima de 5 mEq/L, e incluem prolongamento de intervalo PR e QT.

O tratamento consiste em administrar gluconato de cálcio intravenoso. Ele auxilia na correção dos efeitos depressores do magnésio. O tratamento definitivo é corrigir a perda de função renal ou hemodiálise. Evitar reposições em pacientes que apresentem perda de função renal.

→ RESUMO DOS DISTÚRBIOS HIDROELETROLÍTICOS E ALTERAÇÕES ELETROCARDIOGRÁFICAS

HIPOCALEMIA	• Diminuição de amplitude da onda T • Inversão da onda T • Depressão ST • Onda U • Torsades de Pointes
HIPERCALEMIA	• Aumento amplitude onda T – em tenda • Diminuição intervalo PR • Diminuição amplitude onda P • Alargamento complexo QRS • Fibrilação ventricular
HIPOCALCEMIA	• Prolongamento intervalo QT • Arritmias ventriculares
HIPERCALCEMIA	• Encurtamento intervalo QT
HIPO / HIPERMAGNESEMIA	• Associado aos distúrbios de cálcio • Torsades de Points na hipo

BIBLIOGRAFIA RECOMENDADA

1. Hinkle C. Electrolyte Disorders in the Cardiac Patient. Critical Care Nursing Clinics Of North America, Elsevier BV 2011;23(4):635-43.

2. Littmann L, Ginns MA. Electrocardiographic manifestations of severe hyperkalemia. Journal Of Electrocardiology, [S.L.], v. 51, n. 5, p. 814-817, set. 2018

3. Montford JR.; Linas S. How Dangerous Is Hyperkalemia? Journal Of The American Society Of Nephrology, American Society of Nephrology (ASN)2017 ago 4;28(11):3155-65.

4. Cohen R, et al. Electrocardiogram manifestations in hyperkalemia. World Journal Of Cardiovascular Diseases, New York, p. 57-63, 2012.

5. Bielecka-Dabrowa A, Mikhailidis DP, Jones L, Rysz J, Aronow WS, Banach M. The meaning of hypokalemia in heart failure. International Journal Of Cardiology, 2012 Jun 28;158(1):12-7.

6. Palmer BF, Clegg DJ. Physiology and Pathophysiology of Potassium Homeostasis: core curriculum 2019. American Journal Of Kidney Diseases, 2019;74(5):682-695.

7. Oliveira MAB, et al. Modes of induced cardiac arrest: hyperkalemia and hypocalcemia - Literature review. Rev Bras Cir Cardiovasc, 2014;29(3):432-6.

8. Skogeastad J, Aronsen J. Hypokalemia-Induced Arrhythmias and Heart Failure: New Insights and Implications for Therapy. Front Physiol 2018; 9:1500.